Gesunde Gefäße

Prävention und Heilung von Gefäßerkrankungen

Gesunde Gefäße

Prävention und Heilung von Gefäßerkrankungen

HONOS
VERLAG

Autorenteam:

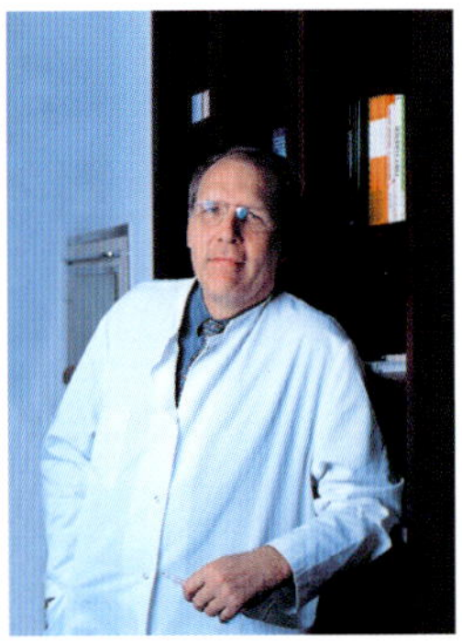

Prof. Dr. med. V. Hossmann
Internist und Kardiologe
Chefarzt der Medizinischen Klinik
Spezialgebiet: Invasive und konventionelle Kardiologie, Diabetesbehandlung
Krankenhaus Porz am Rhein, Köln

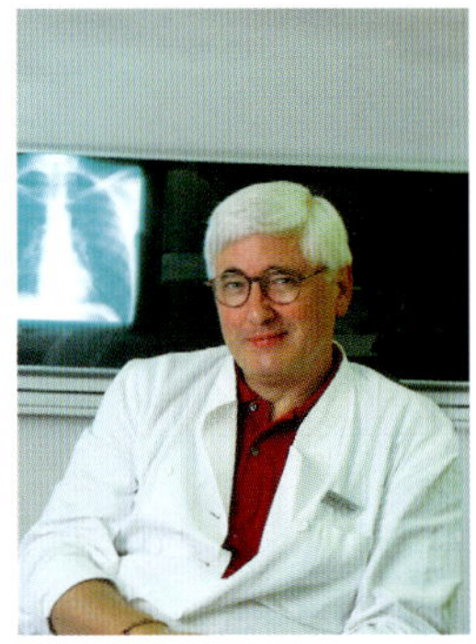

Prof. Dr. med. D. Beyer
Diagnostischer und Interventioneller Radiologe
Chefarzt des Radiologischen Instituts
Spezialgebiete: Sonographie, Computer-Kardiologie, -Tomographie und Kernspintomographie der Gefäße und des Herzens
Krankenhaus Porz am Rhein, Köln

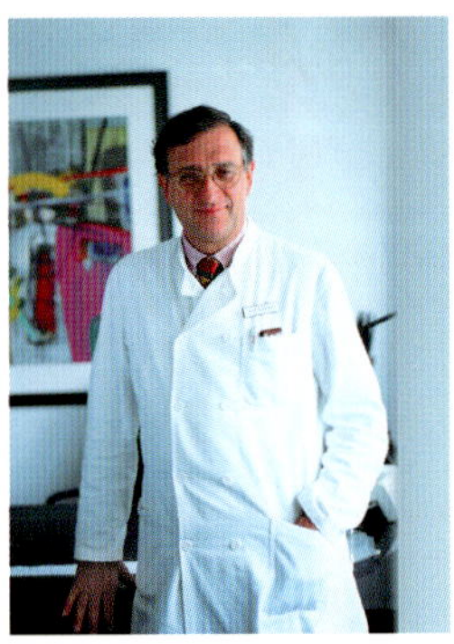

Prof. Dr. med. S. Horsch
Gefäß- und Allgemeinchirurg
Chefarzt der Chirurgischen und Gefäßchirurgischen Klinik
Spezialgebiet: Carotischirurgie, operative und endovaskuläre Behandlung des Aorten-Aneurysmas, Bypasschirurgie
Krankenhaus Porz am Rhein, Köln

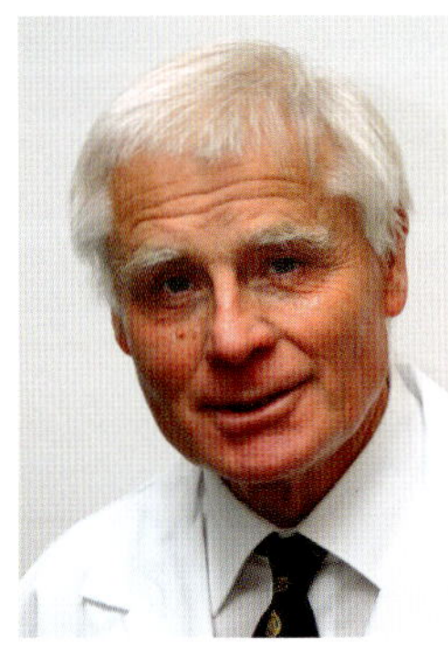

Prof. Dr. med. F. J. Roth
Diagnostischer und Interventioneller Radiologe
Spezialgebiet: Wiedereröffnung von Arterien, Ballondilatationen, Stentimplantationen
Krankenhaus Porz am Rhein, Köln

in der VEMAG Verlags- und Medien Aktiengesellschaft, Köln
Dieses Buch entstand mit freundlicher Unterstützung
der Qualimedic.com AG (www.qualimedic.de)
Covermotive: MEV (1), Picture Press (4), Qualimedic (1)
Abbildungen: PhotoDisc, RheinSiteMedia GmbH
Gesamtherstellung: Honos Verlag

ISBN 3-8299-5550-2

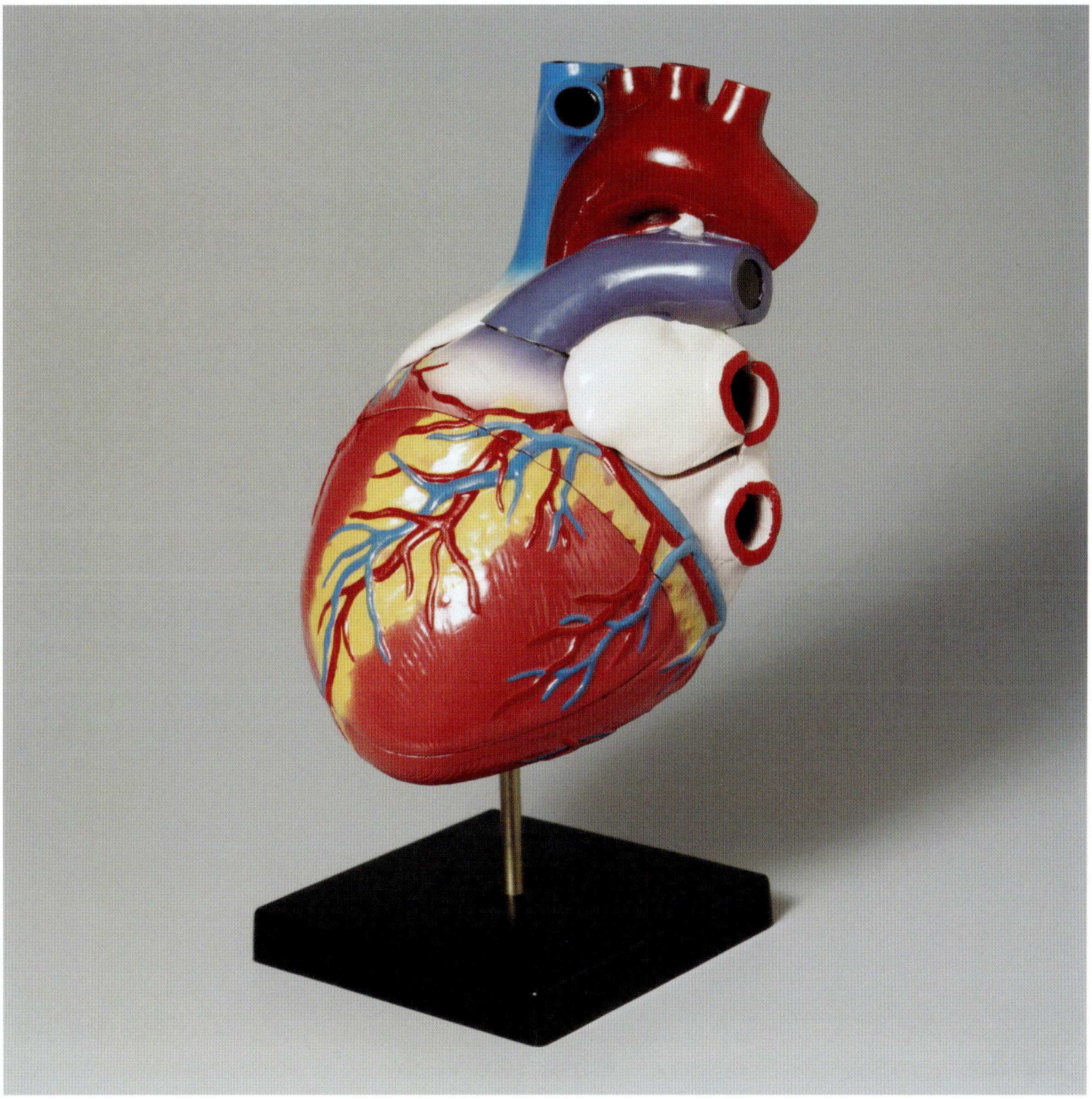

Inhalt

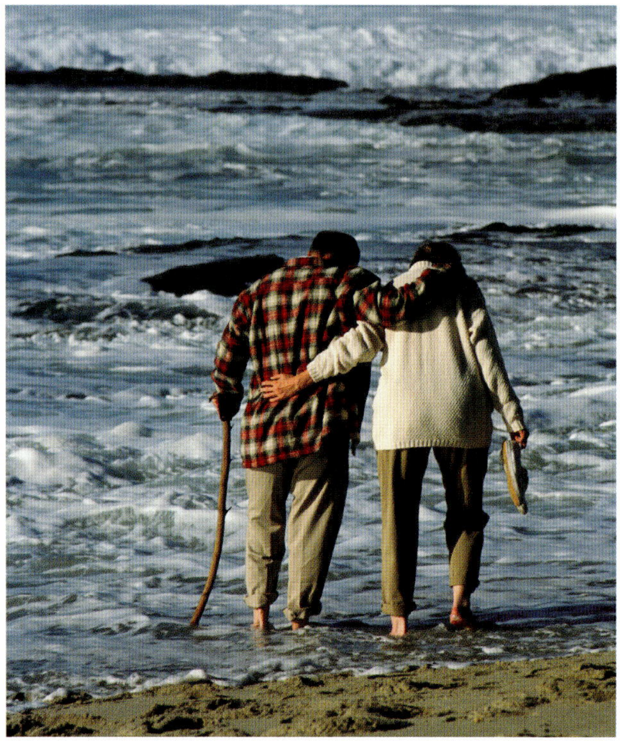

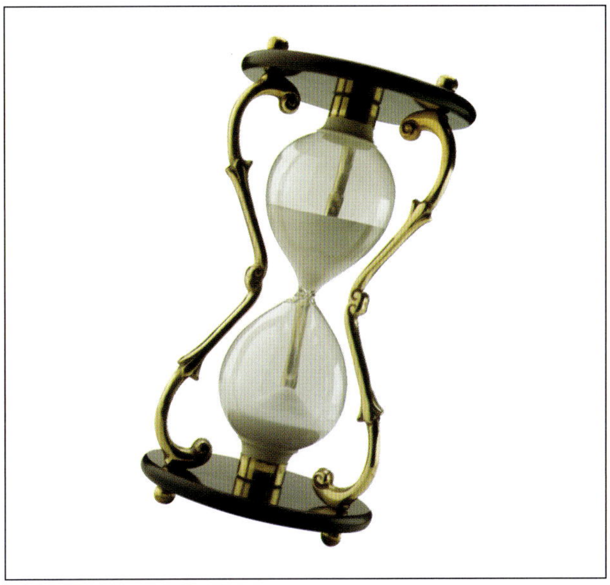

Inhalt

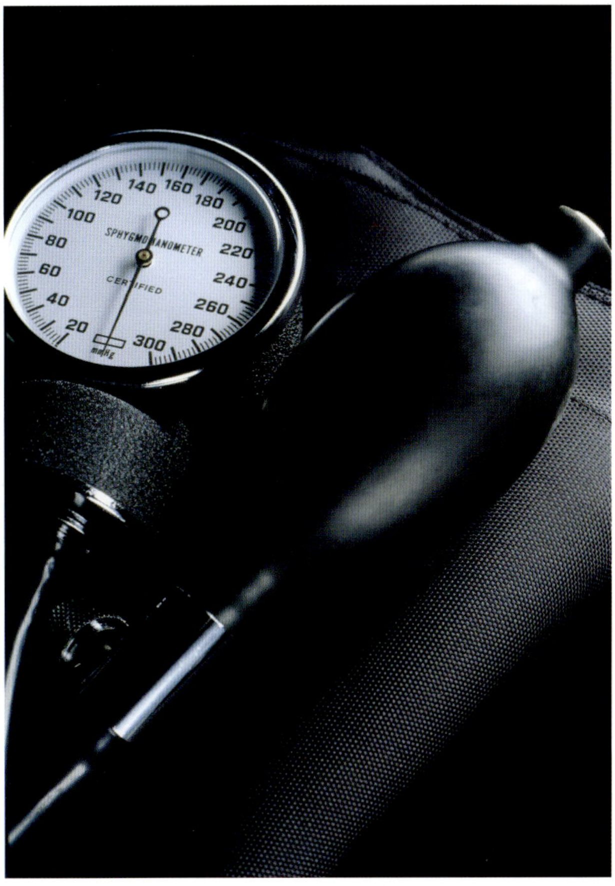
SPHYGMOMANOMETER
CERTIFIED

Vorwort

Entgegen der subjektiven Wahrnehmung der deutschen Bevölkerung sterben die meisten Patienten nicht an Krebs oder Infektionskrankheiten, sondern an den Folgen der Arteriosklerose, also an Herz- und Kreislauferkrankungen – wie Herzinfarkt, Schlaganfall oder anderen Erkrankungen der Bauchschlagader oder der peripheren Gefäße.

Bei der Arteriosklerose handelt es sich um eine „Systemerkrankung", die alle Gefäße, vorwiegend aber die Arterien, erfasst.

Die medizinische Wissenschaft hat gerade in der Erforschung von Gefäßerkrankungen aller Provinzen des Körpers riesige Fortschritte gemacht, sowohl in der Diagnostik als auch in der operativen, interventionellen und medikamentösen Therapie. Dieses Wissen soll in diesem Buch an Sie weitergegeben werden.

Einen immer größeren Stellenwert nehmen heute die primäre und sekundäre Prävention von Herz- und Gefäßerkrankungen sowie die Beeinflussung der Risikofaktoren ein unter dem Motto: Die Vermeidung von Gefäßerkrankungen rangiert vor der medizinischen „Reparatur".

Wir haben uns nach allen Kräften bemüht, eine auch für den medizinischen Laien verständliche Sprache zu wählen, komplizierte Vorgänge in unserem Körper relativ einfach darzustellen und so für unsere Leser verständlich zu machen.

Wichtig war uns auch, Ihnen darzulegen, wie die moderne Herz- und Gefäßmedizin heute „organisiert" werden sollte, um für den Patienten in kurzer Zeit und für das Gesundheitssystem noch relativ preiswert und effektiv zur Diagnose und Therapie zu kommen: im Herz- und Gefäßzentrum (Kompetenzzentrum) möglichst an einer spezialisierten Klinik.

Hier wird von Spezialisten interdisziplinär die Systemerkrankung Arteriosklerose mit ihren Risikofaktoren behandelt, also der Patient im ganzheitlichen Ansatz therapiert.

Alle Spezialisten arbeiten unter einem Dach und kooperieren zum Wohle des Patienten bei hohem Qualitätsstandard.

Wir hoffen, Ihnen einen gut verständlichen Überblick über Herz- und Gefäßerkrankungen zu bieten und gerade in der Prävention dieser Volkskrankheit für die Patienten interessante und für Sie nutzbare Konzepte anzubieten.

Prof. Dr. med. V. Hossmann
Prof. Dr. med. D. Beyer

Für die kooperierenden Ärzteteams am Zentrum für Gefäß- und Herzerkrankungen am Krankenhaus Porz am Rhein in Köln

Das Herz-Kreislauf-System

Das Herz-Kreislauf-System besteht aus dem Herzen und den Blutgefäßen. Ein gesundes Herz schlägt Tag für Tag mehr als 100.000-mal und pumpt mit jedem Herzschlag unser Blut durch den Körper. Dabei wird das Blut mithilfe des Blutdrucks durch die Blutgefäße befördert.

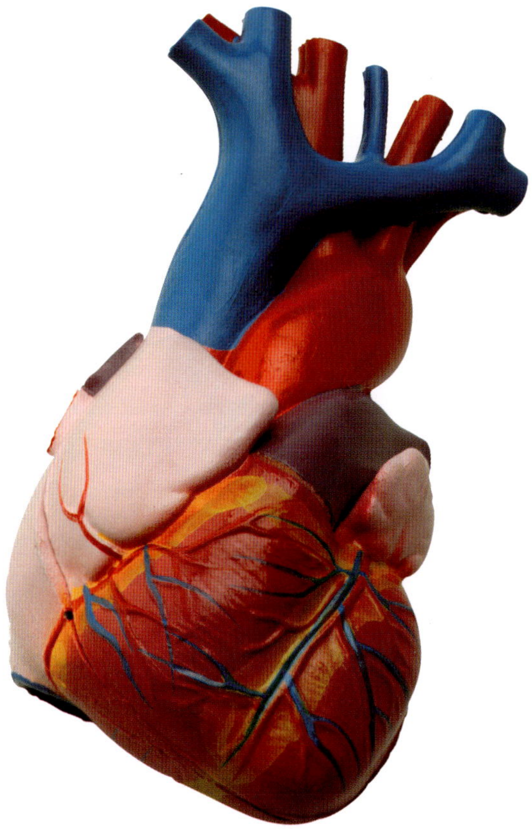

Der Blutkreislauf bildet ein in sich geschlossenes System, bei dem das Blut über ein aus Arterien und Venen bestehendes Gefäßsystem ständig zu allen Punkten des Körpers hin- und rücktransportiert wird. Im Mittelpunkt dieses Transportsystems steht das Herz als kombinierte Druck-Saug-Pumpe, die für die kontinuierliche Strömung und den Rücktransport des Blutes sorgt.

Das Herz

Das Herz ist der Motor des Kreislaufsystems. Das menschliche Herz liegt hinter dem Brustbein im Brustkorb und ist wie ein abgerundeter Kegel geformt.

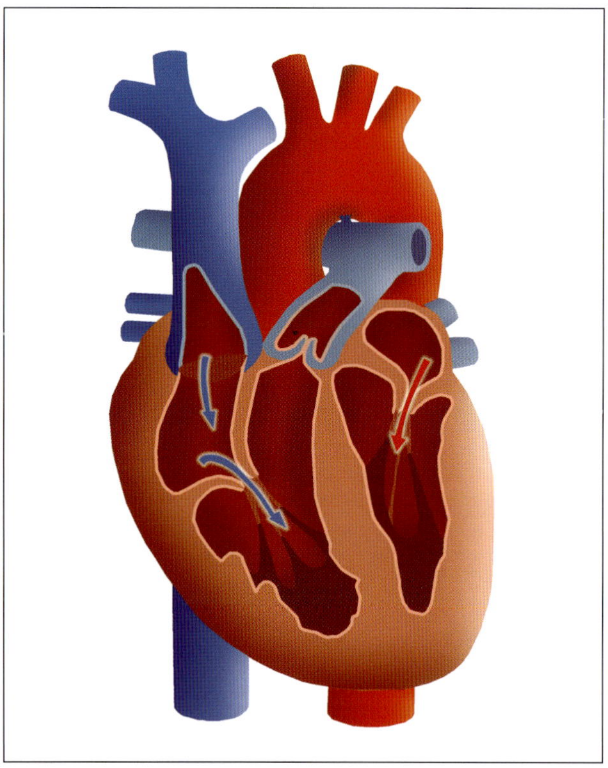

Abb. 1.1: Das Herz ist ein Hohlmuskel, der das Blut durch die Gefäße pumpt und dadurch den gesamten Körper mit Sauerstoff und Nährstoffen versorgt.

Es handelt sich um einen so genannten Hohlmuskel, der das Blut durch die Gefäße pumpt. Somit ist das Herz für die Versorgung des gesamten Körpers mit Sauerstoff und Nährstoffen verantwortlich.

Die Länge eines normalen, ausgewachsenen Herzens beträgt etwa 12 bis 13 cm, die Breite etwa 9,5 bis 10,5 cm. Grob kann man sagen, dass die Größe des Herzens einer geballten Faust des jeweiligen Menschen entspricht.

Das Herzgewicht ist abhängig von Trainingszustand und Körpergröße. Durchschnittlich wiegt es circa 320 Gramm bei Männern und 280 Gramm bei Frauen. Bei gut trainierten Sportlern kann die Herzgröße auch darüber liegen. Ein Gewicht über 500 Gramm bezeichnet man als so genanntes „kritisches“ Herzgewicht, ab dem die Eigenversorgung des Herzmuskels über die Koronargefäße nicht mehr gewährleistet ist. Das Herz kann ca. 0,6 bis 1 Liter Blut aufnehmen. Das Schlagvolumen, also die bewegte Menge an Blut pro Muskelkontraktion, beträgt circa 70 Milliliter. Ein gesundes Herz kann seine Pumpleistung bei Bedarf, beispielsweise bei körperlicher Arbeit, jedoch um ein Vielfaches erhöhen.

Größe des Herzens

- *abhängig vom Trainingszustand*
- *etwa Faustgröße des jeweiligen Menschen*
- *Füllungsvolumen 0,6–1 Liter*

Lage des Herzens

- *von den Lungen umgeben*
- *zwischen der 4. und 8. Rippe, ziemlich genau unter dem Brustbein*
- *dem Zwerchfell aufliegend*
- *zu zwei Dritteln in der linken und zu einem Drittel in der rechten Thoraxhälfte*

Gewicht des Herzens

- *circa 0,4–0,5 Prozent des Körpergewichts*
- *circa 300–500 Gramm*

Der Aufbau des Herzmuskels

Das Herz besteht im Wesentlichen aus vier Schichten:

- Die äußerste Schicht ist der Herzbeutel, das so genannte **Perikard**. Es schützt das Herz und grenzt es von anderen inneren Organen ab. Das Herz liegt in den Herzbeutel eingestülpt etwa wie eine Faust, die man in einen aufgeblasenen Luftballon stülpt. Die äußere Schicht des Luftballons entspricht dem Perikard.

- Die der Faust anliegende Schicht des Luftballons (Herzbeutels) entspricht dem so genannten **Epikard**, der Außenhaut des Herzens selber. Diese Schicht ist von sehr glatter und feiner Struktur.

- Auf der Innenseite der Herzaußenhaut liegt dann die Muskelschicht des Herzens, das **Myokard**. Diese kräftig ausgebildete Muskelschicht erbringt die unermüdliche Pumpleistung des Herzens und ist auch maßgeblich für seine Größe und Gestalt.

- Die innerste Schicht des Herzens ist das **Endokard**, das alle Innenräume des Herzens auskleidet. Diese Schicht ist sehr glatt und feinfaserig und stellt den Übergang vom Muskel zum Hohlraum des Herzens dar.

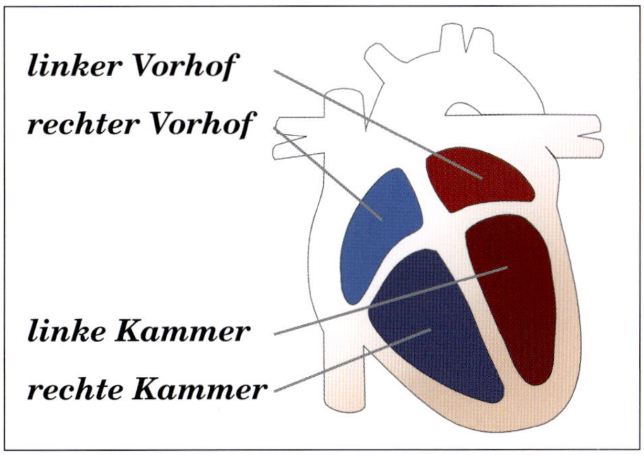

Abb. 1.2: Das Herz besteht aus vier Innenräumen: dem linken und rechten Vorhof sowie der linken und rechten Kammer.

Man kann das Herz in zwei funktionelle Teile gliedern, in das linke und rechte Herz. Rechte und linke Seite sind durch die Herzscheidewand voneinander getrennt. Linkes und rechtes Herz bestehen jeweils aus Vorhof (**Atrium**) und Kammer (**Ventrikel**), so dass sich im Herzen vier Innenräume befinden.

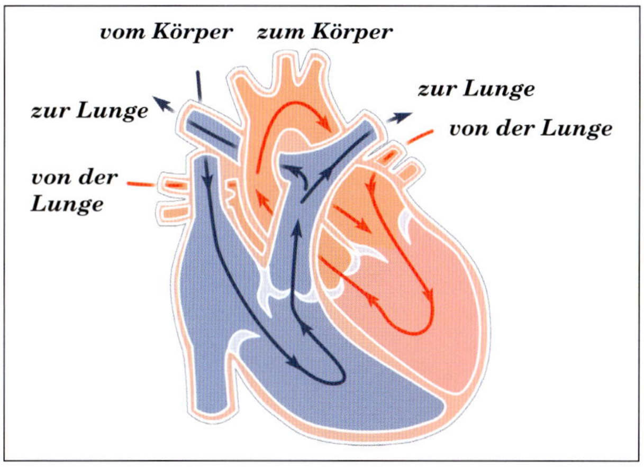

Abb. 1.3: Fließrichtungen des Blutes im Herzen

Das Blut kann in den Herzräumen nur in eine Richtung fließen, da zwischen den Vorhöfen und Kammern und den sich an die Kammern anschließenden Gefäßen Herzklappen eingebaut sind, die wie Ventile arbeiten.

- Der **rechte Vorhof** empfängt das venöse, das heißt das „verbrauchte", sauerstoffarme Blut aus oberer und unterer Hohlvene. Er wird vom linken Vorhof durch eine Muskelschicht und von der rechten Kammer durch eine Klappe getrennt.

- Die **rechte Kammer** (rechter Ventrikel) leitet das Blut aus dem rechten Vorhof über die Lungenarterie weiter zur Lunge.

- Der **linke Vorhof** empfängt über die Lungenvene das mit Sauerstoff angereicherte Blut aus der Lunge.

- Die **linke Kammer** (linker Ventrikel) leitet das Blut aus dem linken Vorhof über die Aorta in den Körperkreislauf. Sie ist muskel- und wandstärkster Innenraum des Herzens und entscheidend für seine Pumpleistung. Die linke Kammer bildet die so genannte Herzspitze.

Wie erwähnt haben die Herzklappen eine Ventilfunktion und regeln die Strömungsrichtung des Blutes. Sie verhindern bei den Kontraktionen des Herzens einen Rückfluss des Blutes. Man unterscheidet Segel- und Taschenklappen.

- Die **Segelklappen** finden sich an der Vorhof-Kammer-Grenze. Sie bestehen aus gewölbten, segelförmigen Duplikaturen der Herzinnenhaut (Endokard), die über Sehnenstränge an den Muskeln aufgespannt sind. In der rechten Herzhälfte liegt eine aus drei Segeln bestehende Klappe, die Trikusspidalklappe. Die Segelklappe in der linken Herzhälfte wird **Mitralklappe** genannt und besteht aus zwei Segeln.

- Die **Taschenklappen** finden sich am Übergang der Kammern zu den großen Gefäßen. Sie bestehen ebenfalls aus dem Herzinnenhautgewebe (Endokard). Die **Pulmonalklappe** liegt in der Ausstrombahn der rechten Herzhälfte zur Lunge. Die **Aortenklappe** liegt in der Ausstrombahn der linken Herzhälfte.

Die Herzfunktion

Im menschlichen Körper sorgen zwei Kreisläufe dafür, dass der gesamte Körper mit Blut und damit mit Sauerstoff versorgt wird. Man unterscheidet einen kleinen und einen großen Kreislauf:

- den Lungenkreislauf und

- den Körperkreislauf.

Im Lungenkreislauf wird sauerstoffarmes Blut mit Sauerstoff angereichert, und im Körperkreislauf wird der Sauerstoff an die Körperzellen abgegeben. Wichtig ist hierbei, dass diese beiden Kreisläufe nicht getrennt voneinander, sondern nur zusammen funktionieren und parallel zueinander laufen.

Um in beiden Kreisläufen gleichzeitig Blut fließen zu lassen, ist das Herz in die Kammern (Ventrikel) und jeweils zwei Ventile, die Herzklappen, aufgeteilt.

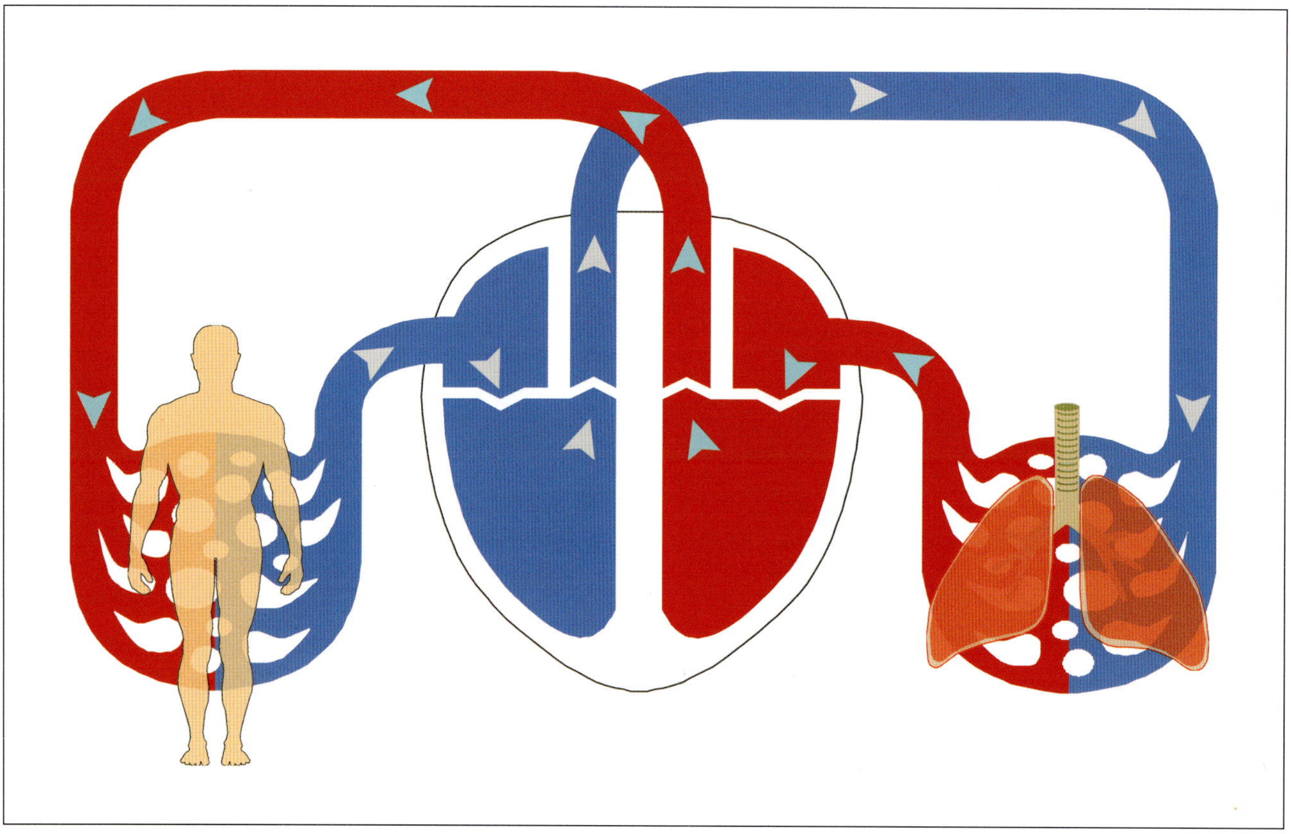

Abb. 1.4: blau: sauerstoffarmes Blut; rot: sauerstoffreiches Blut

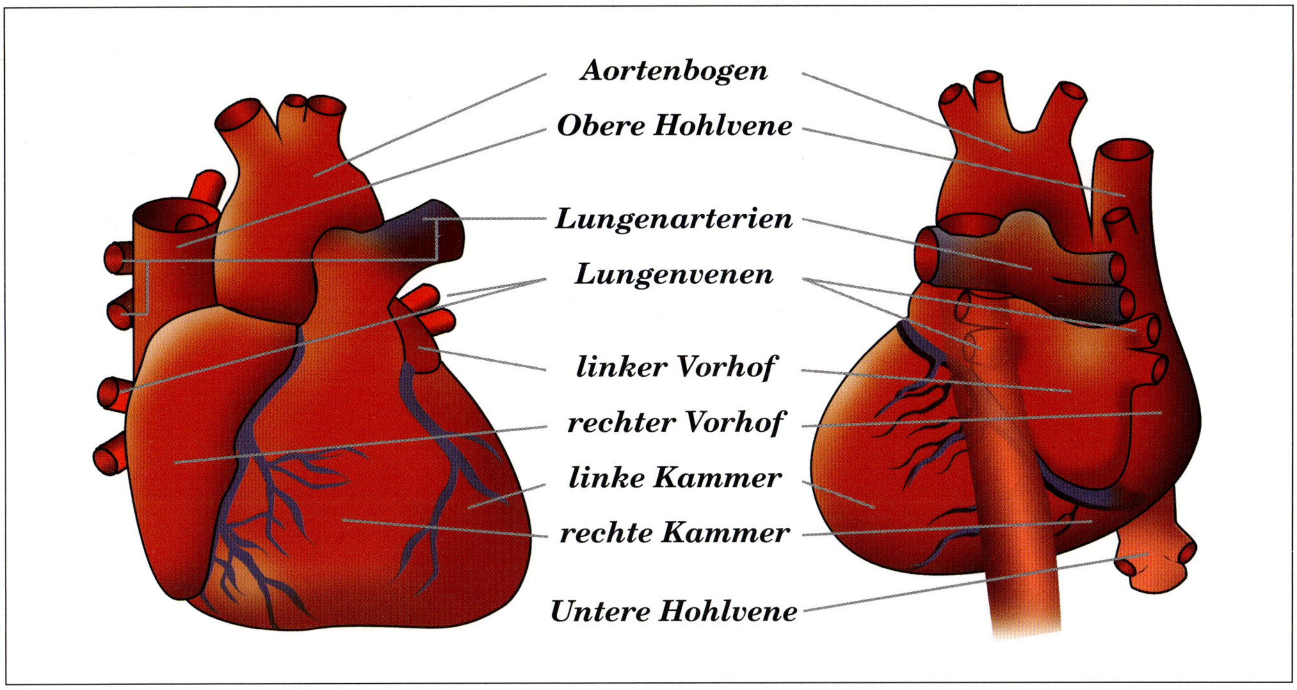

Abb. 1.5: Das Herz von vorne und von hinten

Die rechte Herzhälfte versorgt den kleinen Kreislauf, der große Kreislauf wird von der linken Herzhälfte angetrieben. Die Verteilung des Blutes und der anschließende Rücktransport zum Herzen geschieht über die Arterien und Venen, die Gefäße des Körpers. Hierbei ist zu erwähnen, dass Arterien Blut vom Herz Richtung Körper transportieren und Venen das Blut vom Körper zum Herzen bringen.

Die Herztätigkeit

Die Herztätigkeit läuft phasenweise ab. Die Anspannungsphase der Herzmuskulatur, die so genannte Kontraktionsphase, ist die Systole, die Entspannungsphase die Diastole.

- Zu Beginn der **Systole** sind Taschenklappen und Segelklappen geschlossen. Weil sich das Herz zusammenzieht, entsteht in den Kammern ein steiler Druckanstieg. Sobald der Druck in den Herzkammern den Druck im jeweiligen Gefäß überschreitet, werden die Taschenklappen aufgedrückt, und das Blut strömt aus den Kammern in die Blutgefäße.

Systole

*Die Kontraktion des Herzmuskels (= Auswurf des Blutes) wird Systole genannt. Wenn sich der Muskel zusammenzieht (kontrahiert), wird Blut, das sich in den Kammern angesammelt hat, gezwungen, durch die Klappen in einer vorgegebenen Richtung die Kammer zu verlassen. Der rechte Ventrikel (Kammer) entleert sich in die Lungenschlagader (A. pulmonalis), der linke Ventrikel in die Aorta (große Körperschlagader). Der Druck, der von der Kammer geleistet wird, um das Blut auszuwerfen, und sich dann als Pulswelle fortsetzt und gemessen werden kann, wird systolischer Blutdruck genannt (der erste Wert der Blutdruckwerte, zum Beispiel **130**/80).*

Diastole

*Das Erschlaffen (Relaxation) der Kammermuskeln nach dem Auswurf des Blutes wird Diastole genannt. In dieser Phase kann die Kammer sich aus den Vorhöfen wieder füllen. Der Blutdruck in dieser Phase wird diastolischer Blutdruck genannt (der zweite Wert, zum Beispiel 130/**80**).*

- Mit Beginn der Entspannungsphase, der **Diastole**, fällt der Blutdruck in den Kammern wieder steil ab. Sobald er unter den Druck des Blutgefäßes fällt, schließen sich die Taschenklappen. Währenddessen werden die Vorhöfe wieder mit Blut gefüllt. Noch während der Entspannungsphase der Herzkammern beginnt die Anspannungsphase der Vorhöfe. Wenn der Vorhofdruck über dem Kammerdruck liegt, öffnen sich die Segelklappen und Blut strömt aus den Vorhöfen in die Kammern. Da sich die Muskulatur der Kammern entspannt, vergrößern sich die Herzkammern.

- Mit dem Beginn der Anspannungsphase der Herzkammern steigt der Druck in den Kammern, dadurch schließen sich die Segelklappen wieder und ein neuer Zyklus beginnt.

Herzminutenvolumen

Die Pumpleistung des Herzens wird durch das Herzminutenvolumen (HMV) definiert. Darunter versteht man die Menge an Blut in Litern, die in einer Minute aus dem Herzen in den Körperkreislauf ausgeworfen wird. Es errechnet sich durch die Multiplikation des Auswurfvolumens mit der Schlaghäufigkeit (Herzfrequenz).

Durchschnittliche Werte des Herzminutenvolumens:

- *70 Milliliter Auswurfvolumen*
- *60–70 Herzaktionen pro Minute*
- *HMV von circa fünf Litern pro Minute*

Das Herzminutenvolumen kann unter körperlicher Belastung bis auf circa 30 Liter pro Minute ansteigen.

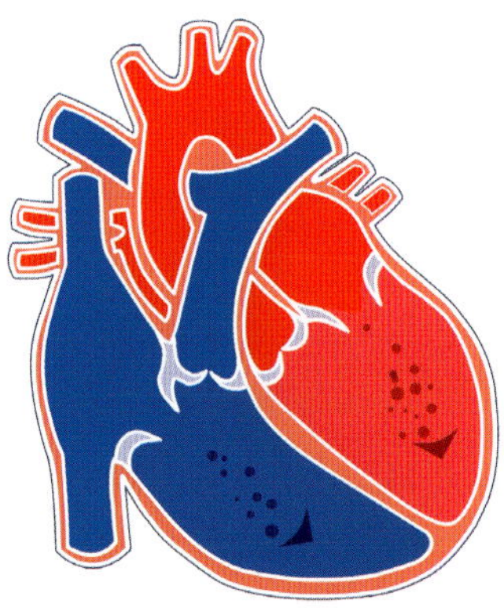

Abb. 1.6: Diastole

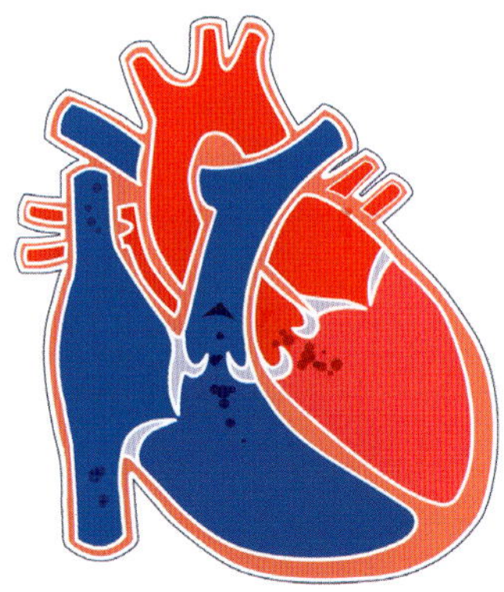

Abb. 1.7: Systole

	Segelklappen	Taschenklappen
Anspannungszeit	geschlossen	geschlossen
Austreibungszeit	geschlossen	offen

	Segelklappen	Taschenklappen
Entspannungszeit	geschlossen	geschlossen
Füllungszeit	offen	geschlossen

Das elektrische Reizleitungssystem

Das Herz besteht weitgehend aus Muskelgewebe. Ein Netzwerk aus spezialisierten Muskelfasern bildet das Reizleitungssystem und koordiniert die Kontraktion und Erschlaffung der Muskelfasern. Diese speziellen Muskelfasern werden von Reizleitungszentren gesteuert und funktionieren autonom (unabhängig) vom übrigen Nervensystem des Körpers. Sie werden vom vegetativen Nervensystem (Sympatikus und Parasympatikus) beeinflusst und modifiziert.

- Der **Sinusknoten** ist der natürliche Schrittmacher des Herzens. Er liegt im Bereich des rechten Vorhofs, wo die obere Körpervene einmündet. Er sendet die Impulse selbstständig aus, die die Schlagfolge des Herzens steuern. Diese Impulse breiten sich entlang der Reizleitungsbahnen durch die Vorhöfe aus und führen schließlich zu einer koordinierten Kontraktion von Vorhof und Kammer. Der Sinusknoten erhöht in Reaktion auf die Bedürfnisse des Körpers automatisch die Herzfrequenz und erhält seine Informationen vom Gehirn und den Zentren, die für die Kreislaufregulierung zuständig sind.

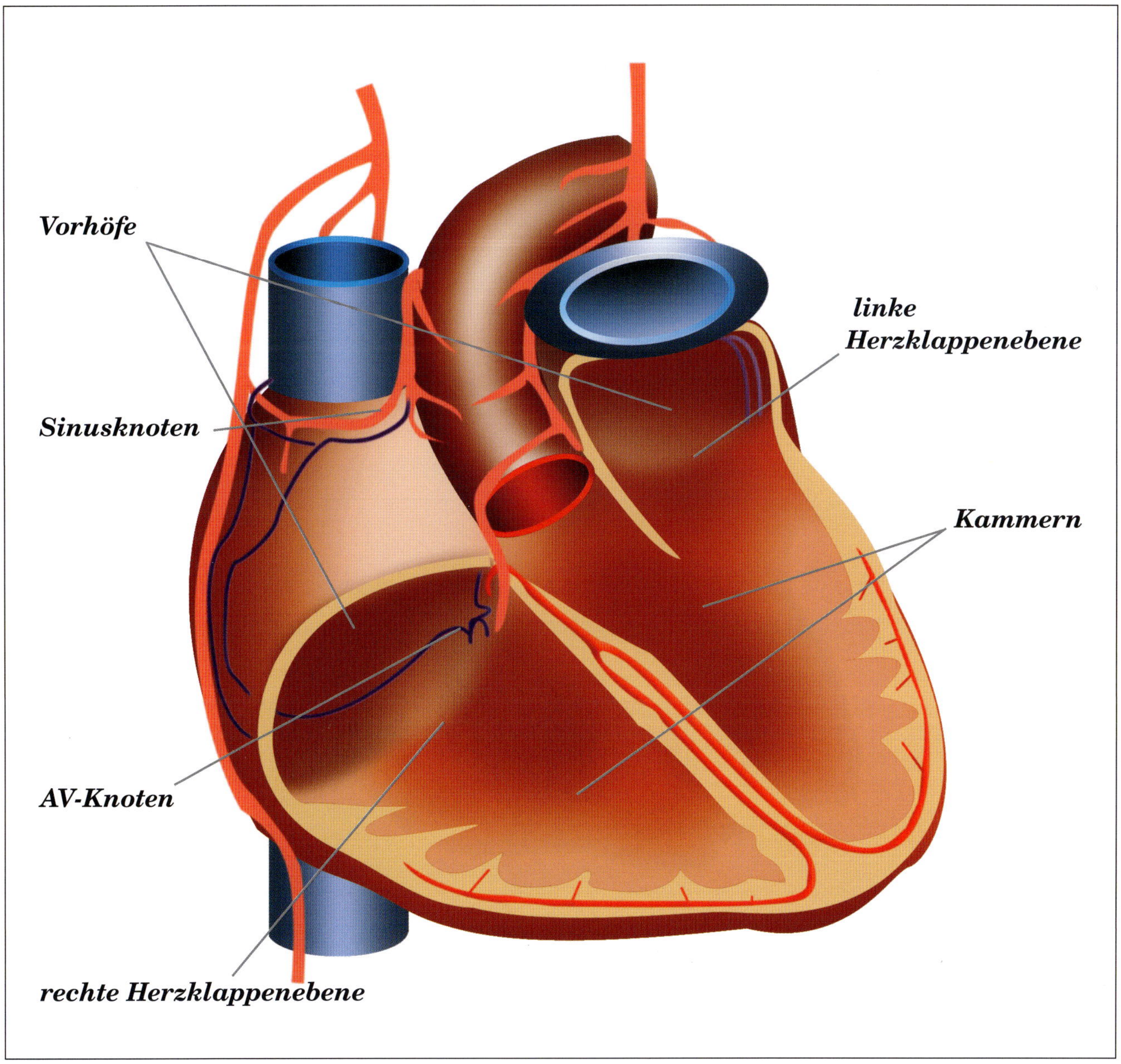

Abb. 1.8: Längsschnitt durch ein Herz

Der Sinusknoten gibt im Ruhezustand selbstständig 60 bis 80 Impulse pro Minute ab und leitet diese an den AV-Knoten weiter.

- Der **AV-Knoten** (Atrioventrikularknoten) ist in der Wand des rechten Vorhofs an der Vorhof-Kammer-Grenze gelegen. Er leitet die vom Sinusknoten kommenden Impulse an das His'sche-Bündel weiter. Bei Ausfall des Sinusknotens kann er noch eine Frequenz von 40 bis 60 Erregungen pro Minute (also Herzschläge pro Minute) aufbauen.

Herztöne

Die Herzaktion ergibt äußere, an der Brustwand hörbare Signale, die Herztöne, die man mit einem Stethoskop hören kann. Physiologisch unterscheidet man zwei gut von einander zu trennende Herztöne.

***Erster Herzton**: Schluss der Segelklappen; dumpfer, längerer Ton; zu Beginn der Systole*

***Zweiter Herzton**: Schluss der Taschenklappen; schneller, kürzerer Ton; zu Beginn der Diastole*

- Das **His'sche-Bündel** ist ein in der Kammerscheidewand verlaufendes Faserbündel, das sich in zwei Schenkel unterteilt. Die Reize werden von hier an die Purkinje-Fasern weitergeleitet. Bei Ausfall von Sinus- und AV-Knoten kann es nur einen Rhythmus von 20 Erregungen pro Minute erzeugen.

- Die **Purkinje-Fasern** sind die Ausläufer des His'schen-Bündels und übertragen die Erregungen an die Kammermuskulatur.

Die Herzkranzgefäße

Die Herzkranzgefäße sind die Blutgefäße zur Eigenversorgung des Herzmuskels. Es handelt sich um zwei Arterien, die so genannten Koronararterien, die aus der Aorta in Höhe der Aortenklappe entspringen.

Das Herz benötigt zur Deckung seines Eigenbedarfs etwa 5 bis 10 Prozent des gesamten Schlagvolumens. Die linke Herzkranzarterie (*Arteria coronaria sinistra*) versorgt den vor-

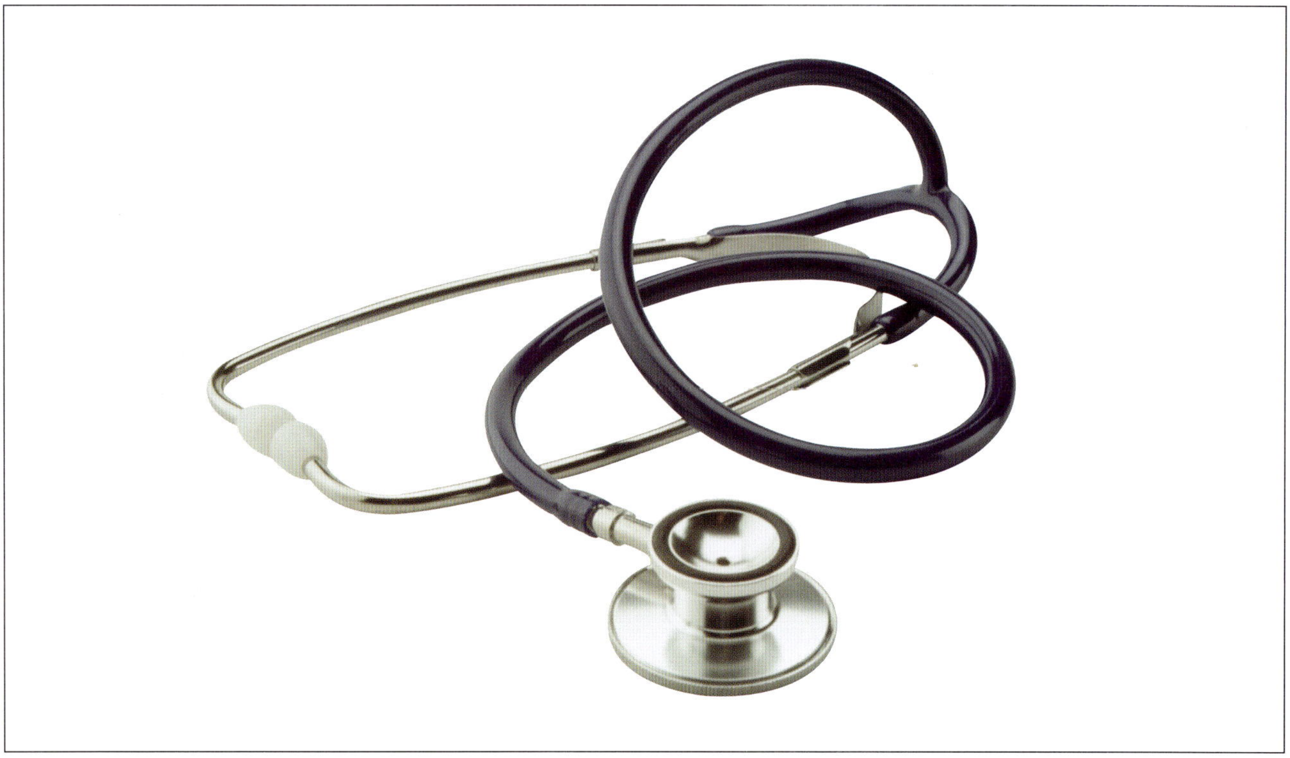

Abb. 1.9: Mit einem Stethoskop lassen sich die zwei verschiedenen Herztöne gut unterscheiden.

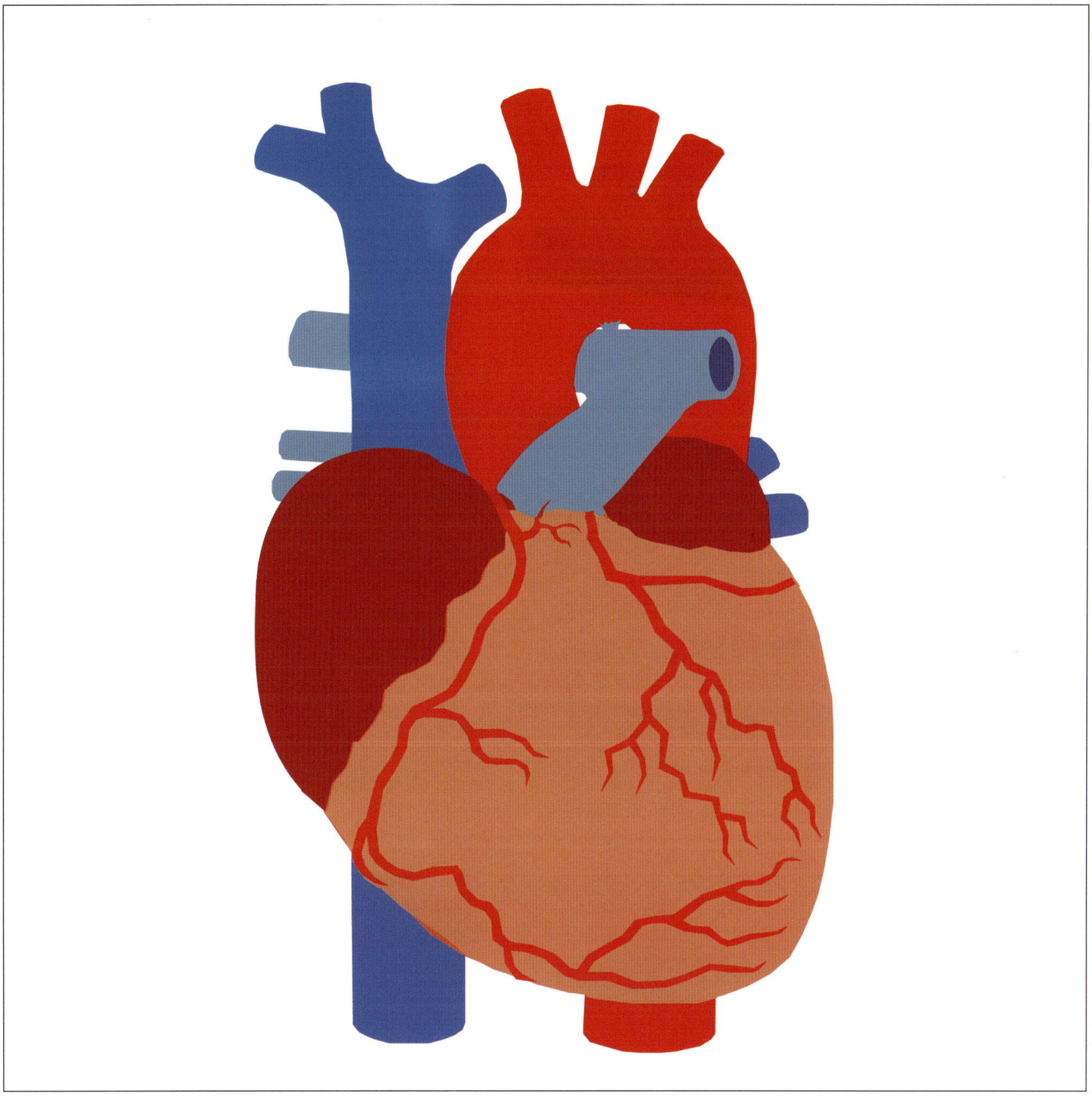

Abb. 1.10: *Die Herzkranzgefäße in schematischer Darstellung*

deren Bereich des Herzens, die rechte (*Arteria coronaria dextra*) den hinteren.

Die linke Herzkranzarterie verzweigt sich wenige Zentimeter nach ihrem Abgang aus der Aorta in zwei Äste, den so genannten *Ramus circumflexus*, der insbesondere die linke Herzkammer versorgt, sowie den *Ramus interventricularis anterior*, der insbesondere die Scheidewand und, wenn auch weniger, die linke Herzkammer versorgt. Da sie den muskelstarken linken Ventrikel versorgen muss, nimmt sie fast 80 Prozent des für den Herzmuskel be-

Aufbau der Herzkranzgefäße

Die Herzkranzgefäße bestehen wie alle Arterien aus drei Wandschichten:

- *die Innenauskleidung mit Zellen:* ***Endothel*** *(normalerweise ganz glatt und eben),*
- *die Mittelschicht aus Muskelzellen und elastischen Fasern:* ***Media****,*
- *die Außenschicht zur Versorgung dieser Zellen:* ***Adventitia****.*

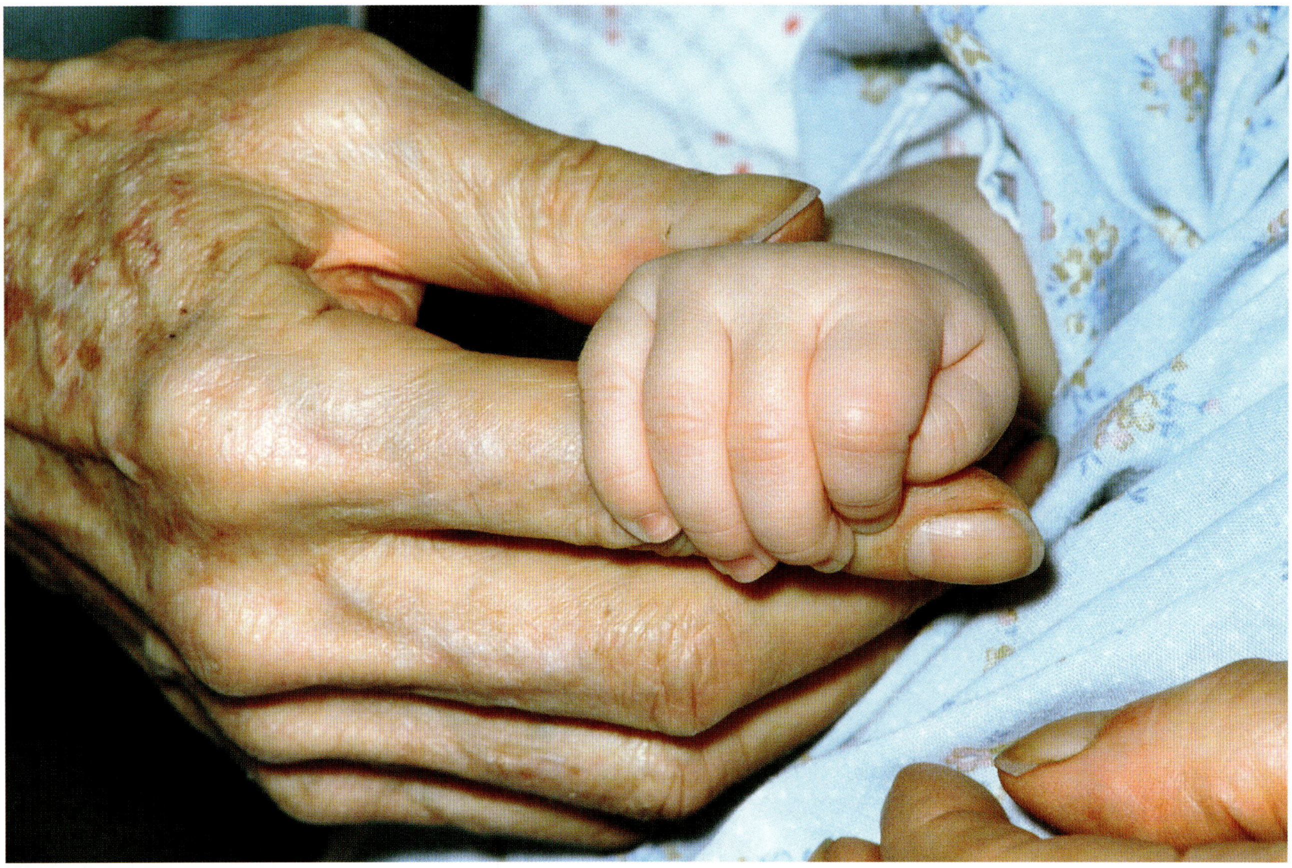

Abb. 1.11: Vom Säuglings- bis zum Greisenalter schlägt unser Herz pausenlos.

stimmten Blutvolumens auf. Die Versorgung des Herzmuskels über die Koronargefäße erfolgt während der Diastole. Während der Systole werden die Koronargefäße durch die Muskelkontraktion „leergepresst".

Die Herzkranzarterien bilden, wie alle Arterien, Abzweigungen und Verästelungen bis hin zu den Kapillaren, welche über den Herzmuskel ziehen und diesen unter anderem mit Nährstoffen und Sauerstoff versorgen. Die Venen transportieren Kohlendioxid und andere Stoffwechselprodukte ab.

Ein korrespondierendes Netzwerk von Herzvenen begleitet die Koronararterien und befördert den Großteil des sauerstoffarmen Blutes über den Koronarsinus direkt in den rechten Vorhof.

Wenn das Herz Blut auswirft, werden die Öffnungen der Herzkranzgefäße von den Aortenklappen verlegt. Wenn diese vom zurückströmenden Blut nach der Auswurfphase des Herzens geschlossen werden, sind die Öffnungen frei, und die Herzkranzgefäße werden durchblutet. Dadurch bekommt der Herzmuskel Sauerstoff und all die Nährstoffe, die er benötigt, um seine unermüdliche Arbeit leisten zu können. Die Durchblutung des Herzens erfolgt von der Außenschicht bis zur Innenschicht.

Je mehr das Herz arbeiten muss, wenn es zum Beispiel schneller schlägt oder das Blut gegen einen hohen Blutdruck auswerfen muss, desto mehr Blut und Sauerstoff benötigt es und desto mehr Blut müssen die Herzkranzgefäße befördern.

Exkurs: Motor des Lebens

Die Leistungen der Automotoren sind unbedeutend im Vergleich zu denen des Herzens. Die Lager der Motoren von Mittelklassewagen sind für circa 5.000 Betriebsstunden ausgelegt. Das entspricht etwa 200 Tagen in Dauerbelastung. Das hört sich zunächst wenig an. Doch bei einer durchschnittlichen Geschwindigkeit von 80 Stundenkilometern entsprächen 5.000 Betriebsstunden einer zurückgelegten Entfernung von 400.000 Kilometern, also etwa zehnmal um die Erde.

Das Herz schlägt:

- ***80**-mal in der Minute*
- ***4.800**-mal in der Stunde*
- ***115.200**-mal am Tag*
- ***806.400**-mal in der Woche*
- ***3.225.600**-mal im Monat*
- ***42.048.000**-mal im Jahr*
- ***3.153.600.000**-mal im Leben*

Nach 200 Tagen im Dauertest hat sich das menschliche Herz dagegen erst langsam ans Schlagen gewöhnt. Die durchschnittliche Lebenserwartung der Menschen in den zivilisierten Staaten liegt inzwischen bei circa 68 bis 75 Jahren. Das entspricht etwa 657.000 Stunden oder 27.375 Tagen. Das menschliche Herz schlägt natürlich ohne Pause – ohne Ölwechsel oder Boxenstopp. Selbstverständlich sind das nur ungefähre Zahlen. Denn der Pulsschlag ist abhängig von vielen Faktoren: Alter, Gewicht, Belastung usw.

Bereits vier Wochen nach der Empfängnis beginnt das menschliche Herz zu schlagen. Sekunde für Sekunde, Minuten, Stunden, Tage, Wochen, Monate, Jahre, Jahrzehnte. Unermüdlich leistet das Herz – ohne Ruhepausen, Urlaub und Pensionierung – Schwer- und Schwerstarbeit.

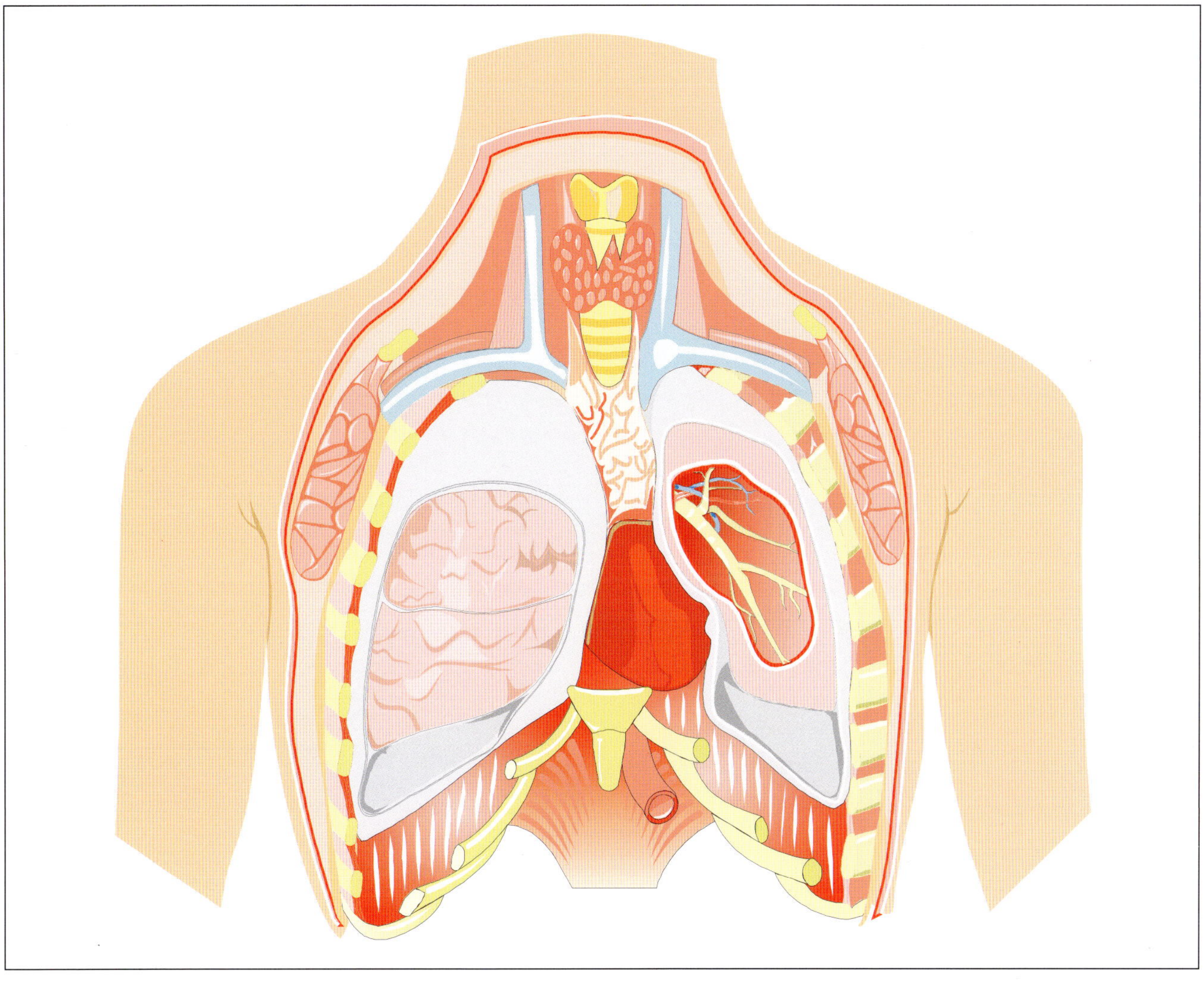

Abb. 1.12: Lage des Herzens im Brustkorb

In Ruhe schlägt dieses nur etwa faustgroße 300-Gramm-Leichtgewicht etwa 70-mal in der Minute, wenn Sie sich körperlich anstrengen, sogar doppelt so schnell und mehr. Mit jedem Schlag pumpt es rund 70 bis 100 Milliliter Blut durch die Adern – also ein kleines Wasserglas voll, um alle rund 50 Billionen Körperzellen mit Sauerstoff und Nährstoffen zu versorgen und um Stoffwechselschlacken zu entsorgen. Das sind in jeder Minute rund fünf Liter, mehr als 7.000 Liter am Tag, oft mehr als ein voller Heizöltank!

Bei starker körperlicher Anstrengung, wenn also die Muskelzellen viel Sauerstoff und Nährstoffe benötigen, muss das Herz seine Leistung gewaltig steigern: auf bis zu 20 Liter in der Minute oder 1.200 Liter in einer Stunde!

Lange Strecken

Würde man alle Blutgefäße eines Kindes hintereinander ausbreiten, würde diese Kette eine Länge von circa 100.000 Kilometern erreichen. Die Gefäßkette eines Erwachsenen würde sich sogar über 160.000 Kilometer erstrecken!

Wenn Sie 80 Jahre alt werden und ein relativ ruhiges Leben führen, dann wird Ihr Herz mindestens 3 Milliarden Mal schlagen und dabei über 200 Millionen Liter Blut durch die Adern befördert haben. Das ist genug, um zwei bis drei Supertanker zu füllen! Und bei dieser Rechnung wird nur die Herzleistung in Ruhe berücksichtigt. Denn während körperlicher Anstrengung kann das Herz bis zu zehnmal so viel Leistung erbringen!

Eine unglaubliche Leistung. Dazu wendet Ihr Herz täglich ebenso viel Energie auf, wie Sie brauchen würden, um einen Güterwaggon einen Meter hoch zu heben! Natürlich Tag für Tag – vom Baby- bis zum Greisenalter. In 50 Jahren erbringt das Herz so viel Energie, wie notwendig wäre, um ein Kreuzfahrtschiff aus dem Wasser zu heben.

Kein Motor würde 70 bis 80 Jahre lang ununterbrochen problemlos arbeiten. Von unserem Herzen aber erwarten wir es. Dabei gehen wir mit ihm in der Regel schlechter um als mit jedem Automotor.

Die Blutgefäße

Das Blutgefäßsystem besteht aus einem Netzwerk von Gefäßen, über die das Herz das Blut durch den Körper pumpt. Blutgefäße führen das Blut zu allen Körperteilen hin und wieder zurück. Das gesamte Blutgefäßsystem setzt sich aus drei Typen von Gefäßen zusammen:

- Arterien,
- Venen und
- Kapillaren.

Die Arterie transportiert das sauerstoffreiche Blut vom Herzen zu den Zellen und in die Körpergewebe. Die Venen transportieren sauerstoffarmes Blut. Kapillaren sind mikroskopisch klein. Sie verbinden die Arterien und die Venen mit dem Körpergewebe.

Der Austausch von Kohlendioxid, Sauerstoff und Nährstoffen findet durch die Wände der Kapillaren hindurch statt. Die Arterien transportieren das Blut unter hohem Druck und besitzen wesentlich elastischere Wände als die Venen. In den Arterien pulsiert das Blut. Dort nimmt der Druck zu und wieder ab, weil das Herz regelmäßig neues Blut in die Arterien pumpt, und zwar etwa 70-mal in der Minute.

Hochdruck oder nicht?

Man kann die Gefäße auch in ein Hoch- und Niederdrucksystem einteilen. Zum Hochdrucksystem gehören die Arterien des großen Körperkreislaufes, zum Niederdrucksystem Venen, Kapillaren und der gesamte Lungenkreislauf.

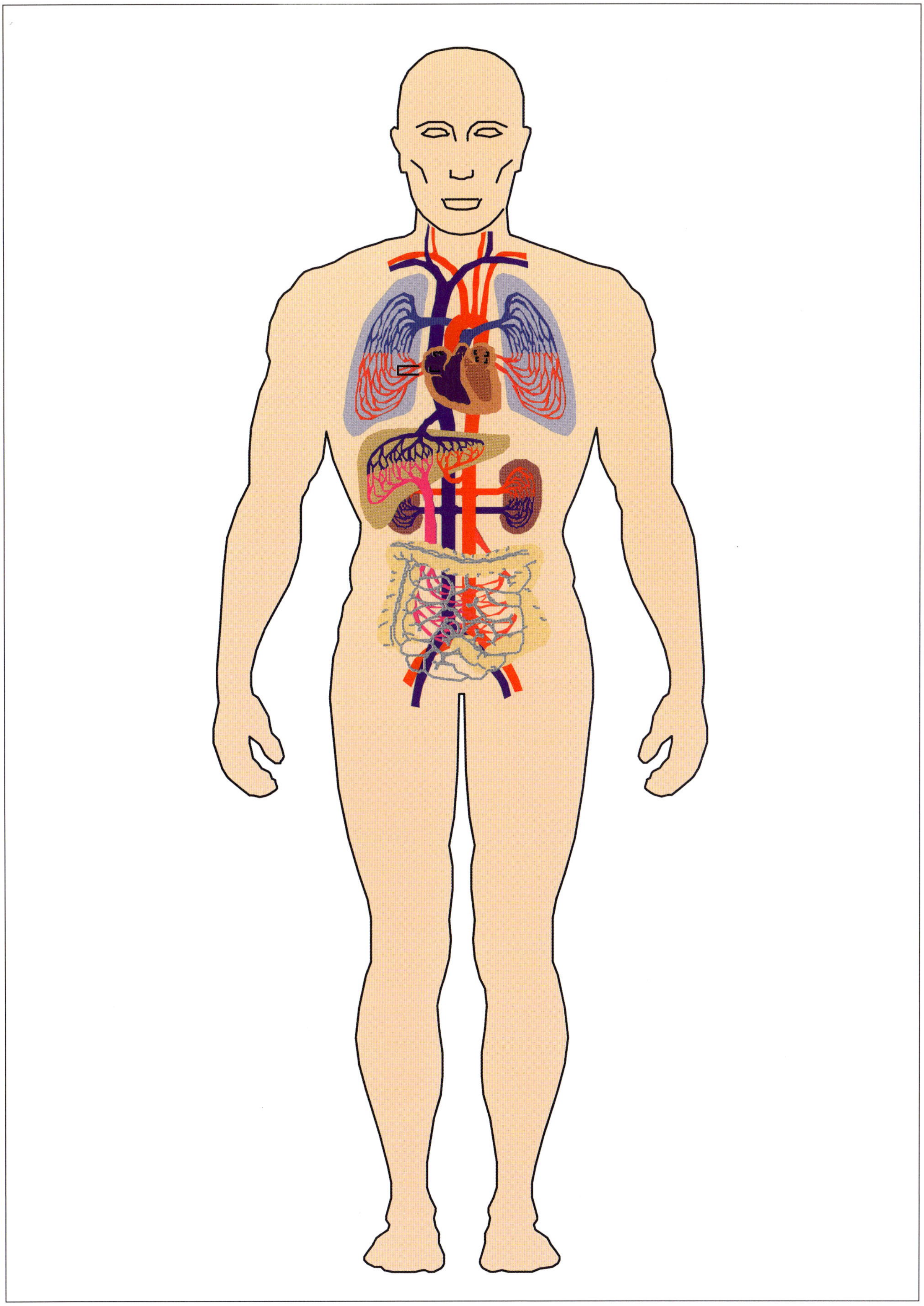

Abb. 1.13: Wichtige Arterien und Venen

Genau das verursacht den Puls, den man fühlen kann, wenn man seine Fingerspitzen über die Arterien, zum Beispiel am Handgelenk oder am Hals, legt. Blut transportiert Nährstoffe, Abfallprodukte und Hormonbotenstoffe und versorgt jede der 60 Milliarden Zellen des Körpers mit Sauerstoff.

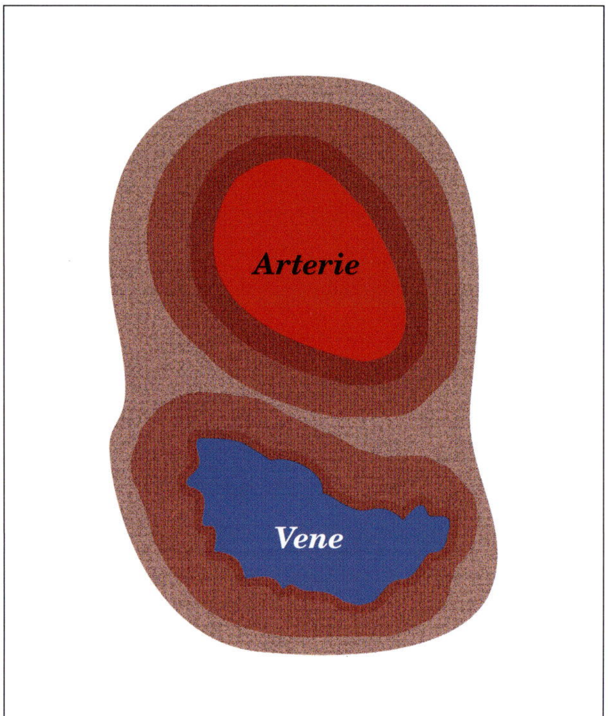

Abb. 1.14: Arterie und Vene im Querschnitt

Die Arterien

Arterien werden auch als Puls- oder Schlagadern bezeichnet. Es handelt sich um die Blutgefäße, in denen das Blut vom Herzen wegströmt. Das Blut der Arterien ist, abgesehen von dem in den Lungenarterien, sauerstoffreich.

Die elastische Arterienwand besteht aus drei Schichten, die entsprechend der Funktion des Gefäßes besonders gestaltet sind.

- Die ***Tunica externa*** bzw. ***Tunica adventitia*** ist die äußere Wandschicht der Arterie: Sie wird auch als Externa bzw. Adventitia bezeichnet. Die Externa besteht aus Bindegewebe. Ihr kommt die Aufgabe zu, das Blutgefäß in das umliegende Bindegewebe einzubetten.

- Die ***Tunica media***, die auch Media genannt wird, ist die mittlere Wandschicht der Arterie. Die mittlere Schicht hat die Funktion, den Durchmesser des Gefäßes zu regeln. Sie nimmt damit Einfluss auf den Widerstand der Arterie gegen den Blutfluss. Dafür besteht sie aus Muskelfasern und einem Netz elastischer Fasern, die eine Eng- bzw. Weitstellung des Gefäßes ermöglichen.

- Die ***Tunica intima*** oder Intima ist die innere Wandschicht der Arterie. Die Intima, die an den Hohlraum (Lumen) der Arterie grenzt, ist wie die Herzinnenhaut aufgebaut. Die Intima wird vom **Endothel**, einer Schicht aus Endothelzellen, bedeckt. Diese gewährleistet, dass das Blut mit so geringer Reibung wie möglich durch das Gefäß fließen kann. Verglichen mit der mittleren Schicht des Gefäßes ist die innere Schicht elastisch.

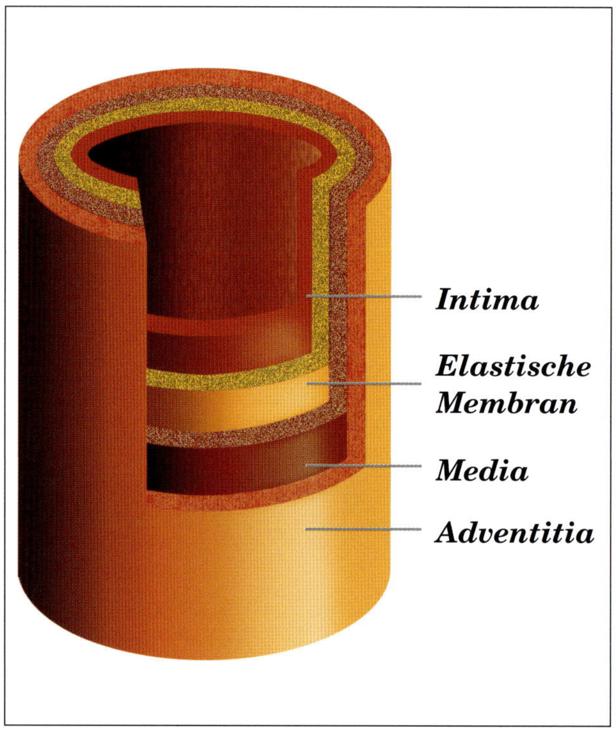

Abb. 1.15: Aufbau einer Arterienwand

Der Bau der dreischichtigen Arterienwand hängt davon ab, welche Aufgaben die Arterie im Blutkreislaufsystem hat. Demnach lassen

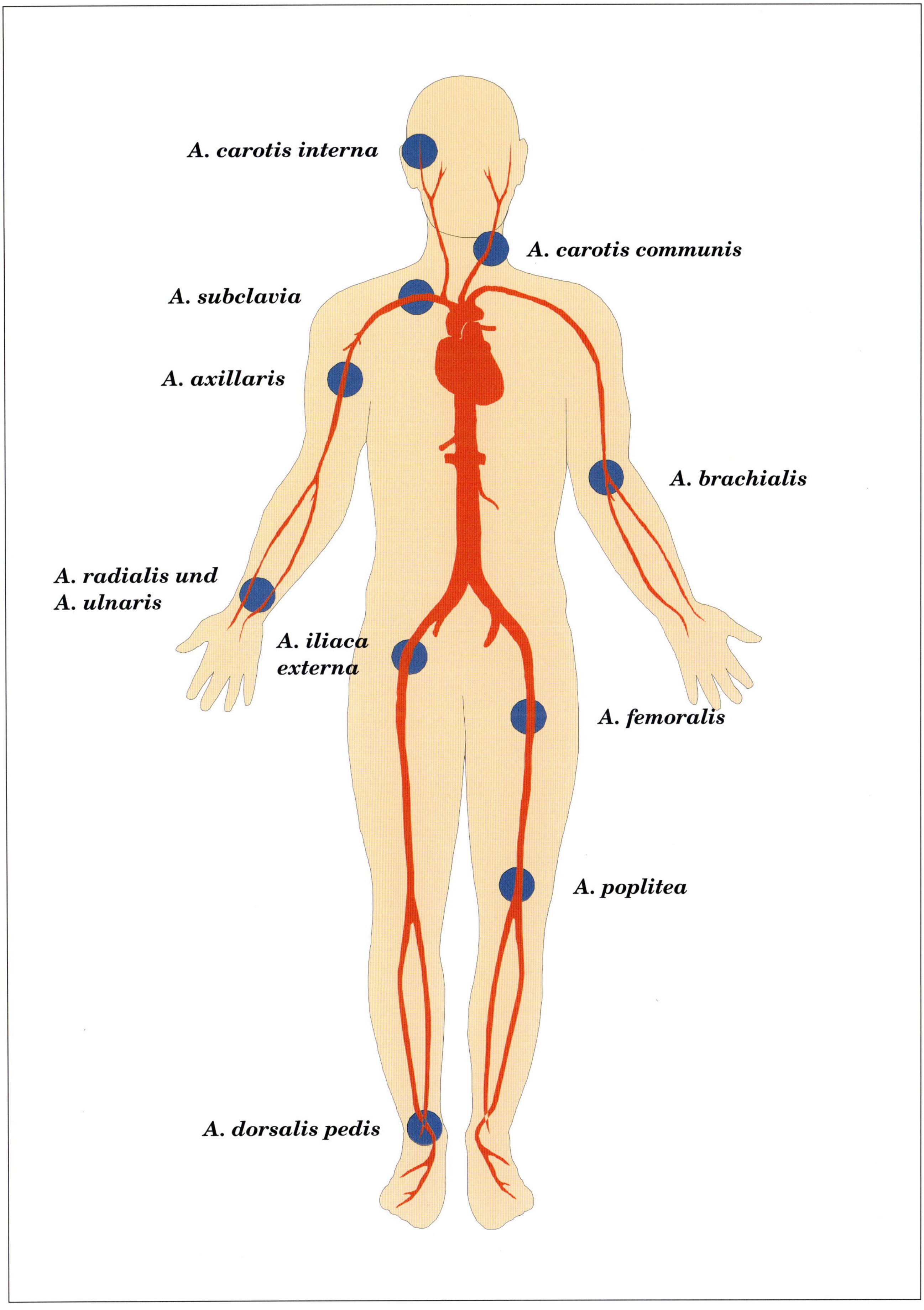

Abb. 1.16: Die Arterien des Menschen

sich verschiedene Arterientypen unterscheiden:

- **Elastischer Arterientyp**: Zum elastischen Arterientyp zählen die herznahen Arterien sowie einige von der Aorta abgehende Gefäße, wie beispielsweise Halsarterien und Nierenarterien. Aorta und Lungenarterien als herznahe Arterien haben nicht nur die Aufgabe, das mit großem Druck aus dem Herzen gepumpte Blut weiter zu transportieren, sondern zunächst erst einmal aufzufangen. Für diese Aufgaben ist ihre Wand besonders gebaut: Die mittlere Wandschicht dieser Arterienform besteht aus vielen mit Löchern durchsetzten flexiblen Membranen, die miteinander verbunden sind. Zwischen den einzelnen Membranen befindet sich je eine Muskelzellschicht. Das Zusammenziehen (Kontraktion) und Entspannen der Muskelzellen bewirkt eine Spannungsänderung der elastischen Membranen, wodurch die Wandspannung des Gefäßes verändert wird.

- **Muskulärer Arterientyp**: Die Arterien, die weiter von der Körpermitte entfernt (peripher) liegen, haben die Aufgabe, das Blut zu den Organen zu befördern. Daher weisen sie einen ganz anderen Wandbau als der elastische Arterientyp auf. Die Media der muskulären Arterienform wird vorwiegend von Muskelzellen gebildet. Zwischen der mittleren und der inneren Wandschicht liegt eine kräftige elastische Membran, die so genannte *Elastica interna*. Mittels der Wandmuskulatur wird die *Elastica interna* angespannt oder entspannt, was zu einer Verengung oder Weitung der Arterie führt. Auf diese Weise kann das Blut je nach Bedarf zu dem jeweiligen Organ fließen.

- **Arteriolen (kleinste Arterien)**: Die Arteriolen zweigen von den dünneren Arterien der muskulären Form ab. Ihre Wand ist nur noch aus einer innen (zum Lumen hin) liegenden Endothelschicht, einer in der Mitte liegenden einschichtigen Muskelzelllage und der äußeren Basalmembran aufgebaut. Da in ihnen der arterielle Blutdruck so gesteuert wird, wie das dahinterliegende Gewebe mit Blut versorgt werden muss, heißen sie auch Widerstandsgefäße. An die Arteriolen schließen sich die Kapillaren an.

Die Kapillaren

Die Kapillaren dienen mit ihrer löchrigen Wandbeschaffenheit dem Stoffaustausch zwischen Blut und Gewebe. Die Lungenkapillaren ermöglichen den lebensnotwendigen Gasaustausch zwischen Blut und Atemluft.

Die Kapillaren gliedern sich in einen arteriellen und einen venösen Teil. Demnach gibt es Arterienkapillaren und Venenkapillaren.

Können Blutzellen die Kapillarwand passieren?

Leukozyten (weiße Blutkörperchen) können die Kittsubstanz des Endothels durchdringen, um von den Kapillaren in die Gewebsflüssigkeit und umgekehrt zu wandern. Ist die Kapillarwand verletzt, können rote Blutkörperchen passiv aus den Kapillaren austreten. Im Gehirn sind die Endothelzellen aber so fest miteinander verkittet, dass sie eine Barriere bilden, die so genannte Blut-Hirn-Schranke.

Die Kapillarwand ist aus zwei Komponenten aufgebaut:

- **Basalmembran**: In die aus eiweiß- und zuckerartigen Verbindungen bestehende Basalmembran sind Bindegewebsfasern eingelagert, die ein mehr oder weniger dichtes Fasernetz bilden. Des Weiteren enthält die Basalmembran besondere Bindegewebszellen, die so genannten Perizyten.

  Diese seesternförmigen Perizyten sind fähig, kleinere Partikel aufzunehmen (zu phagozytieren) und nach Ablösung von der Basalmembran durch Eigenbewegung in das umliegende Bindegewebe zu gelangen.

- **Endothel**: Das Endothel ist eine dünne Zellschicht, die nach außen von der Basalmembran umgeben ist. Es grenzt an den Hohlraum (Lumen) der Kapillaren. Die von Poren durchsetzten Endothelzellen haben Zellgrenzen, die durch eine bestimmte Substanz fest miteinander verkittet sind. In einigen Kapillaren sind die Endothelzellen nicht durchgängig miteinander verklebt, sodass größere Moleküle beispielsweise die Kapillarwand passieren können.

Die Venen

Venen sind die Blutgefäße, in denen das Blut zum Herzen fließt. Eine Ausnahme ist hierbei die Pfortader (*Vena portae*), in der das Blut aus den Darmvenen zur Leber strömt.

Abgesehen von dem venösen Blut in den Lungenvenen ist das der anderen Venen sauerstoffarm. Auf welche Weise das Blut in den Venen transportiert wird, hängt davon ab, ob es sich um oberflächlich oder tief liegende Venen handelt.

In die Venen sind unregelmäßig aufeinanderfolgende Klappen eingebaut. Die **Venenklappen** bestehen in der Regel aus ein oder zwei, manchmal auch aus drei Taschen. Sie haben die Aufgabe, den Rückfluss des Blutes zu verhindern. Das Blut in den Venen kann durch den arteriellen Blutdruck, der über die Kapillaren hinaus wirkt, nicht in die Arterien zurückströmen und wird durch den Klappenmechanismus der Venen zum Herzen transportiert.

Die herznahen Gefäße, beispielsweise Lungen- und Hohlvenen, besitzen keine Klappen mehr. Das Blut dieser Gefäße wird sowohl durch die Sogwirkung des Herzens als auch durch den Unterdruck im Brustkorb ins Herz getrieben.

Venen haben eine wesentlich dünnere Wand als Arterien. Die Venenwand ist aus Bindegewebe aufgebaut. Während bei größeren und großen Venen Muskelzellen in das Bindegewebe eingebettet sind, gibt es diese kaum in der Venenwand von kleineren Venen. Die Venen lassen sich von außen leicht zusammendrücken, sodass sie an ihren eingedrückten Stellen blutleer werden. Der Venenhohlraum kann durch die Muskeln in der Venenwand mühelos verengt werden, da der venöse Blutdruck deutlich geringer als der Blutdruck in den Arterien ist.

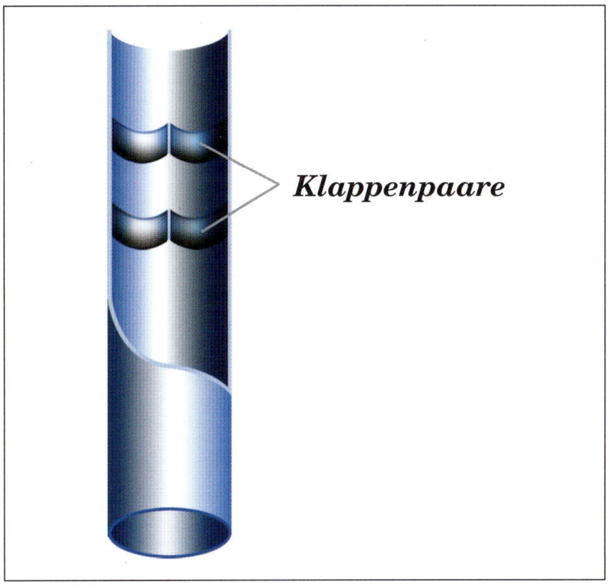

Abb. 1.17: Vene mit Venenklappen

Arteriovenöse Anastomosen

Arteriovenöse Anastomosen sind direkte Verbindungen zwischen Arterien und Venen. Arteriovenöse Anastomosen gibt es an verschiedenen Körperstellen. In ihre Wand ist ein Muskelpolster eingelagert, das die Kurzschlussverbindung bei Bedarf öffnet oder schließt. Sind diese geschlossen wird Blutfluss in die Kapillaren geleitet. Sind die arteriovenösen Anastomosen geöffnet, kann das Blut unter Umgehung des Kapillargebietes direkt in die Vene zurückströmen. Arteriovenöse Anastomosen nehmen entsprechend ihrer Lage im Körper verschiedene Aufgaben wahr. Zu nennen sind:

- **Wärmeabgabe**: Die arteriovenösen Anastomosen in der Haut, vor allem in den Fingern und Zehen, dienen der Wärmeregulation. Damit die Temperatur im Innern des Körpers (Körperkern) bei steigender Umgebungstemperatur ziemlich konstant bleibt, werden im Bedarfsfall zusätzlich zu einer verstärkten Durchblutung der Kapillaren auch die arteriovenösen Anastomosen der Finger und Zehen geöffnet. Auf diese Weise strömt eine große Blutmenge direkt in die Vene zurück und gibt Wärme ab.

- **Anwärmung der Atemluft**: Den Venengeflechten in der Nasenschleimhaut sind arteriovenöse Anastomosen vorgeschaltet. Bei Bedarf werden diese zur Anwärmung der Einatemluft geöffnet, sodass das Venengeflecht schnell von warmem Blut durchströmt werden kann. Durch Abstrahlung der Wärme wird die Atemluft angewärmt.

- **Blutfüllung in Schwellkörpern**: In der Afterschleimhaut gibt es in den Venenpolstern (Hämorrhoiden) auch arteriovenöse Anastomosen. Durch die geöffneten Anastomosen gelangt viel Blut direkt in die Venenpolster. In den mit Blut gefüllten Venenpolstern herrscht ein hoher Druck, durch den die Afterschleimhaut vorgebuchtet wird. So wird der durch die Aftermuskulatur geschlossene Darmausgang abgedichtet.

Der Blutkreislauf

Die Blutgefäße im Körperkreislauf

Der Kreislauf des Blutes durch den Körper beginnt im linken Herzen. Die Blutmenge, die vom linken Herzen mit einem Herzschlag ausgestoßen wird, fließt zunächst in den ersten Teil der Aorta (Hauptschlagader), die Brustaorta (thorakale Aorta). Die Aorta ist nach Wandstärke und Durchmesser die kräftigste Arterie im Blutgefäßsystem. Schon im Brustkorb beginnend zweigen zahlreiche kräftige arterielle

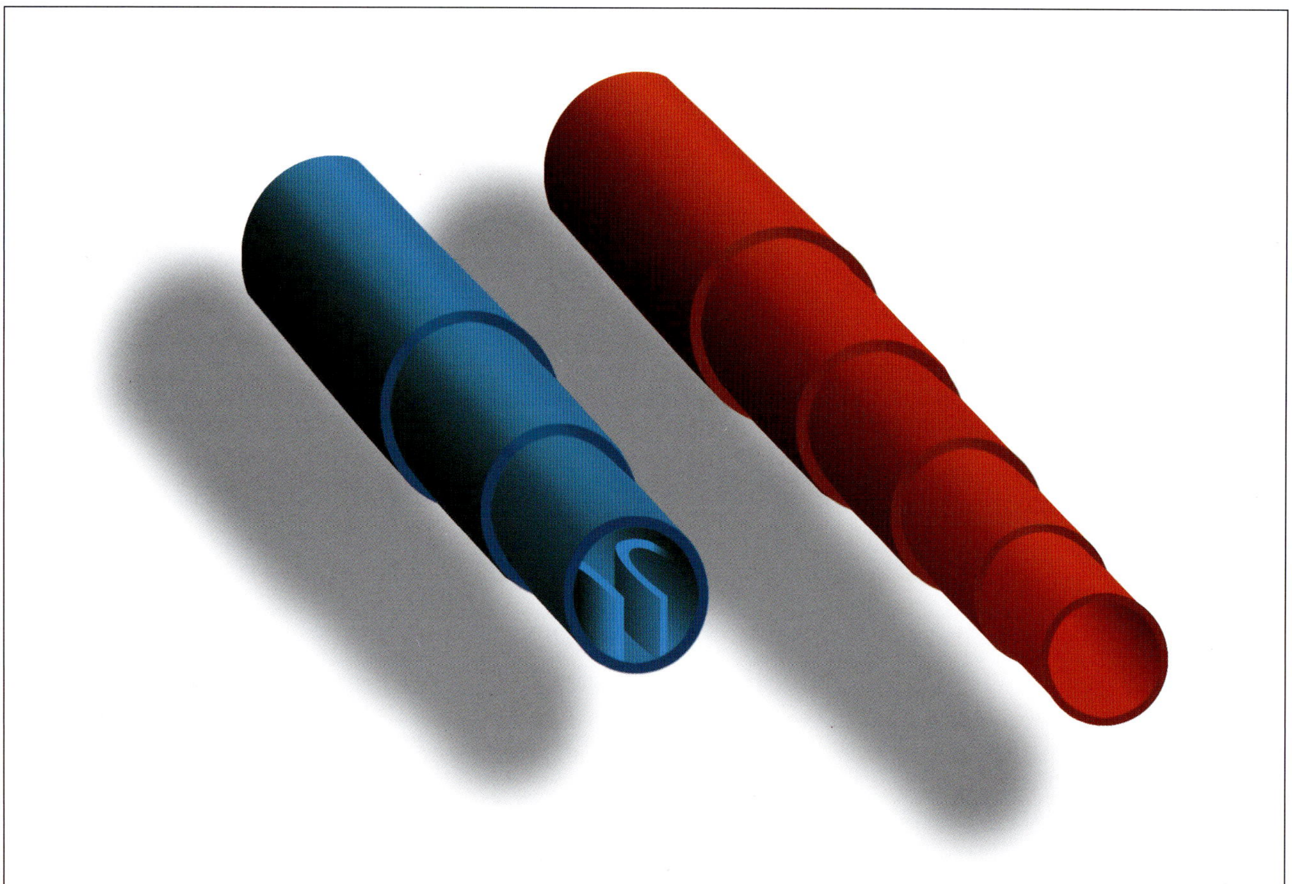

Abb. 1.18: Arterie (rechts) und Vene (links)

Gefäße von der Aorta zum Kopf und den Armen ab. Die Aorta biegt halbkreisförmig um und zieht unter weiteren Abzweigungen nach unten und wird zur Bauchaorta (Bauchschlagader). Sowohl die Aorta als auch ihre abgehenden Arterien gehören zum arteriellen Gefäßsystem.

Die von der Aorta abgezweigten Arterien führen zu den verschiedenen Organen und Geweben, wie beispielsweise Leber, Milz, Muskulatur und Knochen. Auf dem Weg dorthin verästeln sie sich immer mehr und werden im Querschnitt immer kleiner. Da in den arteriellen Gefäßen ein hoher Druck von etwa 120 mmHg herrscht, kann bei einer Verletzung der Arterie das Blut unter sichtbar pulsierendem Druck weit hinausspritzen. Das Blut fließt durch immer kleinere Arterien, deren Wand nach außen zum Gewebe dünner wird.

An die kleinsten Arterien (Arteriolen) schließen die Kapillaren an. Die aus einem arteriellen und einem venösen Anteil bestehenden Kapillaren sind durch eine hohe Wanddurchlässigkeit in das übrige Gewebe gekennzeichnet, wodurch der Stoffaustausch ermöglicht wird. Des Weiteren können auch weiße Blutkörperchen durch die Kapillarwände ins Körpergewebe und zurück wandern. Auf dem Weg durch dieses System von Kapillaren fließt das Blut viel langsamer als in den größeren Gefäßen. Die Arteriolen besitzen in ihrer Wand Muskelzellen, die den Blutstrom speziell steuern können. Dieser präkapilläre Sphinkter kann das Blut an einzelnen Organen vorbeileiten, sodass immer das bedürftigste Gewebe versorgt wird.

Nachdem das Blut das Kapillargebiet verlassen hat, befindet es sich im venösen Blutkreislauf. Die Venenkapillaren schließen sich zu Venolen, den kleinsten Venen, zusammen. Durch fortwährendes Zusammenmünden weiterer Venen werden die Gefäßquerschnitte immer größer, und das Blut fließt wieder schneller.

Die größten Venen des Körpers, die obere und untere Hohlvene, münden in den Vorhof des rechten Herzens. Es erfolgt ein Herzschlag des rechten Herzens, wodurch das Blut wieder in ein arterielles Gefäß hinein befördert wird. Dieses Gefäß ist die Lungenarterie. Sie ist Bestandteil des Lungenkreislaufs.

Die Blutgefäße im Lungenkreislauf

Nachdem das Blut den großen oder Körperkreislauf durchflossen hat, tritt es durch einen Schlag der rechten Herzkammer in den kleinen oder Lungenkreislauf ein. Der Lungenkreislauf wird ebenfalls von Arterien, Kapillaren und Venen gebildet. Im Lungenkreislauf verzweigen sich die anfänglich recht großen Arterien zu immer feineren Gefäßen bis in den Bereich der Kapillaren, die die Lungenbläschen netzförmig umspannen. Die Lungenkapillaren ermöglichen den lebensnotwendigen Gasaustausch zwischen Blut und Atemluft. Dann sammelt sich das Blut in den durch Zusammenschluss immer größer und weiter werdenden Lungenvenen. Die Lungenvenen münden schließlich als zwei große Lungenvenen in das linke Herz.

Damit hat das Blut den gesamten Kreislauf (Körperkreislauf und Lungenkreislauf) einmal durchquert, und ein erneuter Blutkreislauf kann beginnen.

Die Funktionen des Blutes

- ***Atmung**: Das Blut nimmt in den Lungen Sauerstoff auf und transportiert ihn zu den Zellen des Körpers. Es transportiert zugleich Kohlendioxid von den Zellen zu den Lungen.*
- ***Transport**: Nährstoffe wie Kohlenhydrate, Eiweiß und Fett werden wie auch Hormone und Vitamine zu den einzelnen Zellen transportiert.*
- ***Ausscheidung**: Abfallstoffe werden zu den verschiedenen Ausscheidungsorganen befördert.*
- ***Pufferung**: Das lebensnotwendige Säure-Basen-Gleichgewicht wird durch das Blut aufrecht erhalten.*
- ***Wärmetransport**: Durch das Blut wird auch Wärme durch den Körper transportiert, um einen Wärmeausgleich zu schaffen.*
- ***Abwehr**: Das Blut hat wichtige Aufgaben bei der Abwehr von Krankheitserregern.*

Gefäßerkrankungen im Überblick

Die verschiedenen Arten

Arterielle Gefäßerkrankungen
Erkrankungen der Herzarterien
Erkrankungen der Hirnarterien
Durchblutungsstörungen der Nieren
Durchblutungsstörungen im Bereich der Beine
Andere betroffene Bereiche

Mögliche Ursachen im Überblick
Risiko: Vererbung
Risiko: Lebensweise
Risiko: Dickleibigkeit und Zuckerkrankheit (Diabetes mellitus)

Gefäßerkrankungen gehören in den Industrieländern hinsichtlich ihrer Häufigkeit und Ernsthaftigkeit zu den wichtigsten Erkrankungen. Gefäßerkrankungen können den Blutfluss einschränken oder unterbinden, sodass es zu schweren Funktionsstörungen in den betroffenen Körperregionen kommen kann, denn die Organe und Gewebe müssen zur Erhaltung ihrer optimalen Funktion über den Blutstrom mit lebensnotwendigen Nährstoffen und Sauerstoff versorgt werden.

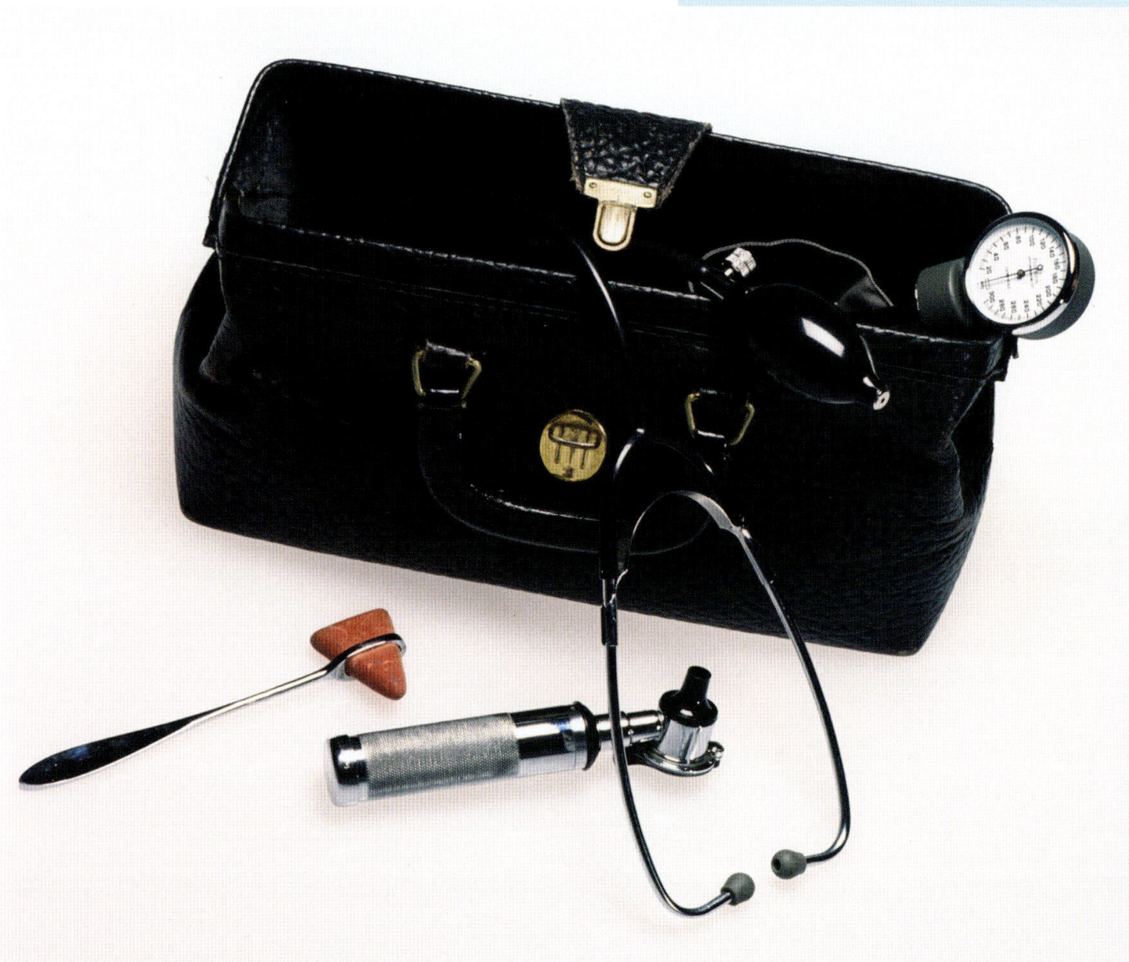

Die verschiedenen Arten

Gefäßerkrankungen können grundsätzlich sämtliche Abschnitte der Gefäße betreffen, sowohl die Gefäße des großen Kreislaufs (Körperkreislauf) als auch die des kleinen Kreislaufs (Lungenkreislauf), wobei Gefäßerkrankungen des Körperkreislaufs wesentlich häufiger auftreten.

Grundsätzlich unterscheidet man drei Arten von Gefäßerkrankungen:

- Gefäßerkrankungen der Venen,
- Gefäßerkrankungen der Arterien und
- Gefäßerkrankungen der Kapillaren.

Das Hauptsymptom bei **venösen Erkrankungen** ist die Stauung bzw. Schwellung des der Vene zugehörigen Gewebebezirkes durch die behinderte Rückflussmöglichkeit des Blutes zum Herzen. Erkrankungen der Venen gefährden die zugehörigen Gewebebezirke, die den Venen ihr Blut zuführen, meist nicht so unmittelbar, wie dies bei arteriellen Gefäßerkrankungen der Fall ist. Aus diesem Grund wird sich dieses Buch ausschließlich mit arteriellen Gefäßerkrankungen beschäftigen.

Im Hinblick auf Ernsthaftigkeit und Gefahrenpotenzial sowie Häufigkeit stehen **arterielle Gefäßerkrankungen** damit an erster Stelle. Wenn die arteriellen Gefäße erkranken, die den Transport des Blutes vom Herzen in die verschiedenen Gewebebereiche ermöglichen, so werden die von der erkrankten Arterie versorgten Gewebebereiche unzureichend durchblutet. Die dadurch verursachte mangelnde Ernährung und der behinderte Substanzaustausch können zu einer Minderfunktion dieser Gewebebereiche führen. Auch ein Absterben der Gewebebereiche ist möglich, wenn es zu einem Verschluss der zugehörigen Arterie kommt.

Bei **Erkrankung eines Kapillargebiets** kommt es meist zur erhöhten Durchlässigkeit der Gefäßwände, etwa durch Gifteinwirkungen, was zur Gewebeschwellung, Funktionseinschränkung der Gewebe und zur verlangsamten Strömung innerhalb der Kapillaren führt. Die Erkrankungen der Kapillaren spielen mengenmäßig eine ganz untergeordnete Rolle und werden daher an dieser Stelle nur der Vollständigkeit halber erwähnt.

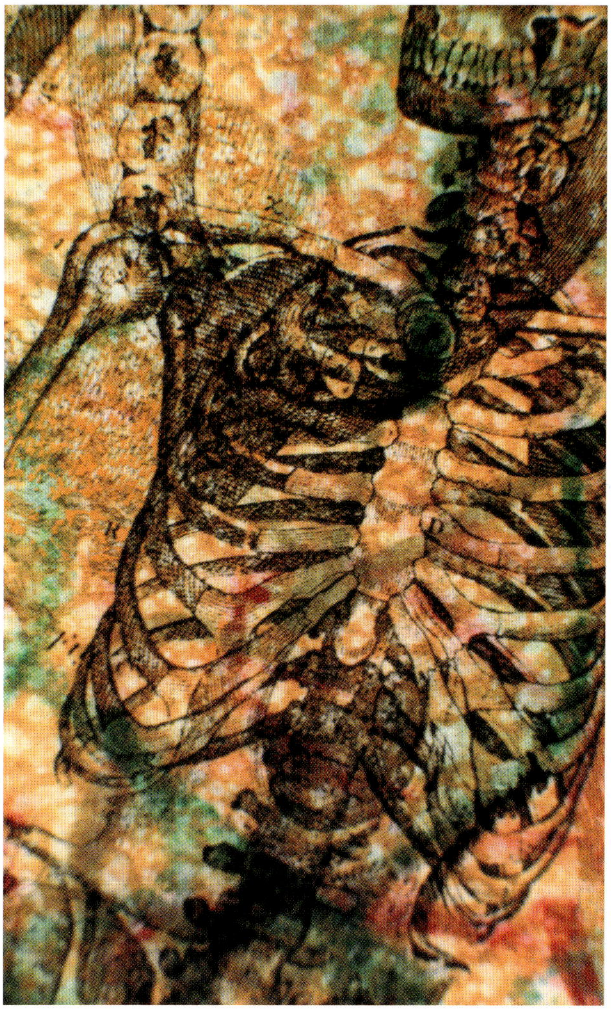

Abb. 2.1: Gefäßerkrankungen können grundsätzlich alle Bereiche des Körpers betreffen.

Arterielle Gefäßerkrankungen

Arterielle Gefäßerkrankungen können in den verschiedenen Organen des Menschen auftreten. An dieser Stelle werden die verschiedenen Gefäßerkrankungen nur kurz erwähnt, da sie in den folgenden Kapiteln ausführlich behandelt werden.

Wie gefährdet sind Ihre Gefäße?

*Unter der Internet-Adresse **http://herz.qualimedic.de/Gefaessrisiko_interaktiv.html** können Sie in Sekundenschnelle Ihr persönliches Risiko einer Gefäßerkrankung berechnen. Diese Risikoberechnung ist allerdings nur eine Schätzung und berücksichtigt nur einige Bedingungen, die zu einer Gefäßschädigung führen können. Die Jüngeren können auf dieser interaktiven Seite prüfen, wie stark sie bereits jetzt gefährdet sind, ohne dass schon eine Gefäßschädigung nachzuweisen ist.*

Auf der genannten Seite finden Sie die folgenden Fragen, die Sie mit ja oder nein beantworten müssen:

- *Rauchen*
- *Cholesterinerhöhung (Wert über 200 mg/dl)*
- *Bluthochdruck (über 140/85 mmHg)*
- *Übergewicht (Body Mass Index über 25 kg/m2)*
- *Diabetes mellitus (Nüchternblutzucker über 100 mg/dl)*

*Danach einfach abschicken, und **qualimedic.de** errechnet für Sie in Sekundenschnelle Ihr persönliches Risiko.*

Erkrankungen der Herzarterien

Die Arterien, welche den Herzmuskel versorgen, nennt man auch koronare Herzarterien. Der Herzmuskel selbst wird ebenso wie alle anderen Organe auch von Arterien, Kapillaren und Venen durchzogen und nicht etwa von der großen Blutmenge versorgt, die sich innerhalb des Herzens in den Herzhöhlen befindet und mittels der Herztätigkeit durch den Körper transportiert wird. Bei Erkrankungen der arteriellen Herzgefäße spricht man von der **koronaren Herzerkrankung (KHK)**. Hierbei kommt es zu Verengungen der Herzkranzgefäße (Koronarien) mit der Folge einer verminderten Durchblutung eines von dieser Arterie durchbluteten Herzareals.

Der Schmerz, welcher durch Minderdurchblutung eines solchen Herzareals entsteht, wird vom Menschen meist als Schmerz in der Herzgegend empfunden und **Angina pectoris** genannt. Die koronare Herzerkrankung mit den chronischen Herzschmerzen ist eine gefürchtete Erkrankung in der Bevölkerung, was mit der zentralen Stellung des Herzens zusammenhängt.

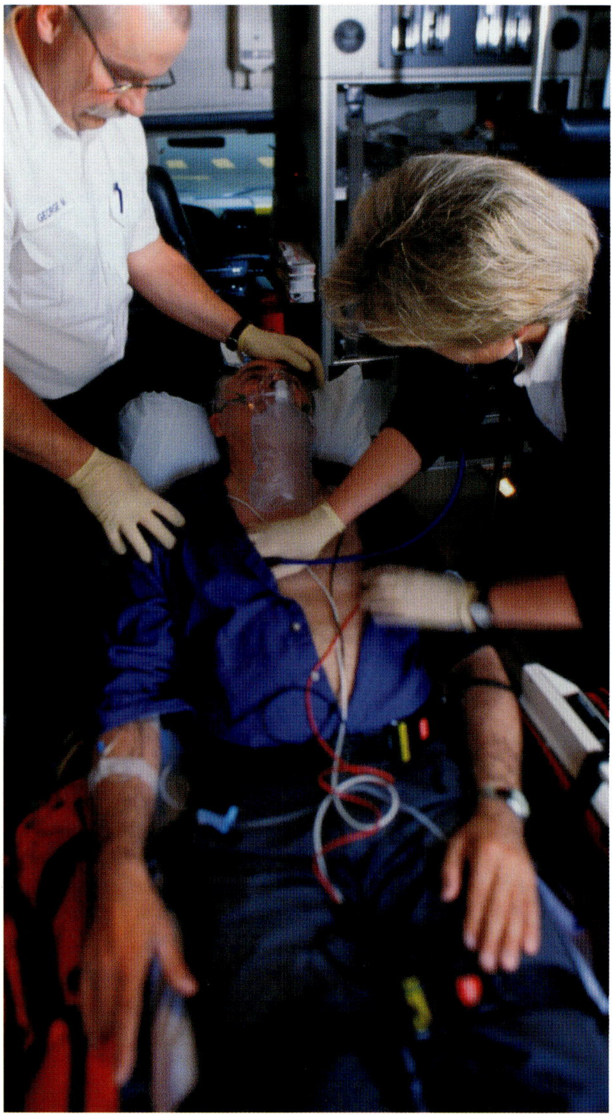

Abb. 2.2: Der Herzinfarkt ist häufig der Endzustand der koronaren Herzerkrankung.

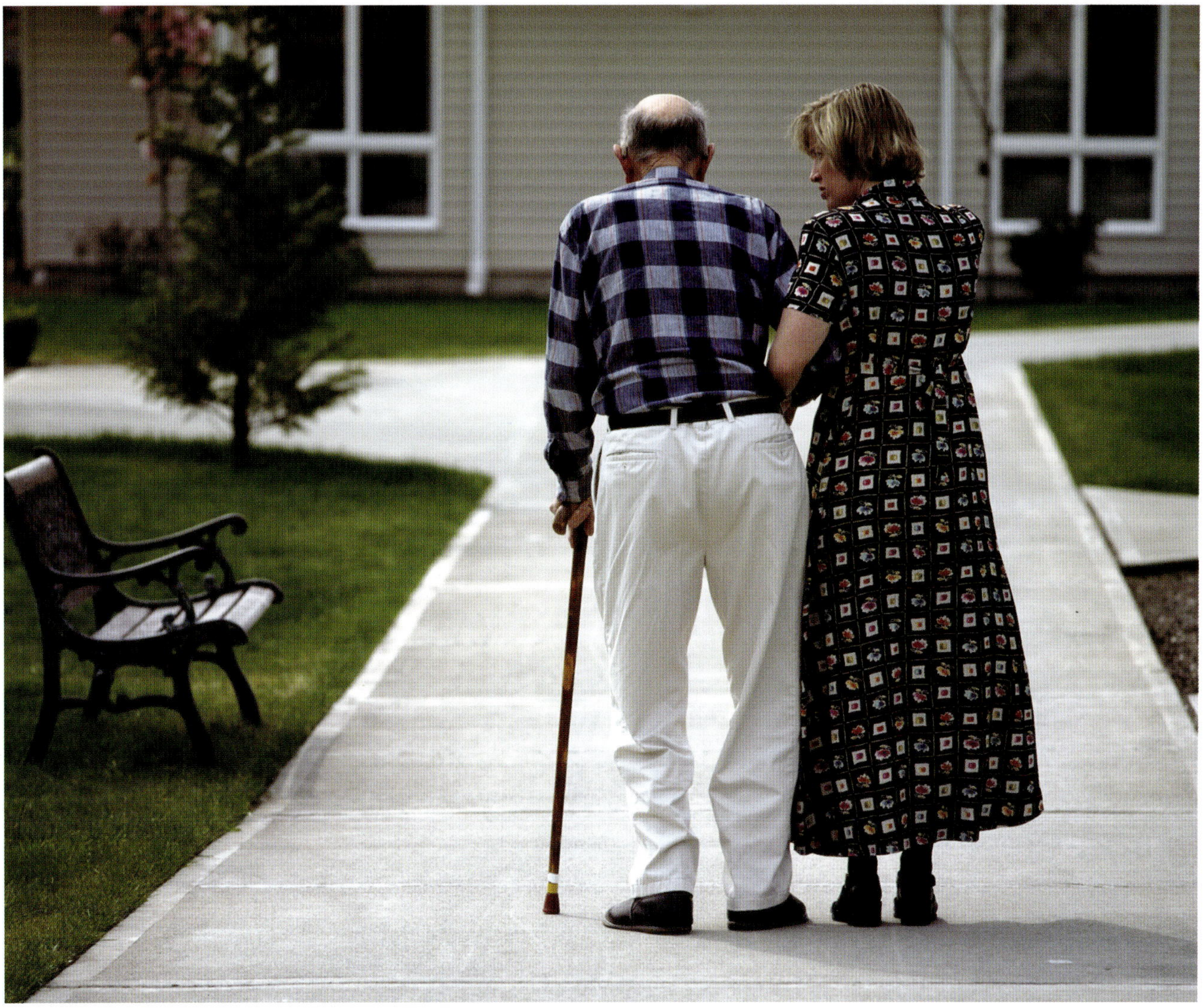

Abb. 2.3: Schlaganfälle können zu Lähmungen führen.

Der **Herzinfarkt** mit Gewebeuntergang eines Anteils des Herzmuskels stellt häufig den Endzustand einer arteriellen Gefäßerkrankung am Herzen dar.

Erkrankungen der Hirnarterien

Die das Gehirn versorgenden arteriellen Gefäße können ebenfalls erkranken. Die Folge ist eine Minderdurchblutung, was bei Durchblutungsstopp in dem dahinter liegenden Gehirnareal zum Krankheitsbild eines **Schlaganfalls** führt. So ist der Schlaganfall meist Folge einer Durchblutungsstörung wegen arterieller Gefäßkrankheit. Es gibt allerdings auch Schlaganfälle durch andere Vorgänge, wobei die Blutung durch ein fragiles (wörtlich: zerbrechliches) Gefäß im Gehirn an zweiter Stelle steht.

Durchblutungsstörungen der Nieren

Arterielle Erkrankungen im Bereich der Nierenarterien können zu einer Funktionseinbuße der Nierentätigkeit führen, desgleichen ist bei diesen Erkrankungen eine Blutdruckerhöhung durch hormonelle Regulationsvorgänge eine typische Folge.

Durchblutungsstörungen im Bereich der Beine

Auch im Bereich der Beine sind arterielle Gefäßkrankheiten ebenfalls ein häufiges Krankheitsbild, was vom Patienten anfänglich als belastungsabhängiger Schmerz und schnelle Ermüdbarkeit bemerkt wird und je nach Ernsthaftigkeit und Ausmaß der Erkrankung bis zu Gewebeuntergängen (anfangs an den Zehen) führen kann, mit der Folge von notwendig werdenden Beinamputationen.

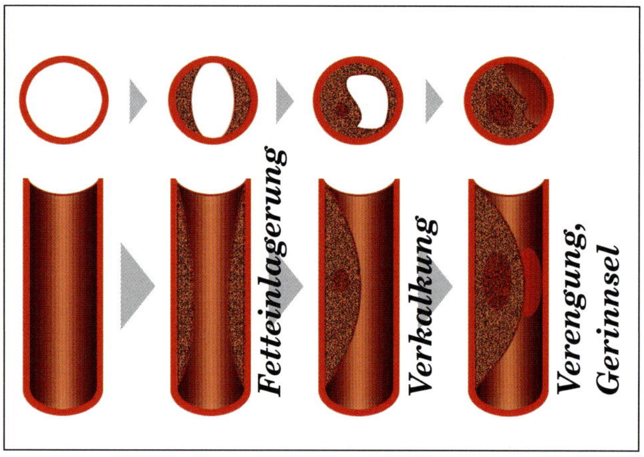

Abb. 2.4: Einengungen der Gefäße

Andere betroffene Bereiche

Im Bereich der Baucheingeweide sind Durchblutungsstörungen durch arterielle Gefäßkrankheiten bekannt, auch im Bereich der Knochen, des Auges und des Ohres.

Letztlich können sämtliche Körperbereiche von arteriellen Durchblutungsstörungen betroffen sein.

Häufigkeit und Bedeutung

Im Hinblick auf die Häufigkeit und ihre Bedeutung stehen bei den arteriellen Gefäßkrankheiten folgende Organe im Vordergrund:

- *das Herz mit der koronaren Herzerkrankung bis zum Herzinfarkt,*
- *das Gehirn mit Durchblutungsstörungen bis zum Schlaganfall,*
- *die Niere mit Durchblutungsstörungen bis hin zur Nierenschwäche und zum Bluthochdruck*
- *und vor allem die Beine mit entsprechenden Durchblutungsstörungen bis hin zu massiven Schmerzen und Funktionsstörungen und zum Verlust des Beines.*

Mögliche Ursachen im Überblick

An dieser Stelle werden die verschiedenen Ursachen für Gefäßerkrankungen nur kurz angerissen, da auch sie in einem gesonderten Kapitel behandelt werden.

Manche Menschen haben eine mehr oder weniger starke Veranlagung zur Entwicklung von Gefäßerkrankungen (erbliche Belastung), bei anderen Menschen sind die Ursachen der Gefäßerkrankung mehr im Lebensstil zu suchen (schlechte Ernährung, viel Rauchen, wenig Bewegung). Ihr Arzt wird sich beim Auftreten einer Gefäßerkrankung nach Ihrem Lebensstil und nach weiteren Fällen dieser Krankheit in Ihrer Familie erkundigen (so genannte Familienanamnese).

Risiko: Vererbung

Derzeit sind die folgenden wesentlich durch Vererbung mitbedingten Risikofaktoren bekannt:

- Bluthochdruck (arterielle Hypertonie)
- Störungen des Fettstoffwechsels

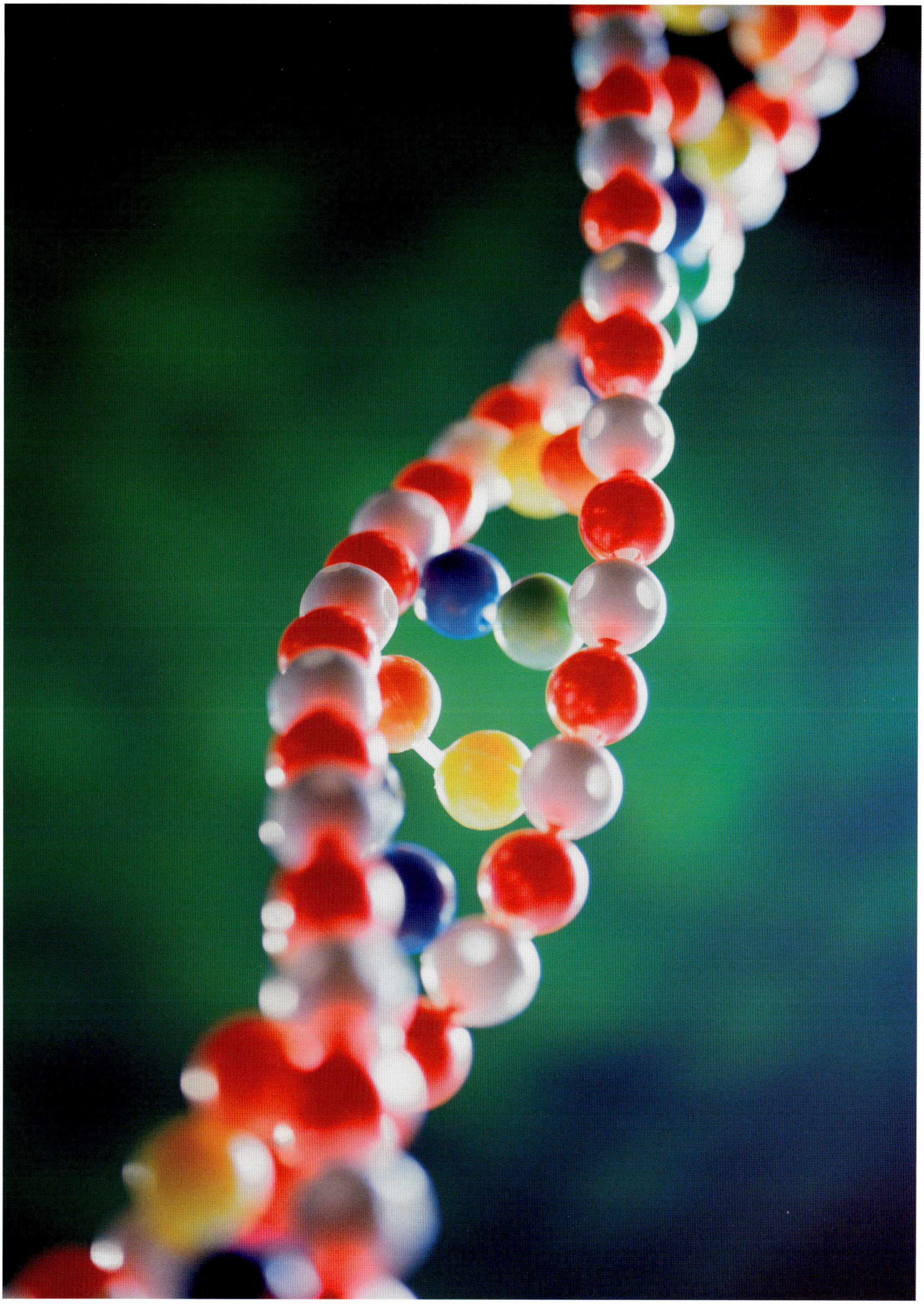

Abb. 2.5: Eine erbliche Vorbelastung zählt zu den unbeeinflussbaren Risikofaktoren.

Risiko: Lebensweise

Neben den durch die Vererbung mitbedingten Veranlagungen spielt die Lebensweise der Menschen für die Entwicklung von Gefäßerkrankungen eine bedeutende Rolle. So ist beispielsweise seit langem bekannt, dass ausreichende Bewegung sich günstig auf die Gesundheit und auch auf die Gefäße im Speziellen auswirkt.

Folgende Risikofaktoren für Gefäßerkrankungen sind besonders hervorzuheben:

- **Rauchen**: Nikotinabusus, welcher zur Bildung von so genannten freien Radikalen und somit zur Schädigung der Gefäßwand führt.
- **Bewegungsmangel**: Zu wenig Bewegung führt zu fehlenden Reizen im Hinblick auf Gefäßqualität, Gefäßerhalt sowie Gefäßneubildung.

Risiko: Dickleibigkeit und Zuckerkrankheit (Diabetes mellitus)

Nach neuen Erkenntnissen aus der Forschung könnten die Dickleibigkeit (Adipositas) und die Zuckerkrankheit (Diabetes mellitus) eine Rolle zwischen den beiden oben genannten Gruppen einnehmen.

Die ganz erhebliche Beeinflussbarkeit beider Faktoren durch die Lebensweise ist jedoch unbestritten.

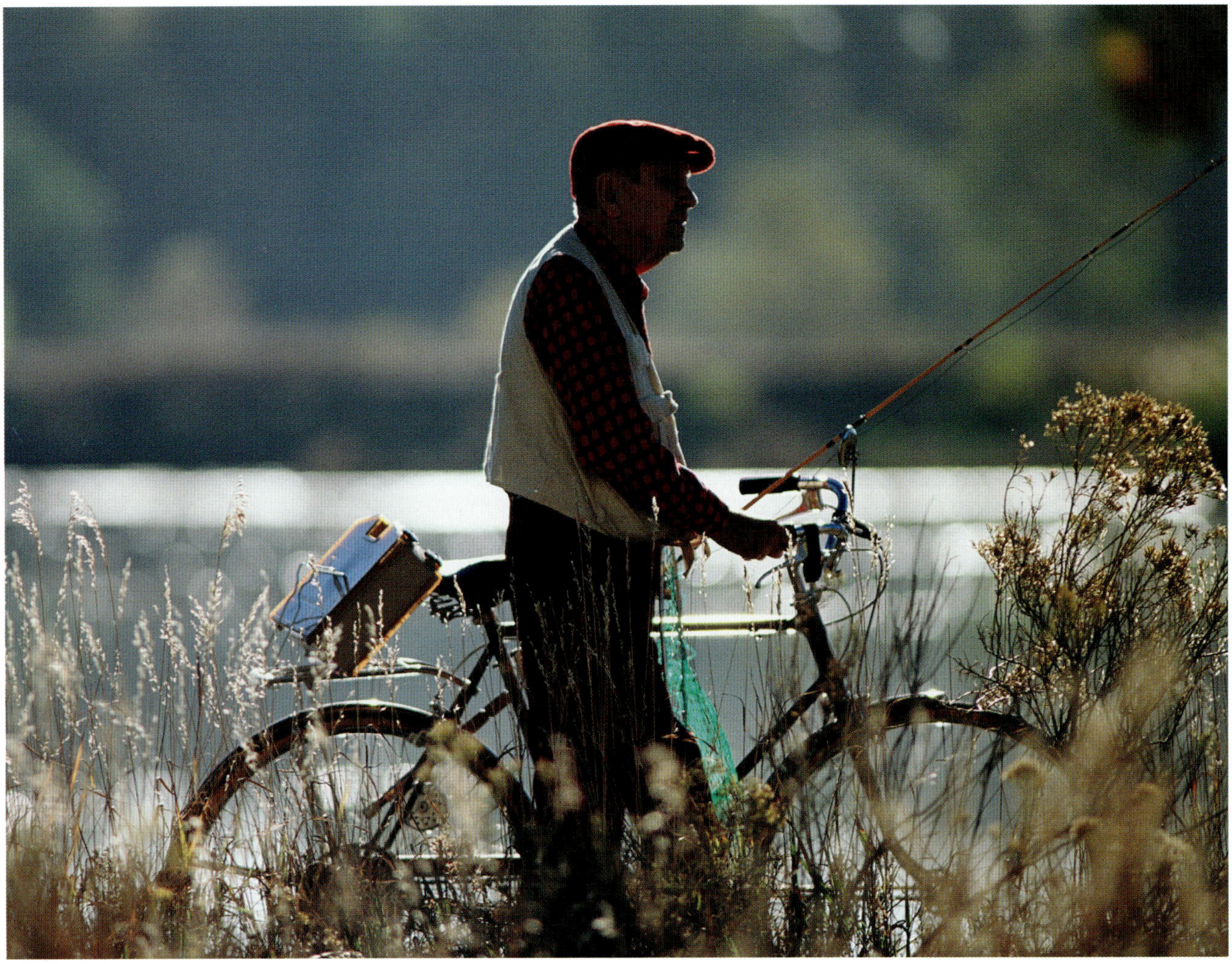

Abb. 2.6: Regelmäßige Bewegung schützt Ihre Gefäße in jedem Alter.

Arteriosklerose

Fehler im System

Entstehung und Krankheitsverlauf
- *Die Mediaverkalkung*

Symptome und Folgeerkrankungen
- *Koronare Herzkrankheit*
- *Schlaganfall*
- *Periphere arterielle Verschlusskrankheit (PAVK)*

Die Risikofaktoren

Diagnose und Therapie
- *Konventionelle Therapie*
- *Interventionelle und operative Therapie*

Die Prophylaxe

Die Prognose

In der Umgangssprache wird die Arteriosklerose auch als Arterienverkalkung bezeichnet. Sie ist eine der häufigsten Erkrankungen der Blutgefäße und somit die Hauptgefahr für Ihr gesundes Gefäßsystem. Die Verkalkung ist zunächst noch ein ganz natürlicher Alterungsprozess, der über viele Jahre entsteht, da sich im Laufe des Lebens Blutfette und weiße Blutkörperchen in den Gefäßwänden anlagern und es so zur Bildung von so genannten Plaques kommt. Die Gefäßwände verkalken, verlieren ihre Elastizität und der Gefäßdurchmesser verengt sich zunehmend. Die Folge: Das Blut kann nicht mehr ungehindert fließen. Eine übermäßige Bildung dieser Plaques kann dann aber zum Krankheitsbild der Arteriosklerose führen.

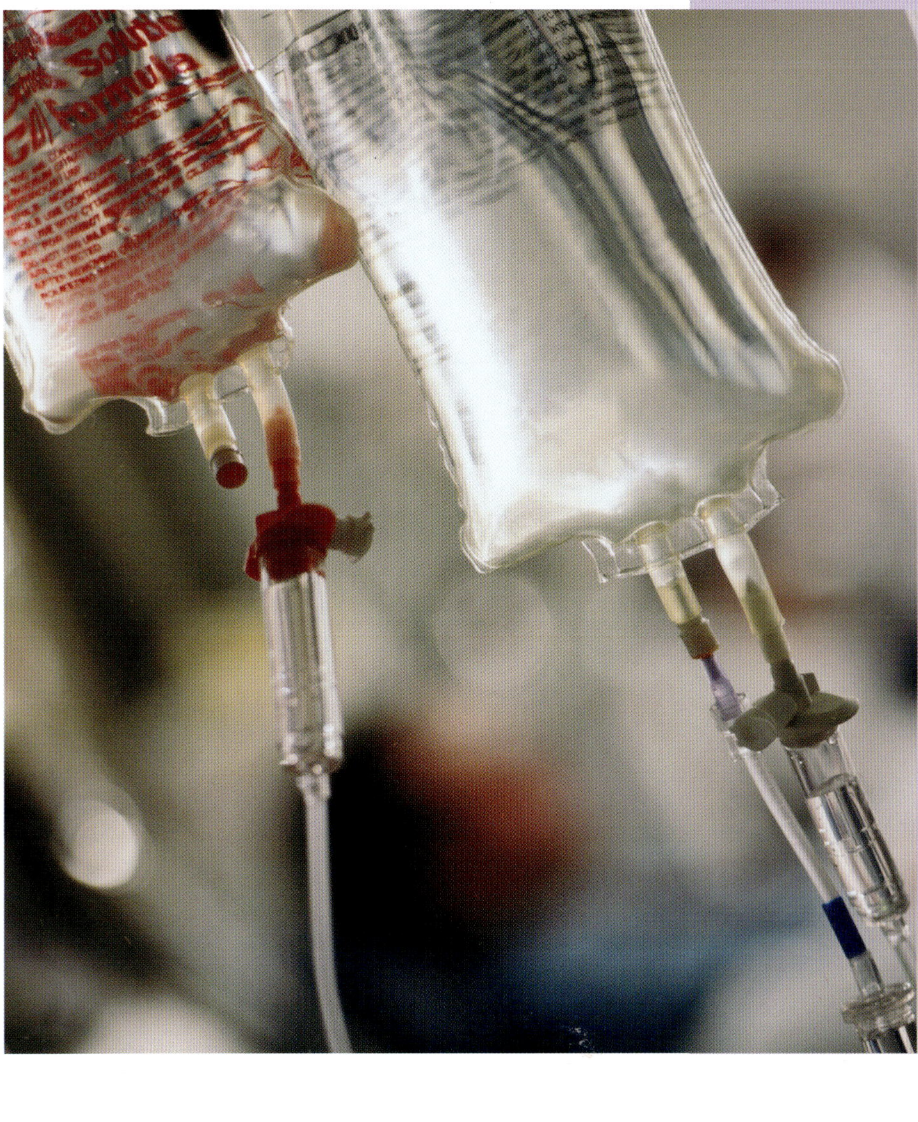

Fehler im System

Die Arteriosklerose – synonym: Atherosklerose, Gefäßverkalkung und *Arteriosclerosis obliterans* – ist der Sammelbegriff für Durchblutungsstörungen, die mit einer Verhärtung und Verdickung der Arterienwand einhergehen. Die Arteriosklerose ist eine Systemerkrankung, das heißt, sie erfasst den gesamten Organismus.

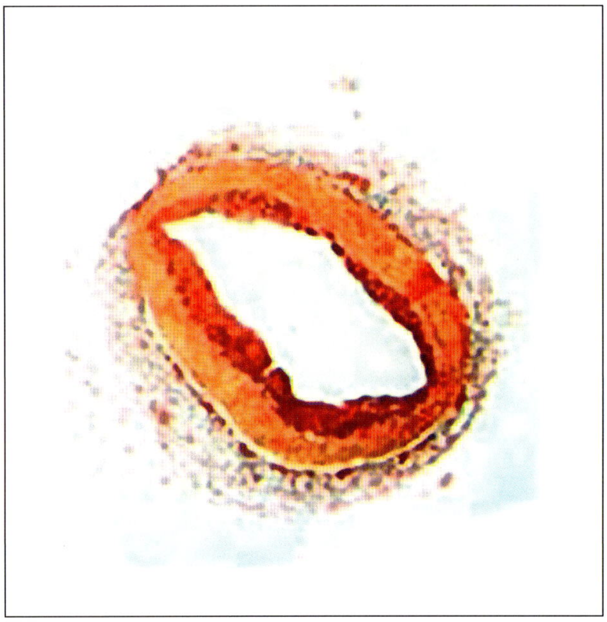

Abb. 3.1: Ein durch Arteriosklerose verengtes Gefäß im Querschnitt

Diese Veränderungen an den Blutgefäßen (zum Beispiel deren Einengung) führen zu einer Vielzahl an Folgeerkrankungen des Herz-Kreislauf-Systems.

Die Arteriosklerose ist vor allem wegen dieser Nachfolgeerkrankungen gefürchtet. Denn sie bildet den Hauptgrund für den Verschluss von Gefäßen. Bei über 90 Prozent der Patienten mit chronischen Durchblutungsstörungen findet man eine Arteriosklerose als Ursache für verengte (Stenose) oder verschlossene Arterien (Okklusion). Auch wenn sich bösartige Tumorerkrankungen immer weiter zu verbreiten scheinen, ist die Arteriosklerose mit ihren Folgeerkrankungen noch immer deutlich die häufigste Todesursache bei uns.

Weit über die Hälfte der für die medizinische Versorgung zur Verfügung stehenden Mittel wird für die Folgen der Arteriosklerose ausgegeben. Frühe arteriosklerotische Veränderungen finden sich häufig bereits im Jugendalter. Klinisch auffällig werden die Patienten aber meist erst ab dem mittleren und höheren Lebensalter. Die häufigsten arteriosklerotischen Herz- und Gefäßerkrankungen sind

- die koronare Herzkrankheit (Verengung der Herzkranzgefäße),
- Erkrankungen der Hirngefäße (was bis zum Schlaganfall führen kann) und
- die periphere arterielle Verschlusskrankheit (PAVK), die man auch als Raucherbein oder Schaufensterkrankheit bezeichnet.

Deren gefürchtete Komplikationen, also

- ein Herzinfarkt,
- ein Schlaganfall oder
- der Verlust eines Beines,

kommen in Deutschland im Vergleich zu ärmeren Ländern deutlich häufiger vor. Sie bilden in allen Industrieländern die Haupttodesursache. Der Hauptanteil davon entfällt mit etwa acht Prozent aller Todesfälle auf den akuten Herzinfarkt. Männer und Frauen sind dabei im Verhältnis 3:1 betroffen.

Historisches zur Arteriosklerose

Autopsien an Mumien haben gezeigt, dass schon im alten Ägypten die Arteriosklerose eine häufige Erkrankung war. Der Begriff Arteriosklerose selbst stammt aus dem Jahre 1829. Bereits 1910 konnten Wissenschaftler zeigen, dass eine arteriosklerotische Plaque neben Bindegewebe und Kalk auch aus Cholesterin besteht. Da Cholesterin nicht in den Gefäßwänden gebildet werden kann und dort normalerweise auch nicht vorkommt, musste eine Aufnahme aus der Blutbahn angenommen werden.

Entstehung und Krankheitsverlauf

Eine ungünstige Blutzusammensetzung, lokaler Sauerstoffmangel, Bluthochdruck und lokale Wirbelbildungen des Blutstroms schädigen die innere Wand der Arterien (*Tunica intima*). An der Oberfläche dieser Schädigungen lagern sich Blutplättchen an und verklumpen miteinander.

Arteriosklerotische Schäden (Läsionen) werden allgemein als Lipidansammlungen in der Intima von Arterien bezeichnet und beginnen sich bereits im Jugendalter zu bilden. Im mittleren Alter können Auflagerungen von Blutbestandteilen und Blutplättchen zu einer Gefäßwandverdickung und Verengung des Gefäßquerschnitts führen. Arteriosklerotische Gefäßveränderungen sind bei Eingriffen mit bloßem Auge sichtbar und werden als arteriosklerotische Plaque oder in der Frühform als Atherom bezeichnet. Diese frühen Ablagerungen, die zu Beginn noch weich und flach sind, behindern den Blutstrom nicht.

Alle frühen arteriosklerotischen Läsionen gelten als rückbildungsfähig, wenn gefäßschädigende Faktoren wie Hypercholesterinämie, Hypertonie, Übergewicht, Diabetes sowie Rauchen konsequent ausgeschaltet bzw. vermieden werden.

Im weiteren Verlauf der Erkrankung kann die Oberfläche einer solchen arteriosklerotischen Gefäßwandveränderung aufplatzen: Es lagern sich Blutplättchen, Cholesterin und andere Blutfette an, und durch Umbauprozesse entstehen bindegewebsartige Einengungen. Die Arterie verengt sich zunehmend, bis sie schließlich vollständig verschlossen sein kann.

Das Risiko für einen akuten Koronararterienverschluss wird also in erster Linie von der **Plaquestabilität** und weniger vom Stenosegrad, also der Größe der Einengung des Ge-

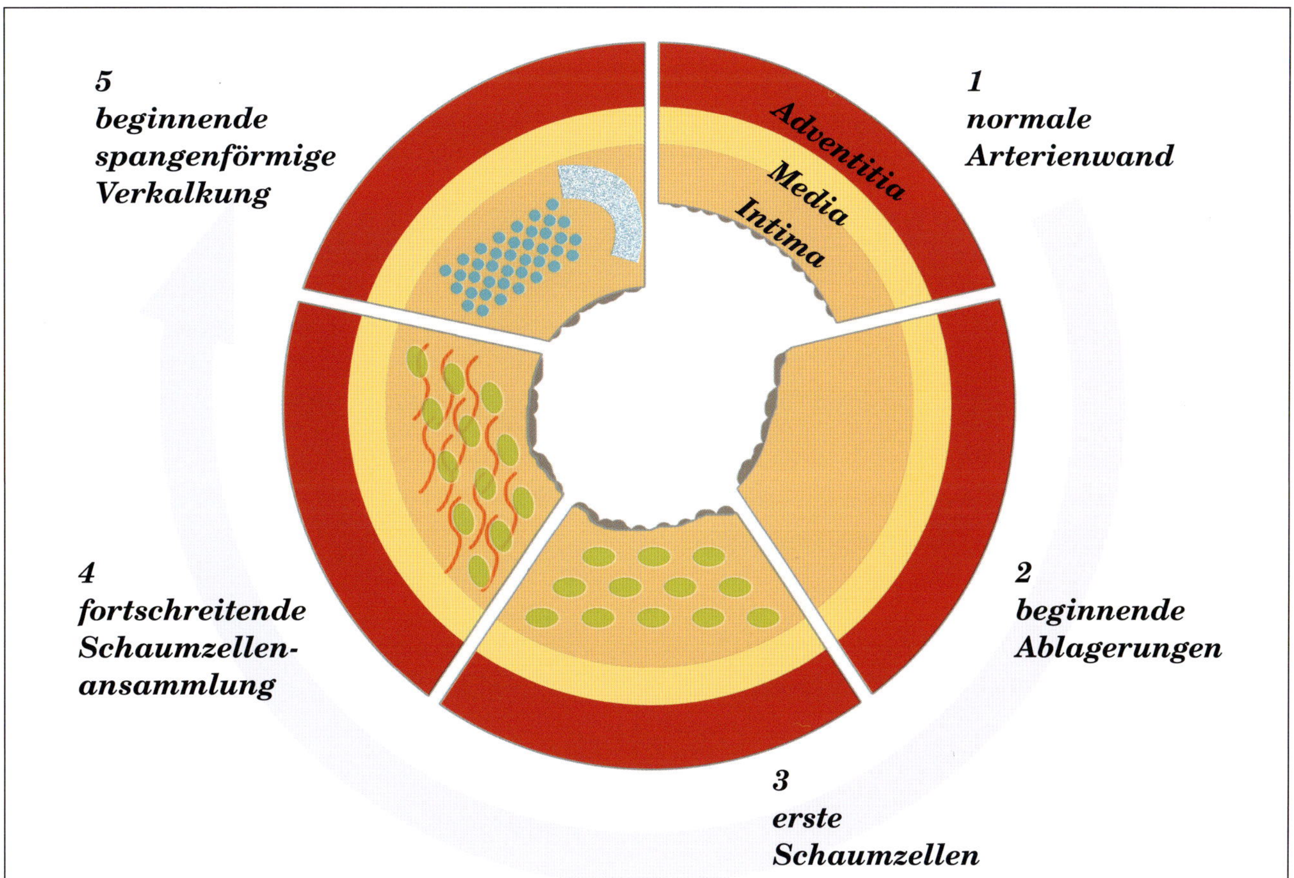

Abb. 3.2: Entwicklung einer Arteriosklerose

fäßes bestimmt. Instabile Plaques weisen eine besonders dünne bindegewebige Kappe auf, die einen großen Lipidkern bedeckt. Nach einem Plaqueriss (Ruptur) kommt das Blut mit dem hochgradig thrombogenen Material des Lipidkerns in Kontakt, was die Entstehung des finalen Thrombus bewirkt.

Die Folge davon kann ein akuter Verschluss der Herzkranzarterien mit einem oft tödlich verlaufenden Herzinfarkt sein.

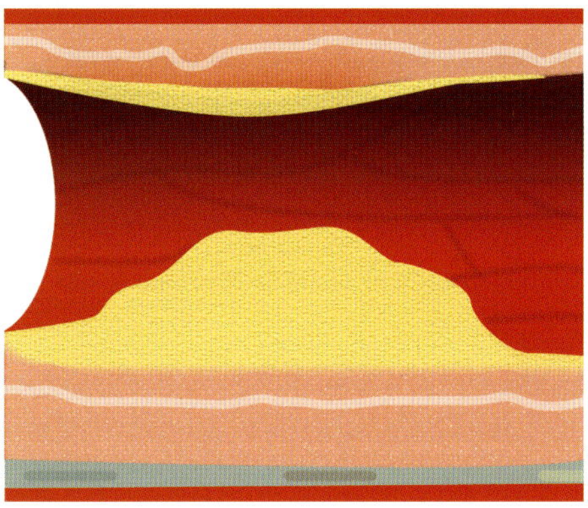

Abb. 3.3: Arteriosklerotische Plaque

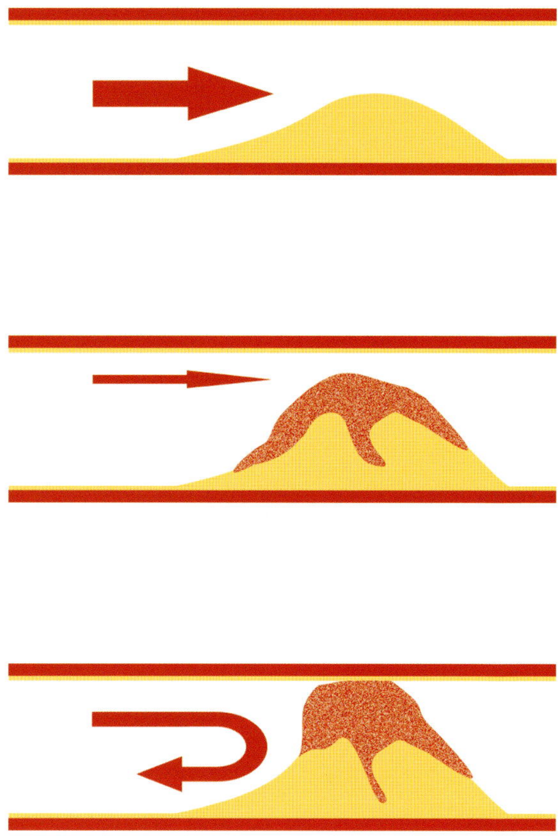

Abb. 3.4: Gefäßverschluss durch Thrombose

Die Stadien der Arteriosklerose

Die Arteriosklerose wird in ***drei Stadien*** *eingeteilt:*

- *Stadium I: leichte Schädigungen der Arterienwand*
- *Stadium II: fortgeschrittene Läsionen (=Verletzungen) der Arterienwand durch arteriosklerotische Plaques*
- *Stadium III: starke Gefäßverengungen und/oder sogar Verschlüsse des Gefäßes*

Die Mediaverkalkung

Die Mediaverkalkung, auch Mönckeberg-Sklerose genannt, ist eine besondere Form der Arteriosklerose.

Sie bezeichnet eine Kalkeinlagerung in der mittleren Gefäßwandschicht der Arterie. Dabei wird die Lichtung des Gefäßes nicht eingeengt, wie es bei der Arteriosklerose, die die innere Wandschicht abhebt, der Fall ist. Man findet die Verkalkungen häufig zufällig auf Röntgenbildern des Körperstammes, der Arme oder Beine.

Sie findet sich oft als Begleiterkrankung bei:

- Bluthochdruck,
- Diabetes mellitus (Zuckerkrankheit),
- chronischer Nierenerkrankung (Niereninsuffizienz) und
- langfristiger Einnahme hoher Vitamin-D-Dosierungen.

Symptome und Folgeerkrankungen

Die Arteriosklerose verläuft häufig über Jahre und Jahrzehnte hinweg ohne Symptome, bis sie zu Beschwerden führt. Die Art der Beschwerden hängt von der Lokalisation (Welche Arterie(n) ist (sind) betroffen?) und dem Ausmaß der arteriosklerotischen Veränderung ab. Folgende Symptome und Folgeerkrankungen sind möglich:

- Im Gehirn führt Arterienverkalkung möglicherweise zu Schlaganfällen (Apoplexien). Die Folge eines Schlaganfalls kann unter anderem die halbseitige Lähmung der Betroffenen sein.
- Am Herzen zeigt sich Arterienverkalkung in Form von Herzenge (Angina pectoris) bis hin zu Herzinfarkt oder Herzschwäche (Herzinsuffizienz).

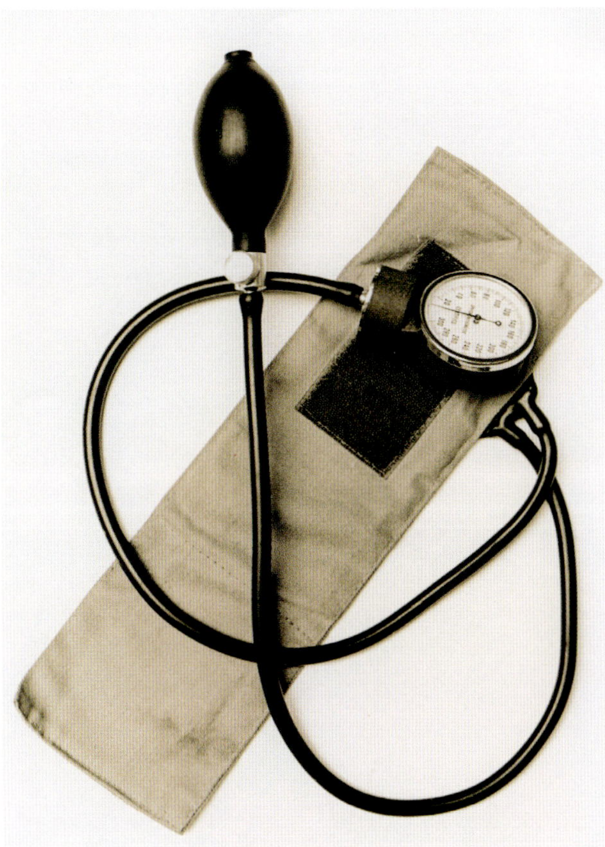

Abb. 3.5: Arteriosklerose in den Nierengefäßen führt häufig zu Bluthochdruck.

- Arterienverkalkung in den Nierengefäßen führt in der Regel zu hohem Blutdruck mit all seinen Symptomen bis hin zum Nierenversagen.
- Arterienverkalkung in den Beinen führt zu Schmerzen, anfänglich nur in Verbindung mit größeren Belastungen, später auch beim Gehen kürzerer Strecken (Raucherbein oder Schaufensterkrankheit).
- Eine Arterienverkalkung in den Beckenarterien führt bei Männern unter Umständen zur Impotenz.

Koronare Herzkrankheit

Zeigen sich arteriosklerotische Veränderungen an den Herzkranzgefäßen, den so genannten Koronararterien, kann eine Gefäßverengung (Stenose) die Folge sein. Man spricht in diesem Fall von der koronaren Herzkrankheit. Die dadurch verminderte Durchblutung des Herzmuskels kann sich in Form eines Engegefühls im Brustkorb oder linksseitiger Brustschmerzen bemerkbar machen, was als Angina pectoris bezeichnet wird. Wird ein bereits verengtes Gefäß durch ein Blutgerinnsel verschlossen, droht ein **akuter Herzinfarkt**.

Schlaganfall

Bei einer vorbestehenden Arteriosklerose der Halsschlagader und deren hirnversorgenden Ästen kann eine kritische Verengung oder ein akuter thrombotischer Verschluss zu einem Schlaganfall (Apoplex) führen. Je nach Lageort des verschlossenen Gefäßes sind ganz bestimmte Nervenausfälle die Folge. Da die Nervenbahnen des Gehirns vor Eintritt in das Rückenmark zur Gegenseite kreuzen, geht beispielsweise ein Gefäßverschluss in der linken Hirnhälfte mit einer rechtsseitigen Lähmung und eventuellen Sprachstörungen einher.

Je nach der Größe des Areals sind Arm, Bein und Sprache unterschiedlich stark betroffen.

Periphere arterielle Verschlusskrankheit (PAVK)

Hier verursachen Verengungen der Becken- und Beinarterien Durchblutungsstörungen der Waden- und/oder Oberschenkelmuskulatur. Die Patienten müssen nach kurzen Gehstrecken wegen starker Muskelschmerzen stehen bleiben (so genannte Schaufensterkrankheit oder *Claudicatio intermittens*). Da der Sauerstoffverbrauch der Muskulatur in Ruhe geringer ist, lassen die Schmerzen dann nach. Nach einem kurzen Verweilen, z. B. an einem Schaufenster, kann wieder eine kürzere Gehstrecke zurückgelegt werden.

Verschlechtert sich die Durchblutungssituation der Beine weiter, können anhaltende Ruheschmerzen oder ein Absterben der Zehen (Nekrose) die Folge sein. Es kann passieren, dass das Bein amputiert werden muss.

Die Risikofaktoren

Große Studien haben gezeigt, dass bestimmte Risikofaktoren an der Entstehung und der Verschlimmerung der Arteriosklerose beteiligt sind. Vor allem Fettstoffwechselstörungen scheinen eine zentrale Rolle dabei zu spielen. Aber auch eine ganze Reihe anderer Faktoren begünstigen die Entwicklung einer Arteriosklerose, wie zum Beispiel das zunehmende Alter, das männliche Geschlecht oder eine erbliche Belastung. Nach ihrer Wichtigkeit unterscheiden die Mediziner Risikofaktoren 1. und 2. Ordnung.

Zu den **Risikofaktoren 1. Ordnung** für die Entstehung einer Arteriosklerose zählen:

- zu hohe Cholesterinwerte (Hypercholesterinämie),
- ein zu hoher Blutdruck (Hypertonie),
- Stoffwechselerkrankungen, wie Fettstoffwechselstörungen und Diabetes mellitus (Zuckerkrankheit) und
- das Rauchen.

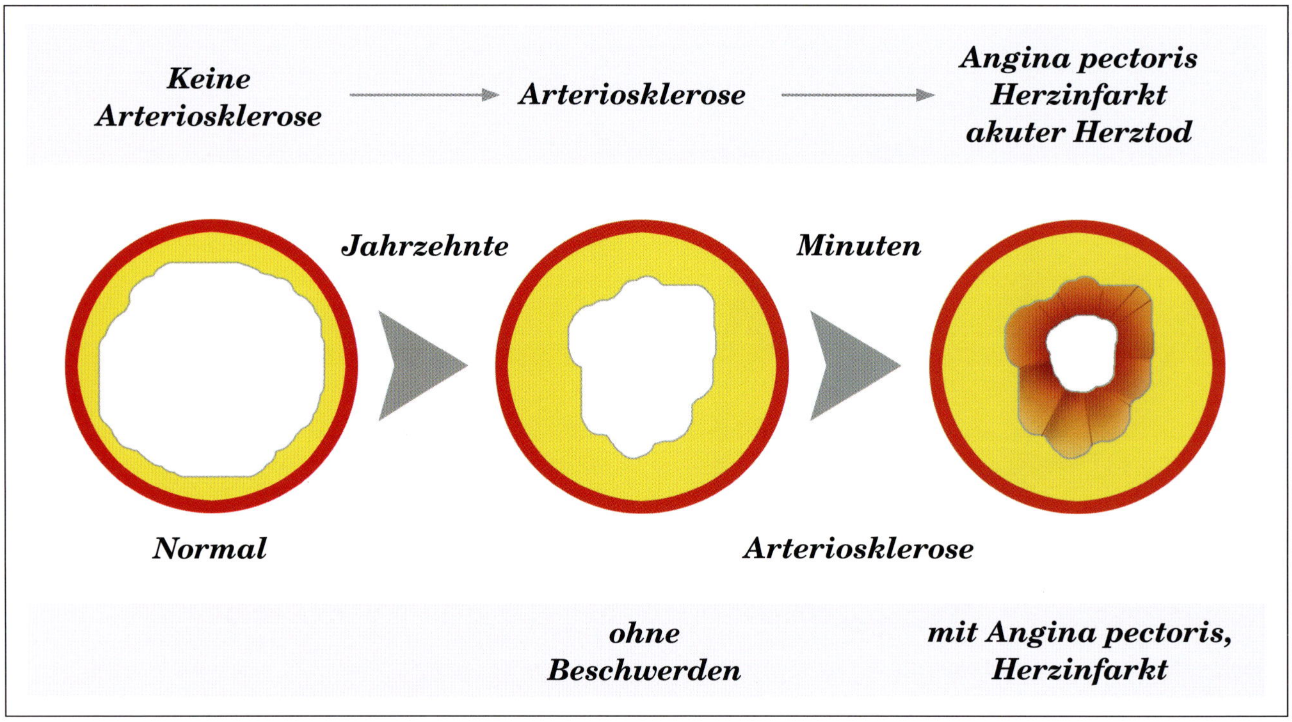

Abb. 3.6: Die Arteriosklerose und ihre Folgeerkrankungen

Risikofaktoren 2. Ordnung für die Entstehung einer Arteriosklerose sind unter anderem:

- Übergewicht,
- Stress und
- Bewegungsmangel.

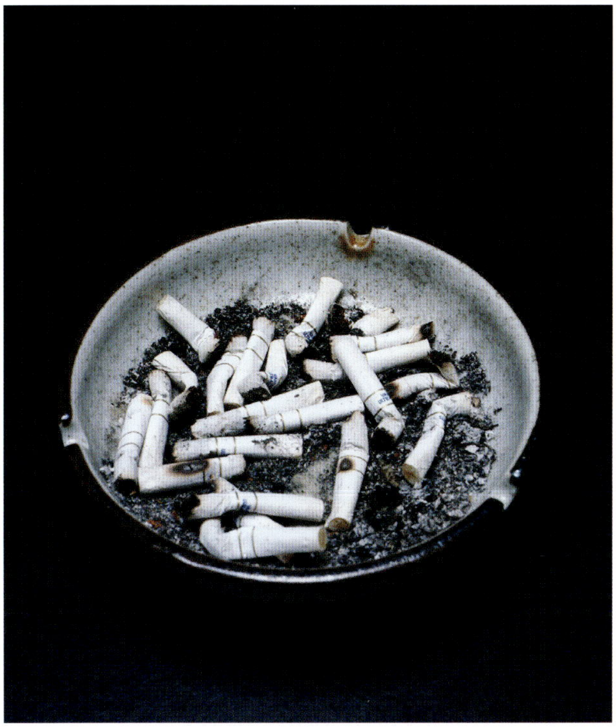

Abb. 3.7: Das Rauchen zählt zu den Risikofaktoren 1. Ordnung.

Wer zwei Risikofaktoren 1. Ordnung aufweist, ist bereits **4-mal** so stark gefährdet, eine Arteriosklerose zu entwickeln, wie eine Person ohne Risikofaktoren!

Wie die einzelnen Risikofaktoren auf zellulärer Ebene zur Arterioskleroseentstehung beitragen, ist noch nicht vollständig und abschließend geklärt. Sie wirken meist an verschiedenen Schlüsselstellen des Krankheitsprozesses gleichzeitig.

Zu den wesentlichen pathologischen Mechanismen, die durch das Vorhandensein der Risikofaktoren in Gang gesetzt bzw. beschleunigt werden, zählen die Verletzungen des Gefäßendothels, der inneren Schicht der Gefäßwand, die Verschlechterung der Fließeigenschaften des Blutes sowie das Anhaften von Blutbestandteilen an der Arterienwand. Weiterhin wird durch die Einwanderung von weißen Blutzellen in die innere Schicht (Intima) eine lokale Entzündungsreaktion ausgelöst und durch die Bildung von Sauerstoffradikalen die Entstehung der aggressiven oxidierten LDL (Lipidperoxidation) gefördert. LDL gehören zu den Eiweißen (Protein), die Cholesterin im Blut transportieren.

Dabei ist bemerkenswert, dass die Zusammensetzung der arteriosklerotischen Plaque unabhängig vom jeweils vorherrschenden Risikofaktor keine wesentlichen Unterschiede aufweist.

Dies ist ein Beleg dafür, dass die aufgeführten Risikofaktoren eine gemeinsame unheilvolle Kaskade in Gang setzen und zum gleichen Ergebnis führen.

Gutes und schlechtes Cholesterin

Cholesterin wird beim gesunden Menschen etwa zu einem Drittel mit der Nahrung aufgenommen und zu zwei Dritteln im Körper produziert. Es wird unter anderem zur Bildung der Sexualhormone und der Gallensäuren benötigt. Cholesterin und andere Blutfette werden im Blut an Transporteiweiße, die so genannten Lipoproteine, gebunden. Je nach Zusammensetzung und Dichte der Lipoproteine werden VLDL (Very Low Density Lipoproteine), LDL (Low Density Lipoproteine) und HDL (High Density Lipoproteine) unterschieden.

Aus derzeitiger Sicht ist das in den LDL gebundene Cholesterin an der Entstehung der Arteriosklerose maßgebend beteiligt. Es wird deshalb umgangssprachlich als das „schlechte“ LDL-Cholesterin bezeichnet, da es nach seiner Bildung in der Leber in andere Organe und Gewebe gelangt und sich dort unter anderem in den Gefäßen ablagert. Dagegen transportiert das „gute“ HDL das Cholesterin zur Leber zurück. In der Zelle wird das Cholesterin unter anderem zur Hormonsynthese verwendet. Überschüssiges Cholesterin wird gespeichert oder von den HDL aufgenommen und wieder abtransportiert.

Diagnose und Therapie

Die Krankengeschichte (Anamnese) gibt dem Arzt einen ersten Hinweis auf die Erkrankung und die Lokalisation der Gefäßverengung. Eine Laboruntersuchung weist beispielsweise erhöhte Cholesterinwerte oder einen Diabetes mellitus nach. Zusätzlich kann die Verengung der Blutgefäße mithilfe von Kontrastmittel und Röntgenstrahlen (Angiographie, Herzkatheter) oder mithilfe von Ultraschall (Dopplersonographie) dargestellt werden. Heute kann die moderne Kernspintomographie (MRT = Magnetresonanztherapie) auch ohne Katheter alle Gefäße des Körpers ohne Strahlung darstellen.

Bislang sind keine Wirkstoffe bekannt, die bereits eingetretene Verkalkungen abbauen und den starren Gefäßwänden die Elastizität zurückgeben können. Allerdings kann das Fortschreiten der Arteriosklerose deutlich verlangsamt werden, indem die Risikofaktoren durch Änderung der Lebensweise oder medikamentös beeinflusst werden.

Wichtig!

Arterienverkalkung kann durch Medikamente nicht geheilt, sondern nur durch Vorbeugung vermieden werden.

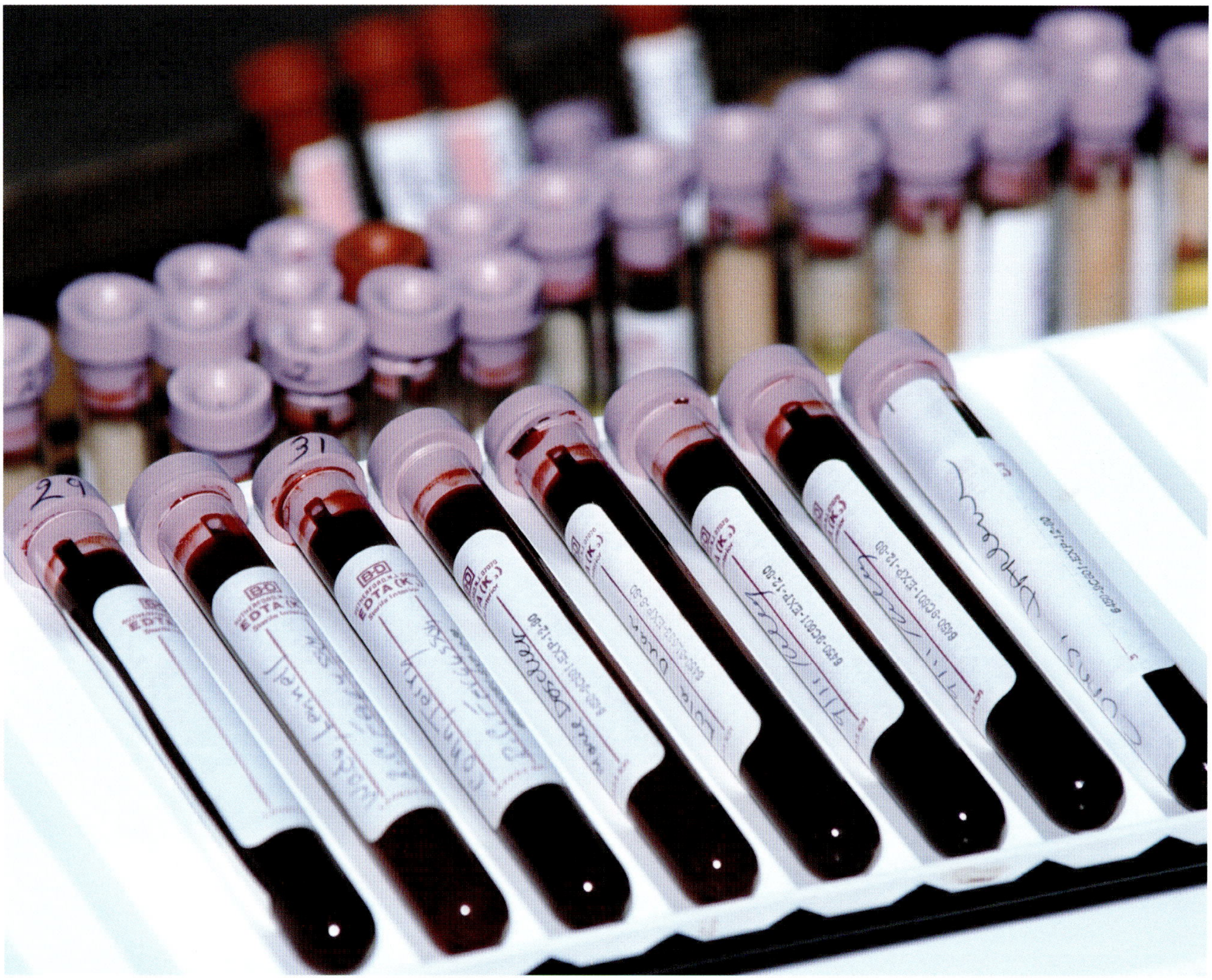

Abb. 3.8: Mithilfe von Blutuntersuchungen können bestimmte Risikofaktoren, wie zum Beispiel Diabetes mellitus oder erhöhte Cholesterinwerte, nachgewiesen werden.

Konventionelle Therapie

Die medikamentöse Therapie der verschiedenen Herz- oder Gefäßerkrankungen ist aufgrund der gemeinsamen arteriosklerotischen Entstehung häufig identisch. So kommen Medikamente zum Einsatz, die verhindern sollen, dass das Blut zusammenklumpt. Beim zusätzlichen Vorliegen einer erblichen Fettstoffwechselstörung, welche sich nicht durch eine Diät bessern lässt, wird zur Vermeidung von arteriosklerotischen Komplikationen der Einsatz eines cholesterinsenkenden Medikamentes empfohlen.

Falls weitere Risikofaktoren für die Entstehung einer frühzeitigen Gefäßverkalkung vorliegen, wie zum Beispiel Bluthochdruck oder Diabetes mellitus, sollten auch diese konsequent medikamentös behandelt werden.

Der wirkungsvollste Beitrag zur Prophylaxe und Therapie arteriosklerotischer Herz- und Gefäßerkrankungen lässt sich aber vor allem durch eine gesunde Lebensführung erzielen, zumal diese Erkrankungen durch einen maßlosen Lebensstil häufig selbst verursacht sind. Dazu gehören insbesondere die Einstellung des Rauchens und die Vermeidung von Übergewicht, der Hauptursache zur Entwicklung eines Diabetes mellitus.

Ein Body-Mass-Index von 20 bis 25 kg/m^3 ist wünschenswert. Durch Normalisierung des Körpergewichts sind vielfach auch Diabetes, Bluthochdruck und Fettstoffwechselstörungen rückbildungsfähig.

Grundempfehlungen einer gesunden Ernährung

Sinnvoll ist der Austausch tierischer Fette gegen mehrfach ungesättigte pflanzliche Fette, eine ausreichende Zufuhr von Flüssigkeit, Ballaststoffen und Vitaminen. Weiterhin die Beachtung eines ausgewogenen Verhältnisses aus Kohlenhydraten (50 Prozent der Energiezufuhr), Proteinen (20 Prozent) und Fetten (30 Prozent).

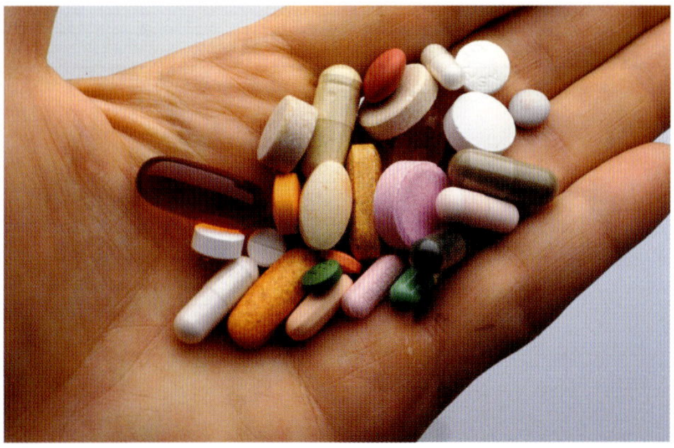

Abb. 3.9: Medikamente können eine Arteriosklerose nicht heilen.

Interventionelle und operative Therapie

Bei schweren klinischen Verlaufsformen mit drohenden Komplikationen, wie beispielsweise einem Herzinfarkt oder einem Schlaganfall, muss neben einer konservativ-medikamentösen Behandlung über eine operative Therapie entschieden werden. Die Wahl der Behandlung hängt von der Art und vom Ausmaß der Verkalkung ab. Die folgenden Verfahren sind möglich:

- Ballonerweiterung und Gefäßstütze (Stent),
- operative Gefäßerweiterung,
- Bypass.

Ballonerweiterung: Hierbei handelt es sich um ein interventionelles Verfahren zur Gefäßerweiterung bei kritischen Gefäßverengungen („Chirurgie ohne Messer"). Im Falle einer Verengung der Herzkranzgefäße bei einer koronaren Herzkrankheit geschieht dies durch eine so genannte **Ballonangioplastie** (PTCA). Hierbei wird ein kleiner Ballon mit Hilfe eines Katheters im Gefäß platziert und bis zur Gefäßengstelle vorgeschoben. Durch eine Druckerhöhung wird der Ballon zur Entfaltung gebracht und dehnt somit die Engstelle von innen her auf. Nicht selten kommt es jedoch zu einer späteren Wiederverengung des Gefäßes. Dieses Risiko kann durch den Einsatz einer inneren Gefäßstütze (so genannter Stent) reduziert werden. Dasselbe Prinzip wird auch bei der peripheren arteriellen Verschlusskrankheit zur Gefäßerweiterung von Becken- und Beinarterien angewandt. Diese operativen und interventionellen Maßnahmen werden in Herz- und Gefäßzentren durchgeführt.

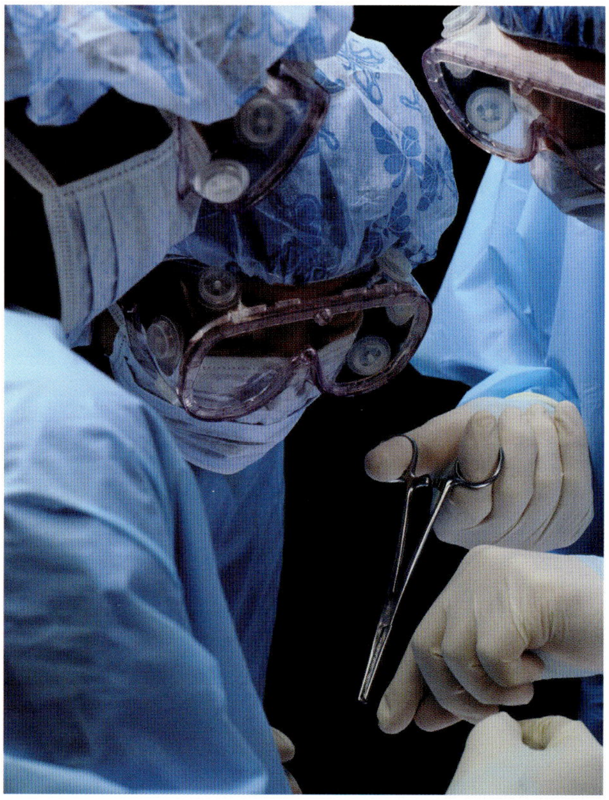

Abb. 3.10: Bei ausgedehnten arteriosklerotischen Veränderungen empfiehlt sich eine Bypassoperation.

Bypass: Kann bei einem Patienten aufgrund ausgedehnter arteriosklerotischer Veränderungen oder manifester Gefäßverschlüsse keine Ballonangioplastie durchgeführt werden, müssen gefäßchirurgische bzw. koronarchirurgische Verfahren erwogen werden. Im Falle einer koronaren Mehrgefäßerkrankung mit einer wiederholten Angina-pectoris-Symptomatik stellt der Venenbypass die Therapie der Wahl dar. Dazu wird ein körpereigenes Gefäß oder eine Gefäßprothese (meist aus Gore-Tex) von einer freien Arterie aus an der Verkalkung vorbeigelegt und hinter der Verengung an das beschädigte Gefäß angenäht. Ziel derartiger Venenbypässe ist es, den Blutfluss hinter den verengten Gefäßabschnitten sicherzustellen. Zur Rettung der unteren Extremität bei der peripher arteriellen Verschlusskrankheit mit Ruheschmerzen oder beginnenden Nekrosen werden ebenfalls Bypassoperationen angewandt. Auch hochgradige Verengungen der Halsschlagader sollten gefäßchirurgisch saniert werden, da sonst Schlaganfälle mit irreversiblen Halbseitenlähmungen oder anderen neurologischen Komplikationen drohen.

Die Prophylaxe

Um einer Arteriosklerose vorzubeugen, muss man die oben genannten Risikofaktoren bekämpfen. Bereits bestehende Arteriosklerose oder eine familiäre Vorbelastung erfordern regelmäßige ärztliche Kontrollen. Dadurch lässt sich ein Fortschreiten der Erkrankung rechtzeitig erkennen, und die entsprechenden Behandlungsmaßnahmen können gegebenenfalls frühzeitig eingeleitet werden. Hauptpfeiler der Vorbeugung sind:

- Gesunde ausgewogene gemüse- und fruchtreiche sowie fettarme Ernährung. Vermeiden Sie gesättigte Fettsäuren, die besonders in tierischem Fett enthalten sind, sowie Cholesterin, z. B. in Fett, Fleisch, Ei.

- Nikotinverzicht.

- Vermeidung von Übergewicht bzw. Gewichtsreduktion.

- Regelmäßige sportliche Betätigung. Dabei sind Ausdauersportarten gegenüber Schnellkraft- oder Kraftsportarten zu bevorzugen. Oft reicht es schon, sich regelmäßig und ausdauernd zu bewegen, z. B. oft schnell spazieren zu gehen.

Bestehen bereits Vorerkrankungen wie Diabetes mellitus, Bluthochdruck oder ein zu hoher

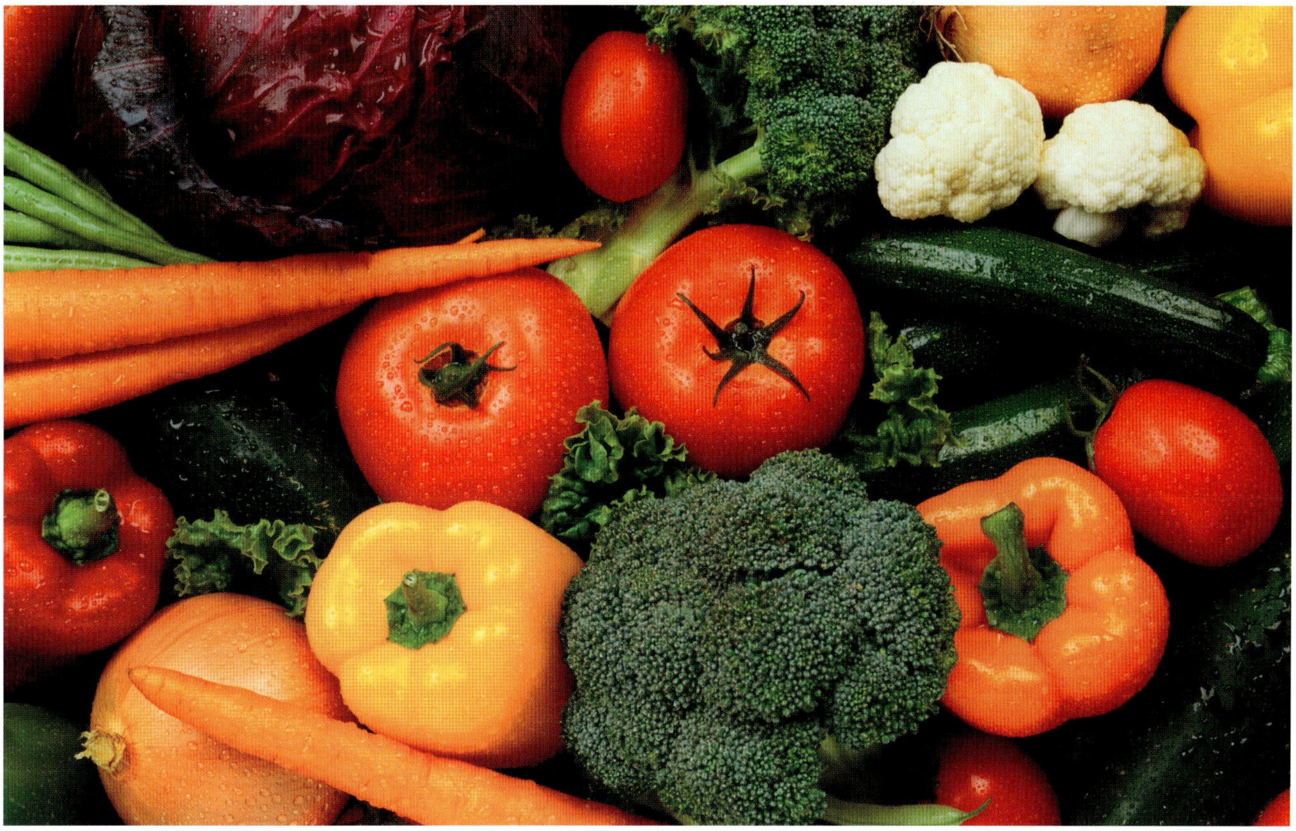

Abb. 3.11: Eine gemüse- und fruchtreiche Ernährung ist ein wichtiges Element der Prophylaxe.

Cholesterinspiegel, sollten diese von Fachärzten fachkundig behandelt werden (Diabetologen, Kardiologen, Internisten).

Die Prognose

Arteriosklerose kann bislang nicht durch Medikamente geheilt werden, da keine Wirkstoffe bekannt sind, die eine einmal vorhandene Verkalkung der Arterie wieder beseitigen und dem Gefäß die ursprüngliche Elastizität zurückgeben können. Deshalb ist die Vorbeugung außerordentlich wichtig (zum Beispiel durch gesunde Ernährung und körperliche Aktivität). Werden die meisten der oben beschriebenen Risikofaktoren konsequent ausgeschaltet bzw. vermieden (die Faktoren, auf die man Einfluss nehmen kann), gelten frühe arteriosklerotische Veränderungen als rückbildungsfähig. Ist die Arteriosklerose bereits zu weit fortgeschritten, lässt sich auf diese Weise sowie durch die regelmäßige Einnahme der Medikamente zumindest das Fortschreiten verhindern. Grundsätzlich hängt die Prognose einer arteriosklerotischen Gefäßerkrankung von der Lokalisation, dem Ausmaß der Erkrankung und deren Komplikationen ab. So erleidet etwa ein Drittel aller Patienten mit einer koronaren Herzkrankheit einen akuten Herzinfarkt. Ein weiteres Drittel verstirbt an einem plötzlichen Herztod. Die Sterblichkeit nach einem Schlaganfall aufgrund eines Hirninfarktes beträgt circa 20 Prozent, bei der Ruptur eines Gefäßes mit einer Hirnblutung sogar 50 Prozent.

Das Risiko, zukünftig einen Herzinfarkt zu erleiden, lässt sich durch Risikotabellen kalkulieren. So ist das individuelle Risiko für einen Herzinfarkt bei einem rauchenden 40-jährigen Mann mit Bluthochdruck und zu hohen Cholesterinwerten gegenüber einem gesunden gleichaltrigen Nichtraucher um das 15-fache erhöht. Die Prognose hängt aber auch stark von der zukünftigen Mitarbeit des Patienten ab. In manchen Fällen muss die Lebensführung radikal geändert werden.

Aneurysma

Verschiedene Formen

Das echte Aneurysma (A. verum)
Das gespaltene Aneurysma (A. dissecans)
Das falsche Aneurysma (A. spurium)
Das Herzwandaneurysma

Ursprünglich stammt das Wort Aneurysma vom griechischen Wort für „Erweiterung“ ab und bezeichnet somit die Ausweitung arterieller Blutgefäße. Ein Aneurysma ist also eine pathologische (krankhafte, abnorme) Ausweitung der Gefäßwandschichten einer Arterie. Diese Ausweitungen sind lokal begrenzt und können konzentrisch oder exzentrisch sein.

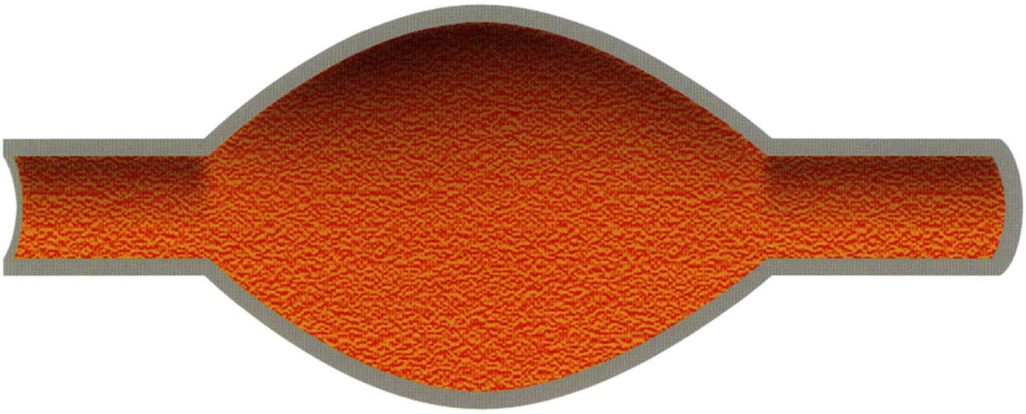

Zur Ausbildung eines Aneurysmas kommt es entweder aufgrund einer angeborenen oder aber erworbenen Wandschwäche des betroffenen Gefäßes.

Zu den häufigsten Risikofaktoren ist zu sagen, dass die meisten Menschen, die ein Aneurysma bekommen, zu hohen Blutdruck und/oder Cholesterinspiegel haben und unter einer Verkalkung der Arterien (Arteriosklerose) leiden. Die besondere Tücke dieser Erkrankung liegt unter anderem in dem oft über lange Zeit symptomlosen Verlauf. Wenn dann Symptome auftreten, sind diese zusätzlich oft nicht eindeutig. Zur Diagnose führen deswegen leider oft erst die schweren, lebensbedrohlichen Komplikationen.

Verschiedene Formen

Die Medizin unterscheidet verschiedene Aneurysmen, deren Differenzierung unter anderem mit den Wandschichten eines arteriellen Gefäßes zusammenhängt. Wie im Kapitel „Das Herz-Kreislauf-System" ausführlich beschrieben, besteht die Arterienwand aus drei Schichten von unterschiedlichen Geweben:

- die Intima,
- die Media,
- die Adventitia.

Grundsätzlich gibt es vier verschiedene Formen von Aneurysmen. Drei betreffen die Blutgefäße, eine das Herz. Im Folgenden werden sie nacheinander beschrieben:

- das *Aneurysma verum*,
- das *Aneurysma dissecans*,
- das *Aneurysma spurium*,
- das Herzwandaneurysma.

Das echte Aneurysma (*A. verum*)

Bei dieser Form des Aneurysmas sind alle drei Wandschichten eines Gefäßes von der Ausstülpung betroffen. Daher nennt man es auch „echtes" Aneurysma. Es handelt sich um die häufigste Form des Aneurysmas (ca. 90 Prozent). Diese Form kommt hauptsächlich an der Aorta, der Hauptschlagader, vor, und zwar vor allem im Bauchteil der Aorta unterhalb der Nierenarterien.

Drei Prozent aller Menschen haben ein solches Aortenaneurysma. Männer sind fast doppelt so häufig betroffen wie Frauen, der Altersgipfel liegt bei 60 bis 70 Jahren.

Ursachen: Eine geschlossene Kausalkette für die Entstehung arterieller Aneurysmen ist noch nicht bekannt. Jedoch werden Änderungen in der Wandstabilität und in der Hämodynamik zu den Voraussetzungen gezählt. Am häufigsten ensteht ein Aneurysma, sowohl an der Aorta als auch an anderen Arterien, als Folge der Arteriosklerose. Das ist eine Verkalkung der Arterien, auf die wir im vorangegangenen Kapitel ausführlich eingegangen sind. Die Arteriosklerose bedingt nicht nur eine Engstellung in den Arterien, sondern bewirkt aufgrund der degenerativen Prozesse eine Veränderung der Gefäßtextur mit der Ausbildung von Aneurysmen.

Häufig haben die Patienten auch einen zu hohen Blutdruck.

Es sind aber auch andere Schädigungen der Gefäßwand als Ursache möglich, wie beispielsweise eine Entzündung oder Infektion. Hierbei ist vor allem die Syphilis zu nennen, die zu Aneurysmen im Anfangsbereich der Aorta (kurz hinter dem Herzen) führen kann (aufsteigende Aorta und Aortenbogen). Weitere mögliche Ursachen sind angeborene Defekte oder eine Degenerationen der Gefäßwand.

Symptome: Viele Aneurysmen fallen klinisch nie auf. Erreicht die Aussackung der Arterie jedoch ein größeres Ausmaß, so macht sie sich meist durch Störungen der Organe, die in der Umgebung liegen, bemerkbar. So können Aneurysmen im Brustraumbereich zu Schluckbeschwerden, Husten, Heiserkeit, Durchblutungsstörungen der Arme oder des Kopfes (und damit des Gehirns) und Atembeschwerden führen. Ein Aneurysma der Aorta im Bauchbereich kann zu Rückenschmerzen, in die Beine ausstrahlenden Schmerzen, plötzlichem und häufigem Harndrang und einem Wechsel von Diarrhoe und Verstopfung führen. Nur sehr selten ist ein pulsierendes Geschwulst zu bemerken.

In kleineren Blutgefäßen kommt es am ehesten zu der Bildung eines Blutgerinnsels (Thrombus), das dann das betroffene Gefäß verschließen kann. Es besteht ebenfalls die Möglichkeit, dass sich solche Blutgerinnsel in den größeren Gefäßen bilden und dann in die kleinen Gefäße geschwemmt werden. Auch hierbei besteht die Gefahr, dass ein Gerinnsel im Bereich eines kleinen Aneurysmas „steckenbleibt“ und die Arterie verschließt. Einen solchen „verschleppten“ Thrombus nennt man Embolus (man spricht auch von einer Embolie).

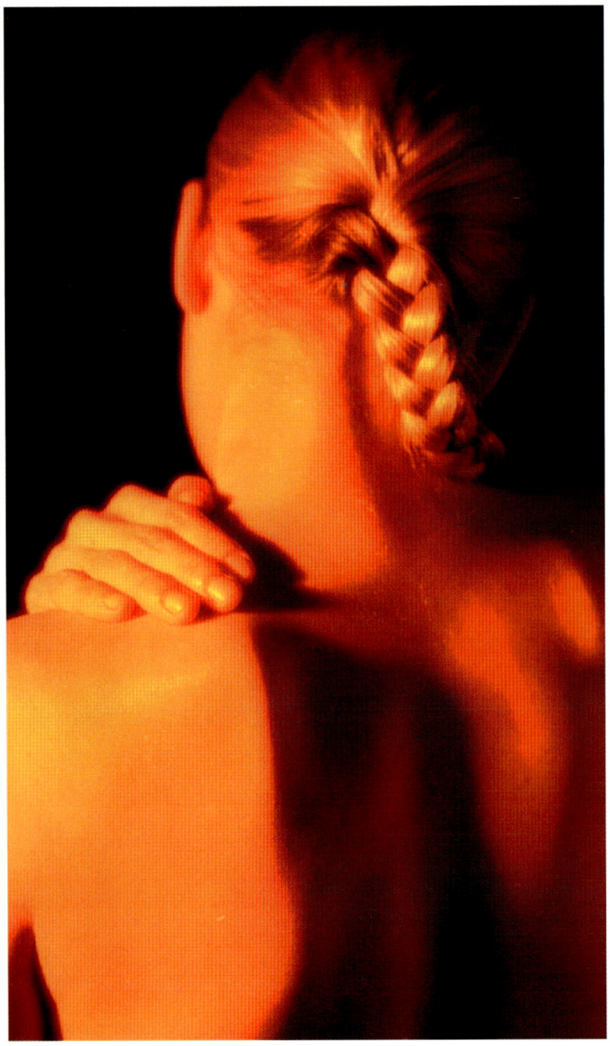

Abb. 4.1: Ein Aneurysma der Aorta im Bauchbereich kann auch zu Rückenschmerzen führen.

Um so stärker die Arterie eingeengt ist, desto stärker sind auch die Schmerzen. Es kann sein, dass die Schmerzen nur bei Belastung auftreten; sie können aber in schlimmeren Fällen auch in Ruhe vorkommen (ebenfalls abhängig vom Grad der Verengung). Bei einem kompletten Verschluss der Arterie stirbt das Gewebe ab, das durch dieses Blutgefäß mit Sauerstoff und Nährstoffen versorgt werden sollte.

Diagnose: Um eine Diagnose stellen zu können (also ein Aneurysma zu erkennen) ist es oft schon sehr hilfreich, den Patienten gezielt zu befragen. Wichtig ist auch das Abhören der Arterien, weil hierbei eventuell Strömungsgeräusche zu hören sind, die zusammen mit dem Pulsschlag auftreten. Aneurysmen im Brustraum können auch durch ein Schwirren über dem Brustbein auffallen. Zur weiteren Diagnosesicherung gehört dann die Durchführung einer Ultraschalluntersuchung, bei der bereits das Ausmaß und die Lokalisation des Aneurysmas gut beurteilt werden kann. Meistens werden Baucharterienaneurysmen bei einer Ultraschalluntersuchung auch zufällig gefunden. Zur genaueren Morphologiebestimmung sind dann letztendlich die Computertomographie (CT) und die Kernspintomographie (MRT) führend, da hierdurch die Abmessungen des Aneurysmas bestimmt werden können. Eine alleinige Angiographie der Arterien kann nicht zur Diagnosefindung beitragen und sollte nur als erweiterte Zusatzuntersuchung bei spezieller Fragestellung durchgeführt werden.

Therapie und Prognose: Die Brisanz der Aneurysmen liegt in ihren Komplikationsmöglichkeiten. Hierzu zählt die insbesondere bei den zentralen Aneurysmen tödliche Rupturgefahr sowie die thrombembolischen Gefäßverschlüsse bei den eher peripheren Aneurysmen mit der Folge des Schlaganfalls oder akuter

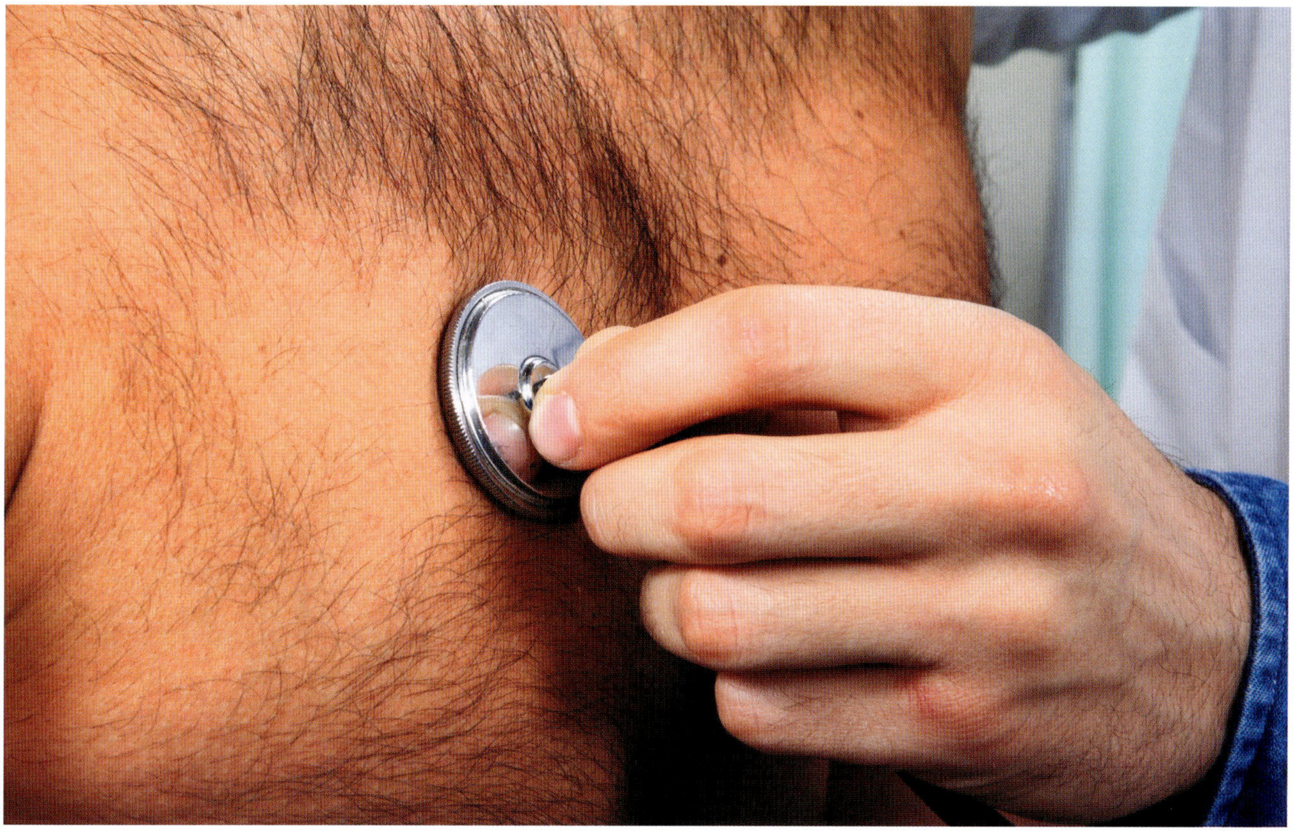

Abb. 4.2: Bei einem Aneurysma können Strömungsgeräusche zu hören sein.

Durchblutungsstörungen innerer Organe sowie der Extremitäten. Durch eine zeitgerechte, operative Versorgung der Aneurysmen sind diese Gefahren vermeidbar.

Die klassische Operationsmethode eines Aneurysmas besteht in der Regel in der Entfernung der Aussackung und dem Ersatz des erkrankten Gefäßes durch eine Kunststoffprothese.

Neben dieser klassischen Operationsmethode besteht in ausgewählten Fällen auch die Möglichkeit, ein Aneurysma mit einem so genannten endovaskulären Verfahren auszuschalten. Bei diesem Verfahren wird die Prothese, die aus einem Metallgitter und einem Kunststoffmantel besteht, über einen kleinen Schnitt in das Gefäß eingeführt (meistens in der Leiste) und in der aufgeweiteten Arterie entfaltet. Diese neuere Behandlung, die für den Patienten weniger belastend ist, kann in ca. 30 Prozent der Fälle bei Aneurysmen der zentralen Hauptschlagader (*Aorta thoracalis*, *Aorta abdominalis*) angewendet werden. Eine hochmoderne Therapie ist auch die Versorgung mit einer endoluminaren Stentprothese ohne Operation.

Nach erfolgreicher operativer Ausschaltung des Aneurysmas sind die Langzeitprognosen gut. Um ein weiteres Fortschreiten der doch chronischen Erkrankung zu vermeiden, ist es wichtig, die Risikofaktoren zu minimieren bzw. auszuschalten. Daher gehört jeder Gefäßpatient und insbesondere der operierte Gefäßpatient in regelmäßige, ärztliche Kontrolluntersuchungen.

Das gespaltene Aneurysma (*A. dissecans*)

Bei einem *Aneurysma dissecans*, einem gespaltenen Aneurysma, sind die Gefäßwandschichten im Bereich der als Media bezeichneten, mittleren Gefäßwandschicht, aufgespalten. Es entsteht ein zweiter Hohlraum innerhalb der mittleren Gefäßwand. Kommt es zu einem Riss in der Intima, dringt Blut in diesen Hohlraum der Media. Das Blut kann nun sowohl durch den normalen Gefäßschlauch als auch durch diese neu entstandene Flussmöglichkeit in die

Media fließen. Dieser Aneurysmentyp tritt eigentlich nur an der Aorta auf.

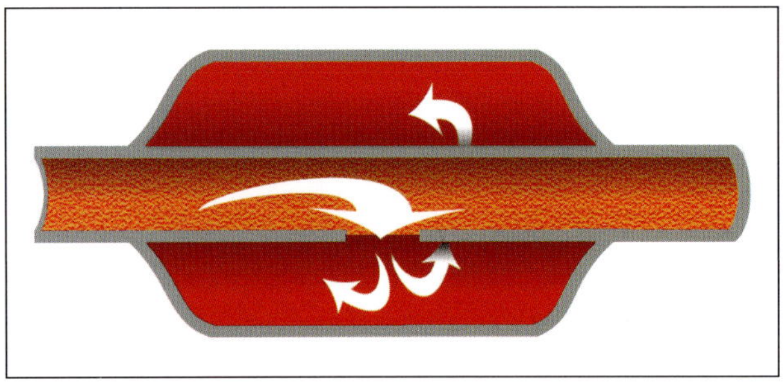

Abb. 4.3: Gespaltenes Aneurysma

Ursachen: Die Ursache des gespaltenen Aneurysmas ist normalerweise ein angeborener Defekt der Gefäßwand: Auch Erkrankungen wie die *Medianecrosis idiopathica cystica Erdheimer* oder das Marfansyndrom können zu solchen Defekten führen. Seltener sind Arteriosklerose, bakterielle Infektionen, Syphilis oder Verletzungen zu Defekten der mittleren Wandschicht die Ursache. Die Defekte begünstigen dann den Einriss in der inneren Wandschicht. Dadurch kommt es nun zu einem „Teufelskreis“: Das eindringende Blut sorgt jetzt dafür, dass sich der Spaltraum noch erweitert, die Schichten also auseinandergerissen werden. Ein Bluthochdruck beschleunigt im weiteren Verlauf die Spaltung. Nachdem ein Defekt in der mittleren Schicht entstanden ist, gibt es im Grunde vier Möglichkeiten, wie die Spaltbildung voranschreiten kann:

- Die innere Schicht reißt nicht ein, sodass es nur zu einem örtlich begrenzten Bluterguss in der Media kommt.
- Die innere Schicht reißt ein. Das führt dazu, dass das einströmende Blut die Gefäßwände immer weiter voneinander trennt. Das Blutvolumen im breiter werdenden Spalt steigt an und kann schließlich sogar dazu führen, dass ein Gefäßast zusammengedrückt wird (was meist an Stellen passiert, an denen sich die Aorta aufgabelt), da der Druck des einströmenden Blutes in den Spalt sehr groß werden kann.
- Es kann vorkommen, dass auch die äußere Schicht der Gefäßwand verletzt wird und das Blut daher bis in die Umgebung des Gefäßes gelangt. In einer großen Anzahl der Fälle (etwa 70 Prozent) ist hiervon allerdings das Herz selber betroffen, sodass das Blut in den Herzbeutel strömt, der das Herz eng umgibt. So kann es passieren, dass der Druck auf das Herz durch das Blut im Herzbeutel immer größer wird. Es kann dann nicht mehr schlagen und bleibt stehen. Man nennt das Herzbeuteltamponade – eine lebensgefährliche Komplikation.
- Es kann sein, dass die innere Schicht nicht nur einmal reißt, sondern im weiteren Verlauf der Arterie ein zweites Mal. Dann fließt das Blut im Spalt parallel zum Blut im Gefäß und tritt schließlich wieder ins Gefäß ein. Diesen Vorgang nennt man Reentry. Die gespaltene mittlere Schicht hat nun eine Abflussmöglichkeit, was zu einer Entlastung dieser Schicht führt, sodass Blutvolumen und Druck im Spalt nicht weiter ansteigen. Dann kann es nicht mehr zu den oben beschriebenen Komplikationen kommen. Man kann deshalb einen Reentry als Spontanheilung des gespaltenen Aneurysmas bezeichnen, obwohl es natürlich keine wirkliche Ausheilung ist, da der „alte Zustand“ nicht wieder hergestellt wurde.

Häufigkeit

Jedes 4. Aortenaneurysma ist ein gespaltenes. Männer sind dreimal häufiger betroffen als Frauen und erkranken im Durchschnitt im Alter von 60 Jahren.

Symptome: Akut geht die Bildung eines Spalts in der Gefäßwand mit einem stechenden Schmerz einher, der als vernichtend empfunden werden kann. Je nachdem, wo es zur Spaltbildung kommt, wird der Schmerz vom Patienten sehr unterschiedlich lokalisiert. Kommt es zum Riss des Gefäßes (Ruptur), dann folgt der Schmerzattacke ein Kreislaufzusammenbruch.

Die oben beschriebenen Komplikationen können ebenfalls zu Symptomen führen: Wenn sich Gefäßäste verschließen (zum Beispiel

Seitenäste der Aorta), kann es zu erheblichen Durchblutungsstörungen des Gehirns (Gefahr des Schlaganfalls), des Rückenmarks oder der Arme kommen. Auch Bauchorgane oder Beine können betroffen sein, je nachdem, wie ausgedehnt die Spaltbildung ist bzw. wo sie sich befindet.

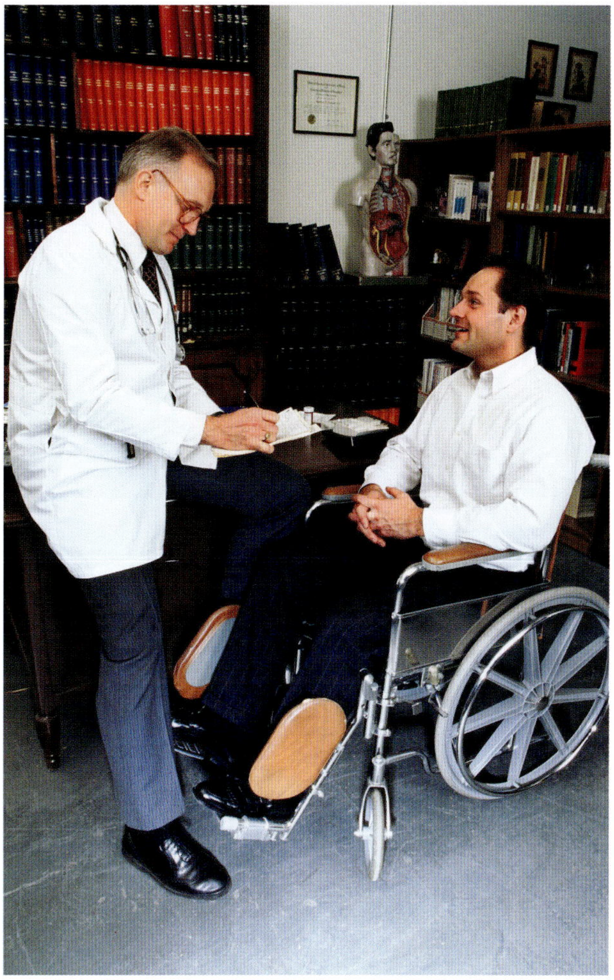

Abb. 4.4: Neurologische Ausfälle, die bis hin zur Querschnittslähmung führen können, gehören zu den Komplikationen.

Diagnose: Anzeichen wie beispielsweise Seitenunterschiede des Blutdrucks an den Armen oder ein schnell wechselnder Pulstastbefund ebenso wie schnell fortschreitende neurologische Ausfälle, die bis hin zur Querschnittslähmung reichen können, sollten an eine Aortendissektion denken lassen. Anhand einer Computertomographie oder einer Kernspintomographie kann die Diagnose gesichert werden. Die Angiographie kommt heute kaum noch zum Einsatz.

Therapie: Eine Aortendissektion muss meist operiert werden. Neben der Rekonstruktion des geschädigten Gefäßes durch einen Kunststoffersatz ist es auch möglich, einen künstlichen Reentry zu schaffen, womit das Blut wieder die Möglichkeit erhält, ins eigentliche Gefäß zurückzufließen. Auch in diesem Fall ist die Bluthochdrucksenkung die einzige Möglichkeit, den Verlauf auf nicht operativem Wege zu beeinflussen. Unbehandelt leben nach 1 Monat nur noch etwa 20 Prozent der Erkrankten.

Das falsche Aneurysma (A. spurium)

Das *Aneurysma spurium*, auf gut deutsch „falsches“ Aneurysma, ist meist traumatisch, also als Folge von äußeren Einwirkungen, entstanden. Hier ist kein durchgehender Gefäßzusammenhang mehr erhalten. Das Gefäßlumen wird hierbei streckenweise nur von thrombosierten, also geronnenen, und organisierten Blutbestandteilen umschlossen, die durch die Beschädigung des Gefäßes in die Umgebung gedrungen sind.

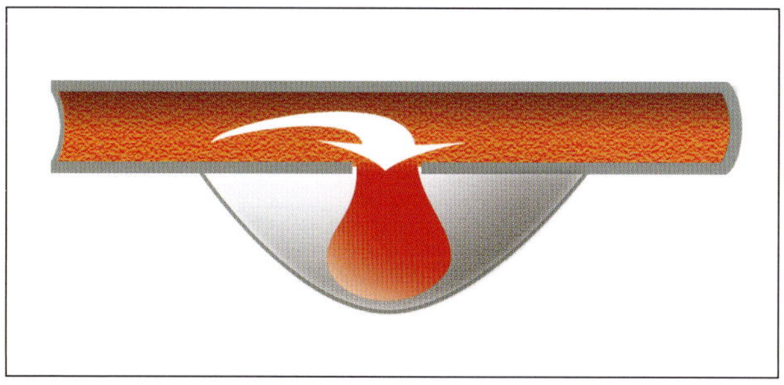

Abb. 4.5: Falsches Aneurysma

Ein solches Aneurysma kann sich aber auch an Stellen bilden, an denen ein Kunststoffersatz eingebracht wurde, vor allem an Übergangsstellen (Nahtaneurysma). Auch wenn zu Therapie oder Diagnose ein Katheter in das Blutgefäß eingebracht wird, vor allem nach Aufweitungen eines Gefäßes, kann es in der Folge zu der Bildung eines solchen Aneurysmas kommen, wenn nach dem Eingriff das behandelte Gefäß nicht lange genug komprimiert wird.

Das Herzwandaneurysma

Eine große Gefahr nach einem Herzinfarkt besteht in der Entstehung eines Herzwandaneurysmas: Man unterscheidet dabei ein akutes Herzwandaneurysma, dessen Ausbildung schnell, also nicht allmählich wie bei einem chronischen Verlauf, vonstatten geht.

Ursachen: Akut bildet sich ein Herzwandaneurysma, wenn nach einem Infarkt die Herzmuskelzellen zerstört sind und der so aufgeweichte Anteil der Herzkammer dem Innendruck nachgibt und sich ausstülpt. Die chronische Ausbildung hingegen erfolgt durch ständige mechanische Belastung einer wenig elastischen Narbe, die den nach dem Infarkt entstandenen Defekt im Muskel überbrückt. Diese Narbe gibt der ständigen Belastung allmählich nach. Die Herzwand buchtet sich an dieser Stelle aus, es entsteht ein Aneurysma. An der Stelle der Narbenbildung kann sich der Herzmuskel nicht mehr im Ganzen kontrahieren, zudem stört die Narbe die Ausbreitung der elektrischen Impulsweiterleitung des Reizleitungssystems. Dadurch finden die Kontraktionen der Herzmuskelzellen nicht mehr synchron statt. Die Narbenbildung führt somit zu einer Verminderung der Herzleistung. Es wird weniger Blut von der Herzkammer in den Kreislauf gepumpt. Wenn so nur noch eine mangelnde Blutversorgung des Körpers stattfindet, wird dies als Herzinsuffizienz bezeichnet.

Häufigkeit: Bei etwa 10 Prozent aller Herzinfarktpatienten findet sich ein solches Aneurysma in der linken Herzkammer, bevorzugt bildet es sich an der Herzbasis oder der Herzspitze aus.

Ursache Parasiten

Neben der häufigsten Ursache – dem Herzinfarkt – kann auch die Chagaskrankheit (eine durch Parasiten hervorgerufene seltene Infektionskrankheit) zu einer Zerstörung der Herzmuskelzellen und im weiteren Verlauf vor allem an der Herzspitze zu einer Aneurysmabildung führen.

Therapie: Bei zunehmender Herzinsuffizienz kann eine Narbe, die zur Ausbildung des Aneurysmas führte, operativ entfernt werden, wenn diese geeignet gelegen ist.

Komplikationen: Bleibt das Aneurysma bestehen, können sich Blutgerinnsel bilden, die in den Kreislauf verschleppt werden und dort Gefäße im Gehirn, in den Armen, im Bauchraum oder in den Beinen verschließen können. Sie entstehen durch die veränderten Flussrichtungen des Blutes in der Kammer bei einer nicht synchron stattfindenden Herzkammerkontraktion.

Bei etwa 10 Prozent der tödlichen Infarktfälle ist das Infarktgebiet zwischen dem dritten und zehnten Tag nach dem Ereignis „aufgeweicht". Diese „Aufweichung" heißt Myomalazie und entsteht dadurch, dass das betroffene Muskelgewebe abgestorben ist. Der Körper versucht, diesen Defekt wieder zu überbrücken. Die zerstörten Zellen werden abgeräumt, und eine Narbe wird gebildet.

Wenn diese Aufweichung jedoch alle Wandschichten der Herzkammer betrifft, besteht die Gefahr, dass die Kammerwand dem Druck im Herzen nicht standhält und ruptiert, also platzt. Das Blut der Herzkammer ergießt sich in den Herzbeutel. Die Zugfestigkeit des Herzbeutels, der das Herz dicht umschließt, ist verantwortlich für die Ausbildung einer „Herzbeuteltamponade".

Dabei steigt das Volumen in dem relativ straffen Herzbeutel rasant an und damit gleichzeitig auch der Druck auf das Herz, da sich der Herzbeutel nicht genug weiten kann. Das ausströmende Blut tamponiert sozusagen das Herz im Herzbeutel. Das Herz kann gegen diesen schnell steigenden Druck von außen nicht anarbeiten und sich auch nicht mehr zur Füllung dehnen. Schon ab 300 ml Flüssigkeit im Herzbeutel füllen sich die Vorhöfe des Herzens nicht mehr. Dann gelangt kein Blut mehr ins Herz, es kann dann auch keines mehr ausgeworfen werden. Es resultiert ein Kreislaufstillstand. Bei dieser schweren Komplikation eines Herzinfarktes kann der Patient innerhalb von Sekunden versterben.

Die koronare Herzkrankheit (Angina pectoris)

Die Symptome

Die Risikofaktoren

Die Diagnose
- *Befragung und Routineuntersuchungen*
- *Weitere Untersuchungsverfahren*

Die Therapie
- *Allgemeine Behandlungsmöglichkeiten*
- *Medikamentöse Therapie*
- *Minimal-invasive oder operative Eingriffe bei koronarer Herzerkrankung*

Die koronare Herzkrankheit (KHK) ist eine Volksseuche. Sie hat ihren Ursprung unter anderem in unserer Zivilisation. Falsche Ernährung, mangelnde Bewegung und Konsumgifte wie das Rauchen führen zu ihrer (vermehrten) Entstehung. Die KHK verursacht hohe Kosten im Gesundheitswesen. Wichtige Schlüsselworte zur Vermeidung dieser Erkrankung sind: ausgewogene Ernährung, ausreichende körperliche Bewegung, regelmäßige Kontrolle des Blutdrucks.

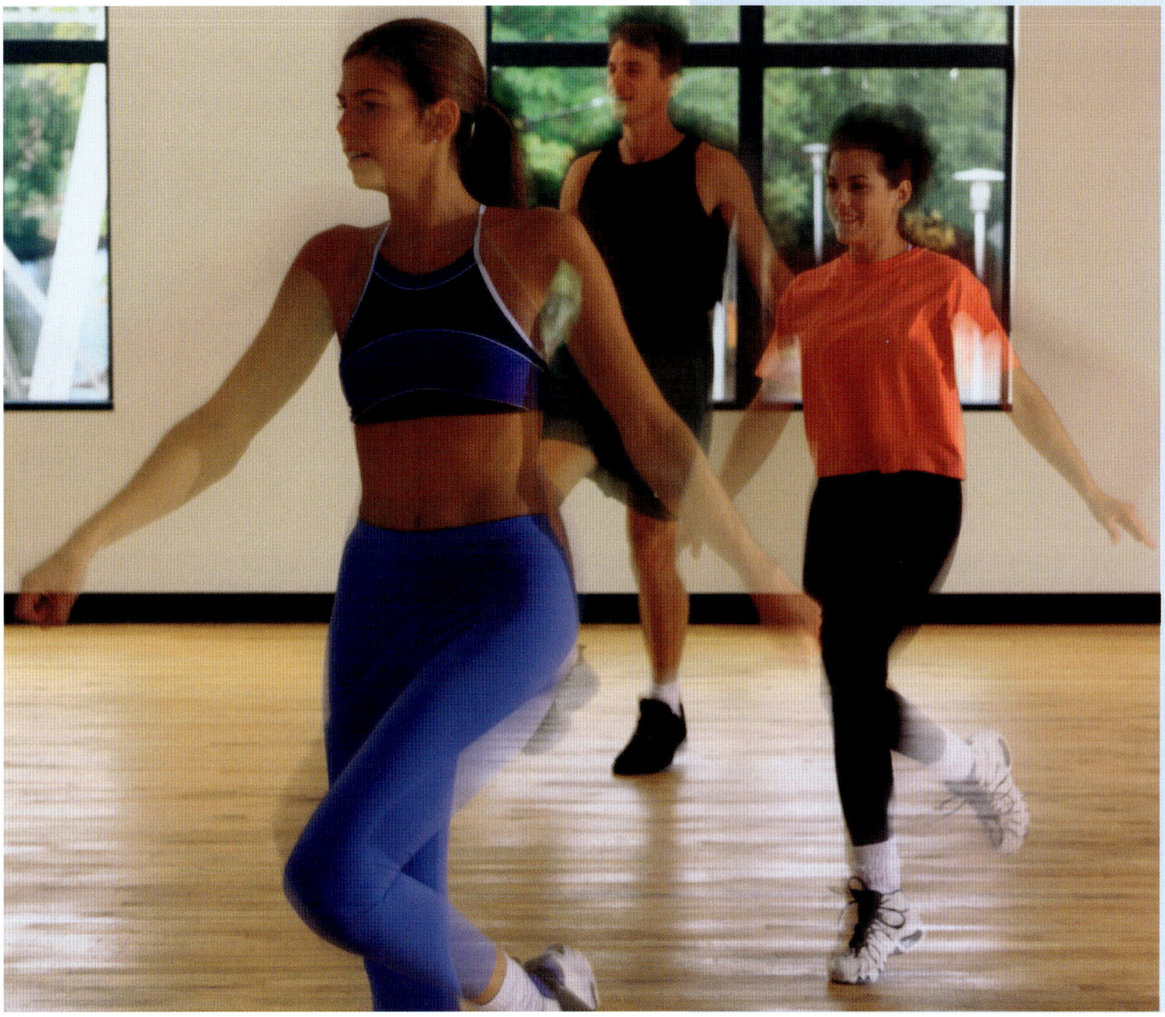

Die koronare Herzkrankheit (Angina pectoris)

Die koronare Herzkrankheit (KHK) lässt sich, abhängig von der Verlaufsform, in die stabile und die instabile KHK – neuerdings auch Akutes Coronar-Syndrom (ACS) genannt – unterteilen.

Bei der stabilen KHK sind die klinischen Symptome der Angina pectoris über Jahre unverändert bzw. zeigen nur eine langsame Zunahme, das heißt, die betroffenen Personen beklagen über lange Zeit Herzschmerzen, die bei der gleichen Belastungsstufe auftreten und kurz nach Beendigung der Belastung wieder verschwinden. Man nennt diese Form der Herzschmerzen Belastungspektangina.

Bei der instabilen Angina pectoris treten die Herzschmerzen plötzlich aus der Ruhe heraus auf, oder eine vorbestehende Belastungspektangina tritt häufiger bei niedrigerer Belastungsstufe und/oder mit zunehmender Intensität auf. Halten die Beschwerden länger als 30 Minuten an, besteht der Verdacht auf einen akuten Myokardinfarkt (AMI). Zum ACS wird neben der instabilen Angina pectoris auch der akute Herztod gezählt, der meist durch eine bösartige Herzrhythmusstörung, etwa Kammerflimmern, zum Beispiel infolge eines akuten Herzinfarktes, ausgelöst wird.

Die Ursache der KHK ist die Arteriosklerose der Herzkranzarterien, doch wie kommt es zu einer Arteriosklerose?

Die arteriosklerotische Plaque engt die Gefäßlichtung zunehmend ein. Ab einer Eingengung des Gefäßquerschnittes von über 70 Prozent wird die Durchblutung des Herzmuskels im Versorgungsgebiet der betroffenen Arterie so stark gedrosselt, dass zwar noch in der Ruhe genug Blut die Enge passiert, unter Belastung mit einem höheren Energiebedarf des Herzens die Durchblutung nicht ausreicht und das Herz mit Beschwerden reagiert, vergleichbar den Schmerzen bei der arteriellen Verschlusskrankheit der Beinarterien.

Die arteriosklerotische Plaque entsteht in der Innenschicht der Arterie durch Einlagerung von Cholesterin und Cholesterinestern. Zur Innenseite des Gefäßes ist die Plaque mit einer Kappe aus Fasergewebe abgeschlossen. Bei der stabilen KHK ist diese Kappe so dick, dass sie nicht einreißen kann und die klinischen Symptome der Belastungspektangina vom Grad der Einengung abhängen.

Beim ACS findet man jedoch eine nur sehr dünne Kappe, die durch alle möglichen Reize einreißen kann, wie z. B. starkes Rauchen, Stress, Bluthochdruck, hohe Blutfette, mechanische Reize, möglicherweise auch durch Bakterien und Viren. Man spricht von einer instabilen Plaque. Reißt eine solche Plaque ein, dann werden aus der verletzten Gefäßwand Substanzen freigesetzt, die eine örtliche Aktivierung der Blutplättchen und der Blutgerinnung verursachen. Die Blutplättchen, die normalerweise frei im Blut schwimmen, werden klebrig, heften sich an der Plaque an (Plättchenadhäsion) und lassen andere vorbei fließende Blutplättchen verklumpen (Plättchenaggregation). Gleichzeitig entstehen durch Aktivierung der Blutgerinnung aus löslichen Eiweißmolekülen im Blutplasma, dem Fibrinogen, durch chemische Veränderungen Fibrinfäden, die mit den Blutplättchen zusammen ein Blutgerinnsel bilden. Dieses Blutgerinnsel kann sehr schnell wachsen und das Gefäß akut verschließen – mit der Folge der Entstehung eines akuten Herzinfarktes.

Das Blutgerinnsel kann das Gefäß aber auch nur vorübergehend verschließen oder hochgradig einengen, um dann vom Blutstrom weggeschwemmt zu werden, in kleine Segmente zu zerfallen und kleinste Seitenzweige einer Herzkranzarterie verstopfen: Man spricht dann von peripherer Embolie. Die klinischen Symptome wären kurze Angina-pectoris-Anfälle unterschiedlicher Dauer, Intensität und Häufigkeit, meist in Ruhe.

Während bei einem kompletten Verschluss einer großen Herzkranzarterie ein großes Versorgungsgebiet von der Blutzufuhr abgeschnitten wird und ein mehr oder weniger großer Herzinfarkt entsteht, so lassen sich bei einem inkompletten Verschluss mit Verschleppung der Blutgerinnselfragmente in die kleinen Gefäße nur so genannte winzige Mikroinfarkte nachweisen. Durch neue Laborbestimmungsmethoden ist es nunmehr möglich, solche Mikroläsionen nachzuweisen. So wird bei einer Verletzung von

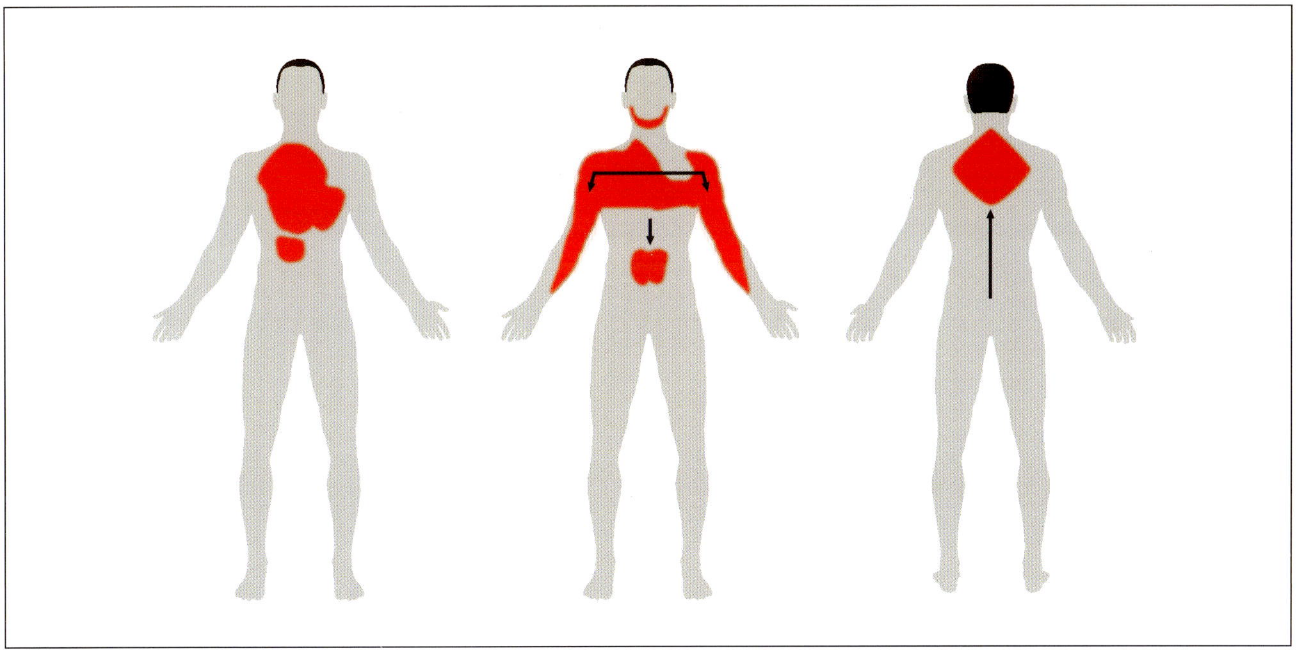

Abb. 5.1: Ausstrahlen des Schmerzes bei Angina pectoris

Herzmuskelgewebe ein spezifisches Herzmuskeleiweiß in die Blutbahn freigesetzt: kardiales Troponin I und T. Dieses Eiweiß ist mit immunologischen Methoden in extrem geringen Konzentrationen bereits nachweisbar: Schon die Verletzung von nur 1 Gramm Herzmuskelgewebe, bedingt durch die beschriebenen Mikroembolien, lässt sich im Blut nachweisen.

Unbehandelt ist bei der instabilen Angina pectoris sehr bald mit einem akuten Myokardinfarkt zu rechnen, und bei Patienten mit einer solchen instabilen Angina pectoris besteht deshalb unbehandelt ein hohes Sterblichkeitsrisiko. Deshalb sollten Patienten mit den klinischen Symptomen unverzüglich in einer Notfallambulanz untersucht werden. Sollte sich herausstellen, dass der Troponinwert im Blut erhöht ist, sollte möglichst umgehend eine medikamentöse Therapie zur Verhinderung einer weiteren Entwicklung von lokalen Blutgerinnseln eingeleitet und eine Herzkatheteruntersuchung mit der direkten Möglichkeit einer Ballondilatation durchgeführt werden.

Klinische Studien haben im Übrigen gezeigt, dass beim ACS die meisten arteriosklerotischen Plaques den Gefäßdurchmesser um weniger als 50 Prozent einengen, das heißt, dass bei diesen Patienten keine Vorboten im Sinne von Angina-pectoris-Beschwerden angegeben werden.

Die Symptome

Die Folgen der koronaren Herzerkrankung sind starke Schmerzen in der Herzgegend (die typische Herzenge), Atemnot, Übelkeit, Erbrechen. Sogar Todesangst kann eintreten. Diese typischen Angstzustände führen dazu, dass sich die Schmerzen weiter verstärken.

Die Nervenfasern, die die Schmerzen ans Gehirn weiterleiten, treten außerdem auf ihrem Weg dorthin mit anderen Nervenzellen in Verbindung, sodass die Schmerzen in typischer Weise ausstrahlen und sie häufig auch als Magen-, Zahn- oder Schulterschmerzen gedeutet werden.

Die Risikofaktoren

Risikofaktoren für die koronare Herzerkrankung mit ihrem Erscheinungsbild der Angina pectoris (Herzenge) sind:

- Rauchen

- Diabetes
- Bluthochdruck
- erhöhter Cholesterinspiegel im Blut
- Übergewicht
- Bewegungsmangel

Die Diagnose

Zur Diagnostik der koronaren Herzkrankheit (KHK) gehören Befragung, Routineuntersuchungen sowie weitere Untersuchungsverfahren.

Befragung und Routineuntersuchungen

Der Arzt wird zunächst versuchen, Art und Häufigkeit der Anfälle einer Herzenge zu beurteilen. In erster Linie wird er die für eine Herzgefäßverengung typischen Risikofaktoren abklären. Er wird auch nach familiärer Vorbelastung fragen: Hat jemand in der Familie schon einmal einen Herzinfarkt oder Schlaganfall erlitten?

Im Anschluss wird ein Elektrokardiogramm (EKG) mit und ohne Belastung aufgezeichnet und beurteilt, ob die vom Herz ausgehenden elektrischen Ströme (Impulse) krankhaft verändert sind.

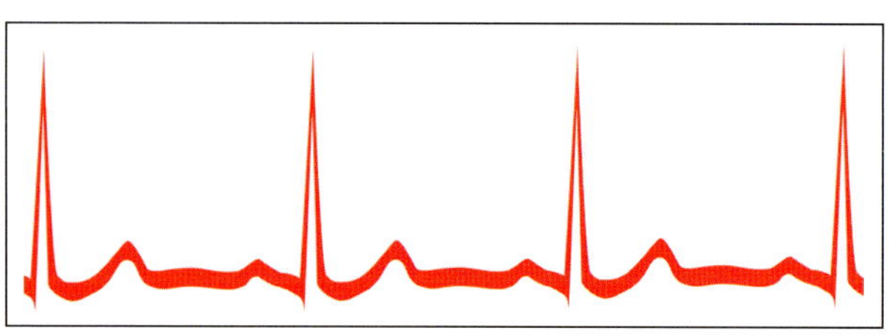

Abb. 5.2: Normaler Herzrhythmus

Weitere Untersuchungsverfahren

Weitere Untersuchungsverfahren zur Diagnostik einer koronaren Herzerkrankung sind:

- **Belastungs-EKG**: Bei dem Belastungs-EKG wird ein Elektrokardiogramm aufgezeichnet, während der Patient unter Aufsicht auf einem Fahrradergometer fährt. Hierbei wird die körperliche Belastung dosiert gesteigert. Während der körperlichen Anstrengung, besonders aber in der Ruhephase nach dem Fahrrad fahren, kann das EKG wertvolle Hinweise auf die Sauerstoffversorgung des Herzmuskels geben.
- **Langzeit-EKG**: Beim Langzeit-EKG wird der Patient über 24 Stunden mit einem kleinen tragbaren Aufzeichnungsgerät verbunden. Die Ergebnisse werden später ausgewertet und bei einem erneuten Arztbesuch besprochen. Auch hierbei ergeben sich wertvolle Hinweise auf Durchblutungsstörungen des Herzmuskels und/oder Herzrhythmusstörungen unter alltäglichen Bedingungen.
- **Ultraschall des Herzens (Echokardiogramm)**: Mit Ultraschallwellen können heute unter Zuhilfenahme modernster Geräte Schichtbilder des Herzens in Funktion dargestellt werden. Auch hier gibt es Hinweise auf Durchblutungsstörungen oder Narben.
- **Herzmuskelszintigraphie**: Darstellung des Herzmuskels mit radioaktiven Stoffen vor und nach Belastung. Kommt es unter Belastung zu einer lokalen Verminderung der Nuklidaufnahme, ist von einer Verengung eines Herzkranzgefäßes auszugehen. Tritt diese verminderte Darstellung eines Herzabschnitts schon in Ruhe auf, weist dies auf eine Narbe (z. B. nach einem Infarkt) hin.
- **Kernspintomographie des Herzens, Magnetresonanztomographie des Herzens, Kardio-MR)**: Relativ neu ist der Einsatz der Kernspintomographie am Herzen. Voraussetzung dafür ist ein schnelles,

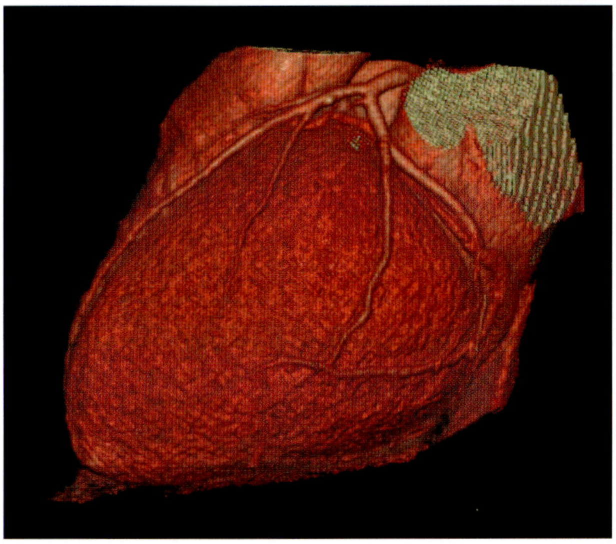

Abb. 5.3: CT-Koronarangiographie: Geringe Kaliberunregelmäßigkeiten an linker Herzkranzarterie (LAD) und Circumflexasystem (CX) ohne nennenswerte Einengungen

hochauflösendes Gerät und mit diesem auswertende erfahrene Radiologen in enger Kooperation mit Kardiologen. Diese Methode arbeitet ohne Strahlenbelastung und zeigt eine deutlich bessere Auflösung als die ebenso teure Szintigraphie. Sie bietet auch die Möglichkeit, das Herz „life", während des Schlagens wie im Film, genau zu beobachten.

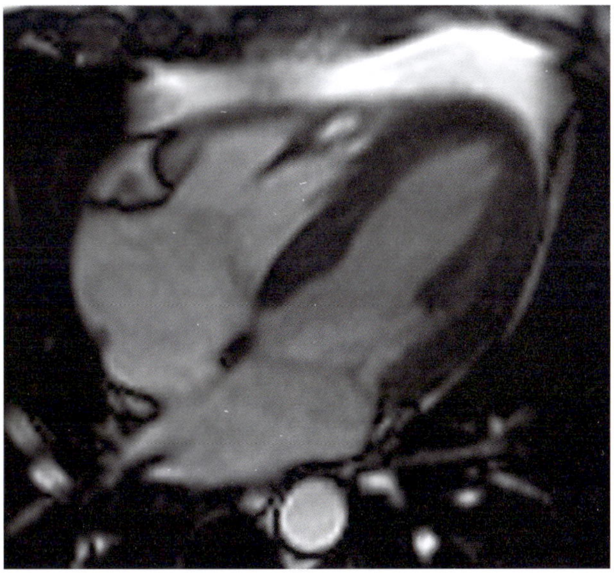

Abb. 5.4: Herzdarstellung im so genannten Vierkammerblick mit Kernspintomographie (MRT). Die Bewegung des Herzens wird wie im bewegten Video in Echtzeit ohne Kontrastmittel dargestellt.

Mit modernster Software ist es heute möglich, im Zehntelsekundenbereich Bilder des Herzens zu erzeugen. Diese Filmaufnahmen des schlagenden Herzens liegen als Cine-Sequenz auf CD-ROM dem kooperierenden Kardiologen vor, sodass er in Zusammenfassung mit den von ihm ansonsten erhobenen Befunden die Diagnose stellen kann.

So liefert die Kernspintomographie nicht nur Informationen über den Verlauf und die Durchgängigkeit von Gefäßen, von Herzkammern und Bypässen, sondern auch funktionelle Daten über Pumpstärke, Durchblutung, Vitalität und Reserven des Herzmuskels. Komplexe angeborene Herzfehlbildungen, erworbene Erkrankungen der großen Gefäße und unklare Erkrankungen des Herzbeutels werden ebenfalls erkannt.

Die einzigartige Bildqualität dieser hochmodernen Technik erlaubt uns heute – 22 Jahre nach Einführung der Kernspintomographie – den Blick in jedes Herz.

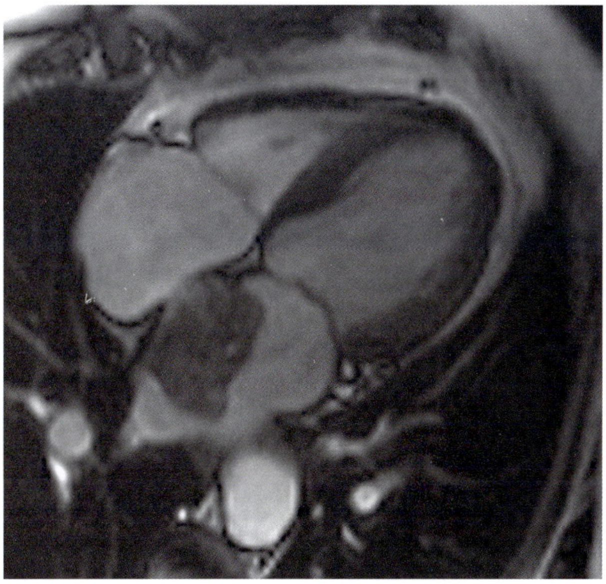

Abb. 5.5: Kernspintomographie (MRT) des Herzens: Herztumor im linken Vorhof, welcher breitbasig der Vorhofscheidewand anliegt.

- **Ultraschnelle Mehrbahnen-Computertomographie**: Heute ist es unter gewissen Bedingungen möglich, Bypässe, die großen Gefäße im Brustraum, aber auch die Koronararterien (Herzkranzgefäße) und Stents im Computertomogramm darzustellen, und so, allerdings nur in ausgesuchten Fällen, einen invasiven „Herzkatheter“ zu ersetzen. Die Indikation zu dieser CT sollte aber in enger Kooperation mit dem behandelnden Kardiologen gestellt werden, zumal nur wenige Herz- und Gefäßzentren – wie zum Beispiel unseres – über diese neue, bahnbrechende Technik verfügen. In erfahrener Hand bringt sie sehr gute Ergebnisse, da heute schon 40 CT-Bahnen pro Sekunde gefahren werden können. Wenn auch die Auswertzeit für den behandelnden Arzt noch lang ist, ist die Untersuchung nach spätestens 18 Sekunden für den Patienten vorbei.

Dieses neue Mehrschicht-CT ist auch in der Lage, Kalkablagerungen in der Wand der Herzkranzgefäße abzubilden, sodass im Rahmen der Früherkennung Risikopatienten wie Diabetiker, Raucher, Familienmitglieder von Herzinfarkt-Patienten, Menschen mit deutlich erhöhtem Cholesterinspiegel und Übergewichtige untersucht werden können.Auch die Frühdiagnostik kleiner Bronchialkarzinome inklusive zuverlässiger Verlaufskontrollen und die Darstellung des gesamten Gefäßbaumes im Brust-, Bauch- und Beinbereich, aber auch des Gehirns ist möglich. Durch die bei uns angewandte „Dosismodulation“ bei Herz-CT-Untersuchungen wurde die Strahlenexposition halbiert!

Die Differenzialdiagnose

Andere Erkrankungen können ähnliche Beschwerden wie die koronare Herzkrankheit (KHK) auslösen und müssen für die richtige Behandlung der KHK ausgeschlossen werden. Diese sind:

- *Herzklappenfehler,*
- *primäre Herzmuskelerkrankungen,*
- *Herzrhythmusstörungen,*
- *harmlosere Erkrankungen, wie die Reizung eines Zwischenrippennervs,*
- *Beeinträchtigungen der inneren Organe (Magen, Speiseröhre, Gallenblase und Bauchspeicheldrüse).*

Die Therapie

Eine koronare Herzkrankheit kommt nicht über Nacht, sondern sie hat eine meist lange Vorgeschichte. Die Schädigung der Herzkranzgefäße ist ein schleichender Vorgang, der sich erst spät bemerkbar macht. Ist die Erkrankung einmal aufgetreten, versucht man zunächst, die Durchblutung des Herzens mithilfe von Medikamenten oder chirurgischen Eingriffen wieder herzustellen. Wenn gegen diese Schmerzen, die die Lebensqualität der Patienten häufig stark beeinträchtigen, Medikamente nicht helfen und auch auf chirurgischem Wege die Durchblutung des Herzens nicht zufriedenstellend hergestellt werden kann, kann nun eine neue Behandlungsmöglichkeit eingesetzt werden: Die Behandlung mit dem Neurostimulator (SCS oder Spinal Cord Stimulation), die praktisch keine Nebenwirkungen hat und sehr gute Erfolge zeigt. Wenn Sie mehr über das Thema chronische Herzschmerzen (Angina pectoris) und SCS (Spinal Cord Stimulation) wissen wollen, wenden Sie sich an eine Spezialklinik in Ihrer Nähe.

Allgemeine Behandlungsmöglichkeiten

Hier ist auch der Patient selbst gefragt, denn einige Risikofaktoren kann und muss er selbst ausschließen.

- **Verzicht auf die Zigarette**: Mit psychologischem Geschick und guter Aufklärung sollte unbedingt darauf hingearbeitet werden, das Rauchen einzustellen. Allein dadurch wird die Wahrscheinlichkeit, einen Herzinfarkt zu erleiden, erheblich reduziert.
- **Normalisierung des Blutdrucks**: Der Blutdruck sollte sorgfältig eingestellt werden.
- **Normalisierung der Blutfettwerte**: Die Blutfettwerte sollten zunächst durch eine Ernährungsumstellung, und wenn dies al-

leine nicht genügt, durch eine medikamentöse Therapie in den Normbereich zurückgebracht werden.

- **Bewegungsprogramm**: Auch ein dosiertes Bewegungsprogramm und körperliches Aufbautraining unter ärztlicher Kontrolle sind sehr zu empfehlen. Mit der Änderung Ihrer Lebensgewohnheiten können Sie selber dazu beitragen, der Entstehung einer KHK vorzubeugen und damit das Herzinfarktrisiko vermindern.

Medikamentöse Therapie

Um die Beschwerden des Patienten zu vermindern, die Sauerstoffversorgung des Herzens zu verbessern oder einem Herzinfarkt vorzubeugen, kommen verschiedene Medikamente zum Einsatz.

Besonders häufig werden folgende Substanzgruppen verwendet:

- Nitrate,
- Betablocker,
- Kalziumantagonisten,
- Thrombozytenaggregationshemmer wie z.B. ASS (Acetylsalicylsäure).

Wenn die Umstellung der Lebensführung und die Medikamente dem Patienten nicht ausreichend helfen können, gibt es weitere erfolgversprechende Methoden, um die Sauerstoffversorgung des Herzmuskels wieder zu verbessern.

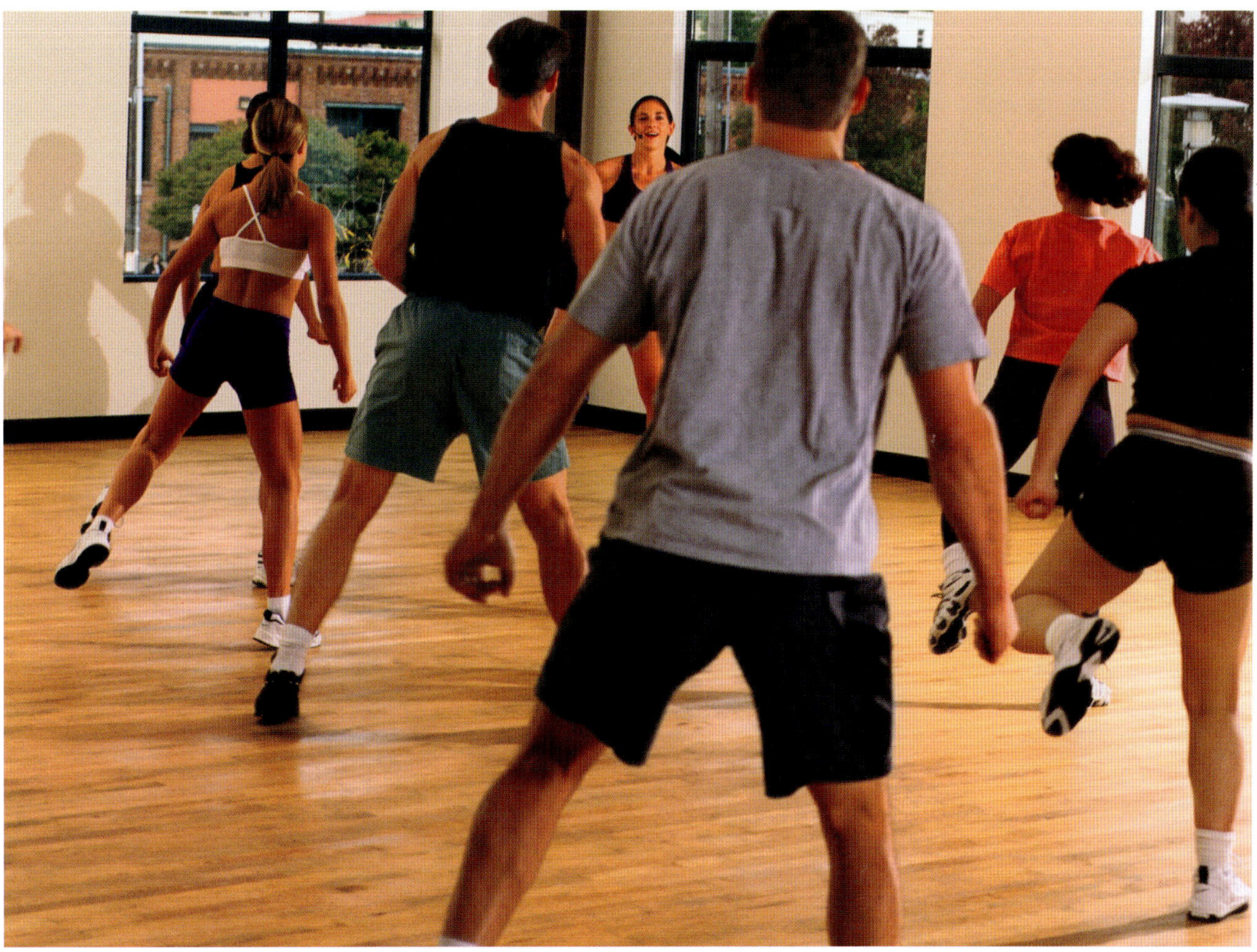

Abb. 5.6: In vielen Städten wird kontrolliertes Bewegungstraining für Betroffene angeboten.

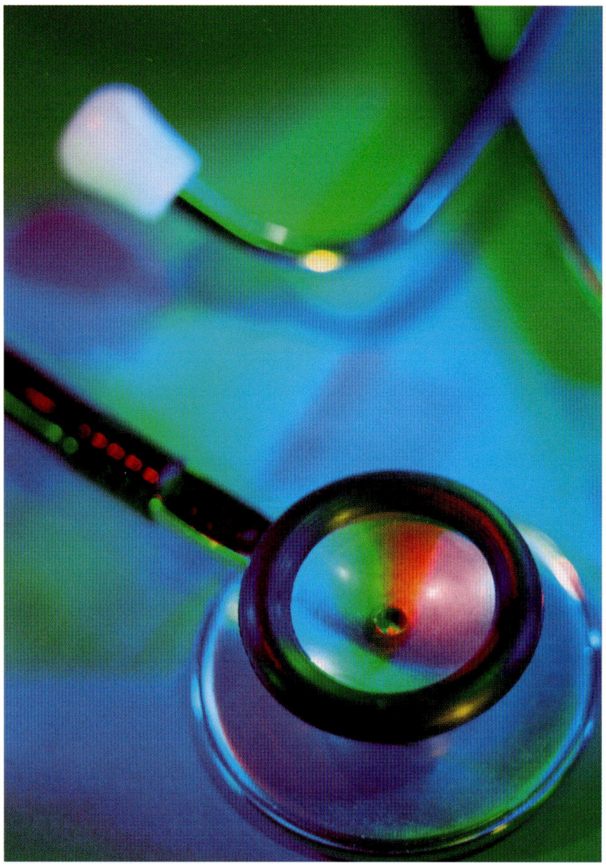

Abb. 5.7: Im akuten Angina-pectoris-Anfall bringen Nitrat-Sprays rasche Linderung.

Minimal-invasive oder operative Eingriffe bei koronarer Herzerkrankung

- **Gefäßaufdehnung mit einem Ballonkatheter**: Mittels eines Herzkatheters wird ein kleiner Ballon in der verengten Stelle des Herzkranzgefäßes aufgeblasen. (Das Verfahren wird PTCA = Percutane Transluminale Coronar-Angioplastie genannt.) Dadurch wird die verengte Stelle aufgedehnt, die Ablagerungen werden an die Wand gedrückt, und das Blut kann wieder freier fließen. Um das Gefäß offen zu halten, werden manchmal kleine Drahtgeflechte (Stents) eingesetzt.

- **Laser**: Miniaturfräsen können die Ablagerungen ebenfalls entfernen. In den letzten Jahren kamen auch Laser zum Einsatz, um die Ablagerungen in den Gefäßen quasi wegzubrennen. Die Zukunft dieser Methode ist fraglich.

- **Bypassoperation**: Wenn die Engstelle des Kranzgefäßes mit dem Katheter nicht zugänglich ist oder in ihrer Ausdehnung zu groß ist, wird eine so genannte Bypassoperation durchgeführt. Hierbei wird die Engstelle durch die Einpflanzung eines Umgehungsgefäßes aus dem Bein oder dem Brustraum („Umleitung“) des Patienten überbrückt. In einigen Fällen werden die Bypassoperation und die Ballonerweiterung kombiniert.

- **Herztransplantation**: In schwersten Fällen muss auch an eine Herztransplantation gedacht werden.

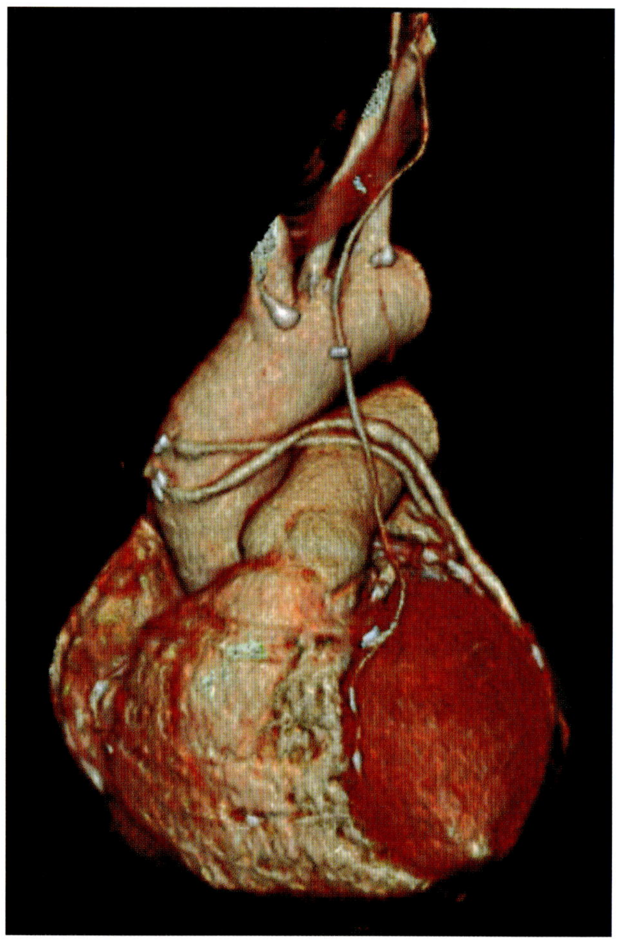

Abb. 5.8: CT-Koronarangiographie: Zustand nach Bypassoperation mit A.-mammaria-interna-Bypass links mit Anschluss an die LAD sowie zwei Aorto-coronare Venenbypässe

Der Herzinfarkt

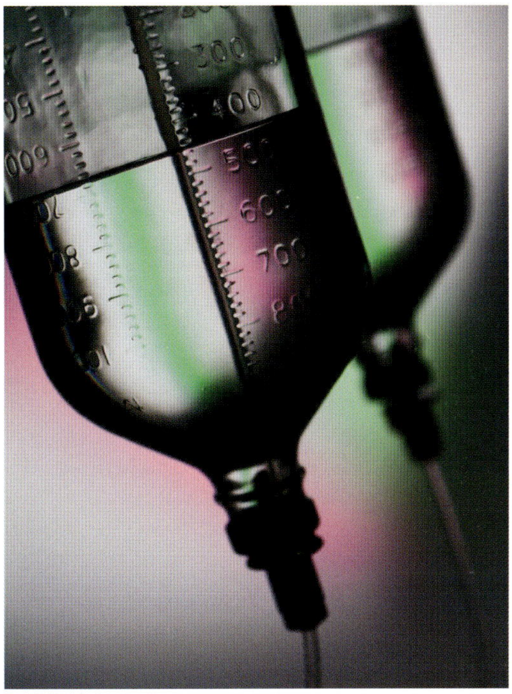

Immer noch stirbt fast die Hälfte der Herzinfarktpatienten noch vor der Aufnahme ins Krankenhaus. Und die betroffenen Patienten werden immer jünger. Lag früher das Hauptrisikoalter zwischen dem 45. und dem 60. Lebensjahr, so beginnt es heute schon bei ca. 35 Jahren. Bis vor etwa 15 Jahren waren vorwiegend Männer infarktgefährdet. Doch durch Berufstätigkeit, Stress, vermehrten Nikotinkonsum und Übergewicht sind heute auch zunehmend Frauen betroffen; die Geschlechtsverteilung hat sich deshalb von 5:1 auf 2:1 zu Ungunsten der Frauen verschoben.

Über 20 Prozent der Deutschen versterben an den Folgen einer koronaren Herzerkrankung, sei es an einem akuten Herzinfarkt oder einer chronischen ischämischen Herzerkrankung. Heute leben in Deutschland mehr als 1,45 Millionen Menschen im Alter zwischen 30 und 79 Jahren, die einen Herzinfarkt überlebt haben.

Eine Abnahme der Häufigkeit ist in den nächsten Jahren nicht zu erwarten. Im Gegenteil, wegen der zu beobachtenden Zunahme des Übergewichts als wesentlichem Promotor für die Risikofaktoren Diabetes mellitus, Bluthochdruck und Fettstoffwechselstörungen muss sogar mit einer Zunahme der Erkrankungshäufigkeit gerechnet werden.

Da das Erkrankungsrisiko zudem mit zunehmendem Alter ansteigt, wird auch die demographische Entwicklung zu einer Steigerung der Erkrankungshäufigkeit führen.

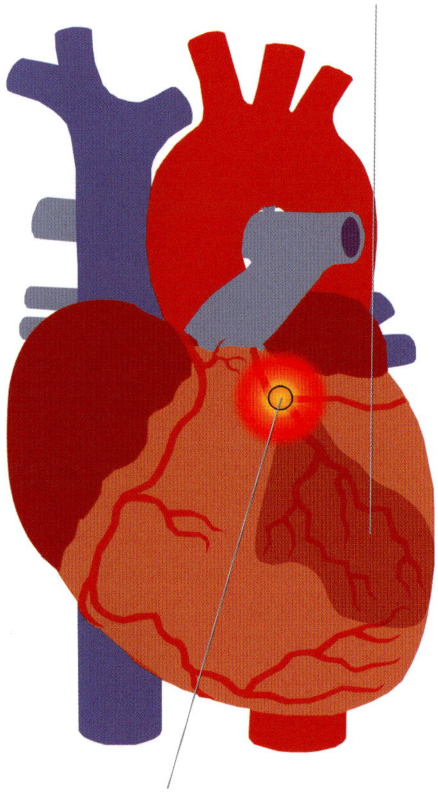

Abb. 6.1: Das Herz nach einem Infarkt

Die Häufigkeit - weltweit

Jährlich erleiden in Deutschland etwa 300.000 Menschen einen Herzinfarkt, er ist für etwa 25 Prozent aller Todesfälle verantwortlich.

Mit der Zahl der Betroffenen liegt Deutschland weltweit etwa im Mittelfeld. Es gibt geografisch betrachtet große Unterschiede. So liegt die Zahl in Japan unter 100.000 Fällen im Jahr, in den Mittelmeerländern sowie in der Schweiz und in Frankreich zwischen 100.000 und 200.000 Fällen pro Jahr.

In etwa die gleiche Fallzahl von 300.000 wie Deutschland haben Nordamerika, Österreich, Niederlande und Polen. Ein etwas höheres Herzinfarktrisiko tragen die Menschen in Dänemark und Skandinavien. Zwischen 400.000 und 500.000 Betroffene erleiden jährlich in Irland, England und Ungarn einen Infarkt.

Am häufigsten betroffen sind Einwohner von Nordirland, Schottland und Finnland. Dort bekommen jährlich mehr als 500.000 Menschen einen Herzinfarkt.

Was ist ein Herzinfarkt?

Als Herzinfarkt wird der Untergang von Herzmuskelgewebe nach einem plötzlich auftretenden kompletten Verschluss einer oder mehrerer Koronararterien bezeichnet.

Gelegentlich kann auch eine nur unvollständige Verengung einer Koronararterie zum Infarkt führen. In der überwiegenden Mehrzahl der Fälle liegt dem Koronargefäßverschluss eine höhergradige Stenose mit Ausbildung einer Thrombose (Blutgerinnsel) zugrunde, wobei die Thrombose in der Regel durch die Ruptur arteriosklerotischer Gefäßablagerungen verursacht wird.

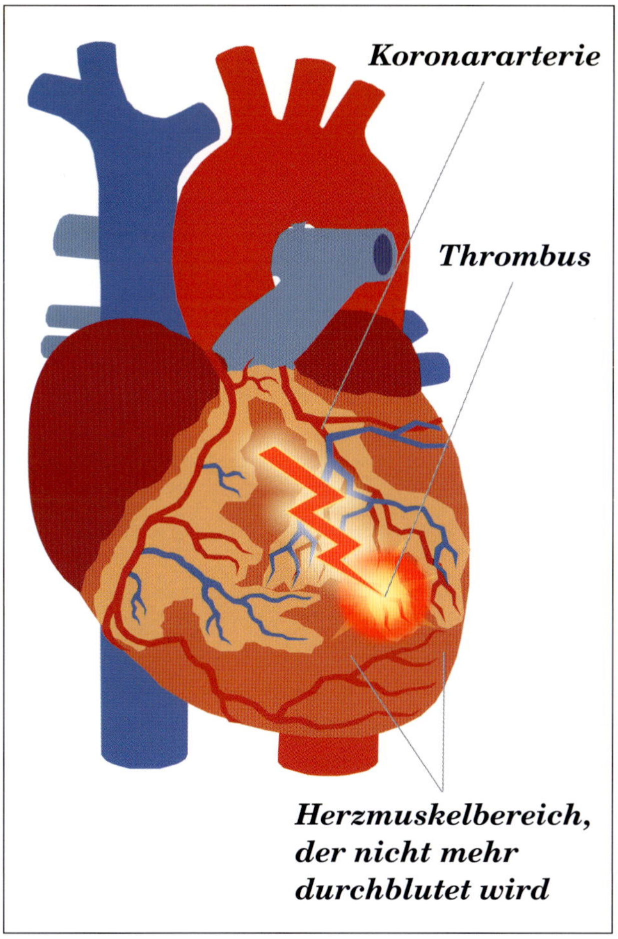

Abb. 6.2: Infolge eines Gefäßverschlusses durch einen Thrombus in einem Koronargefäß wird der stromabwärts liegende Herzmuskelbereich nicht mehr durchblutet: Der Patient erleidet einen Herzinfarkt.

Durch den Verschluss wird ein Teil des Herzmuskels (Myokard) nicht mehr mit Sauerstoff versorgt und stirbt ab. Dadurch kann eine lebensbedrohliche Situation entstehen: Der Herzmuskel kann häufig nur noch eine verminderte Leistung erbringen (Herzinsuffizienz).

Fast immer ist auch die elektrische Erregungsausbreitung in der Herzwand gestört, was zu lebensgefährlichen Herzrhythmusstörungen führen kann.

Die Fähigkeit des Herzens, nach einem Infarkt weiterzupumpen, hängt mit dem Ausmaß und der Lage des zerstörten Gewebes zusammen. Da jede Koronararterie einen bestimmten Teil des Herzens versorgt, legt die verschlossene Arterie fest, welcher Bereich geschädigt wird. Kommt mehr als die Hälfte des Herzgewebes zu Schaden, kann das Herz meist nicht mehr arbeiten. Der Tod oder eine schwere Behinderung sind die Folge.

Man unterscheidet einen Vorderwand-, Hinterwand- und Seitenwandinfarkt, einen Scheidewandinfarkt (Septuminfarkt) sowie Kombinationsinfarkte. Die Infarkte mit der schlechtesten Prognose sind Vorderwand- und Scheidewandinfarkte. Wird ein drohender Infarkt festgestellt, muss so schnell wie möglich, und zwar innerhalb weniger Stunden, eine Therapie erfolgen, ansonsten entstehen irreparable Schäden in der mit Blut unterversorgten Herzregion. Etwa 50 Prozent aller Herzinfarkte in den westlichen Industrienationen werden nicht überlebt, im Krankenhaus allerdings versterben dann noch zwischen 4 und 12 Prozent der Patienten.

Nach einer Mitteilung der Techniker Krankenkasse Hamburg verstarben in der Bundesrepu-

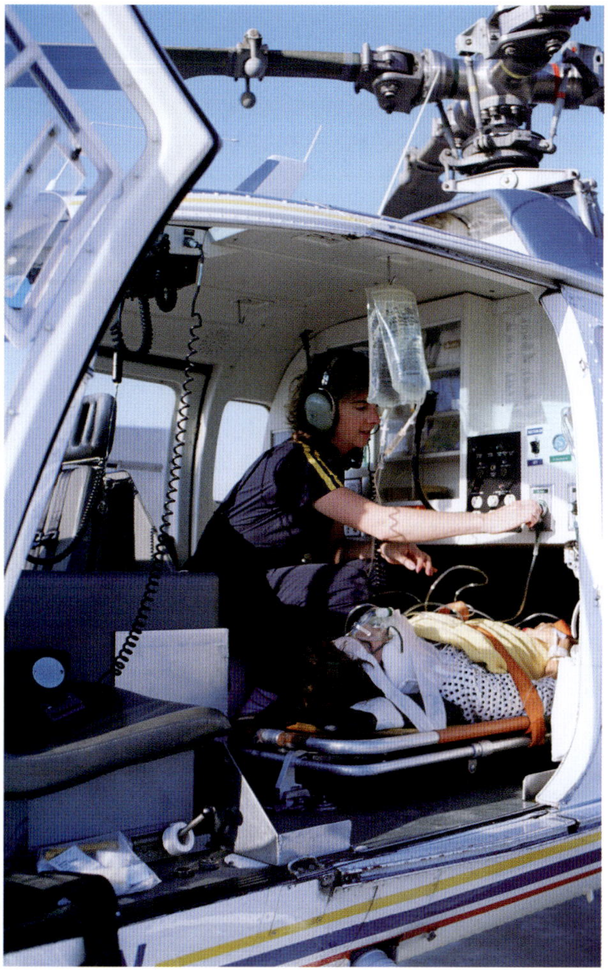

Abb. 6.3: Schnelle Hilfe ist bei einem Herzinfarkt lebenswichtig.

blik Deutschland im Jahre 2000 rund 67.000 Menschen an einem Herzinfarkt, im Jahr 1999 waren es dagegen noch 77.000.

Das neue Bild von der Ursache - das akute Koronarsyndrom

Die Ursache eines Herzinfarkts ist also der akute Verschluss eines der Herzkranzgefäße, die den Herzmuskel selbst mit Blut versorgen. Wie es zu einem solchen Gefäßverschluss kommt, schien lange Zeit geklärt: Man meinte, cholesterinhaltige Ablagerungen in den Wänden der Herzkranzgefäße würden diese immer weiter einengen, bis schließlich nicht mehr genug Blut hindurch gelangt, um das Muskelgewebe mit Sauerstoff zu versorgen. Aber in den letzten Jahren hat sich das Bild vom Herzinfarkt gewandelt. Bei vier von fünf Infarktpatienten liegt der Verschluss in einem Bereich, der gar nicht oder nur wenig verengt ist.

Heute deutet vieles darauf hin, dass entzündliche Vorgänge und eine gesteigerte Blutgerinnung schließlich zum akuten Infarkt führen. Eine zentrale Rolle spielt dabei weiterhin das Blutfett Cholesterin. So genannte LDL-Partikel, an Eiweißstoffe gebundene Cholesterinmoleküle, dringen ständig aus dem Blut in die innere Schicht der Arterien ein und verlassen sie auch wieder. Das ist ein normaler Vorgang.

Risikofaktoren wie Rauchen, Bewegungsmangel und eine unausgewogene Ernährung können bewirken, dass Fettpartikel in der Arterienwand bleiben und sich dort verändern. Das Fett wird sozusagen „ranzig“ und verursacht eine Entzündung. Fresszellen des Immunsystems nehmen die Fette auf und verdauen sie. Mit der Zeit bildet sich eine fetthaltige Ablagerung aus verdauten Cholesterinpartikeln und Bruchstücken abgestorbener Zellen, die nur durch eine dünne Zellschicht von der Blutbahn getrennt ist – eine so genannte Plaque. Gefährlich wird es, wenn diese trennende Schicht einreißt. Wie es dazu kommt, ist nicht genau bekannt.

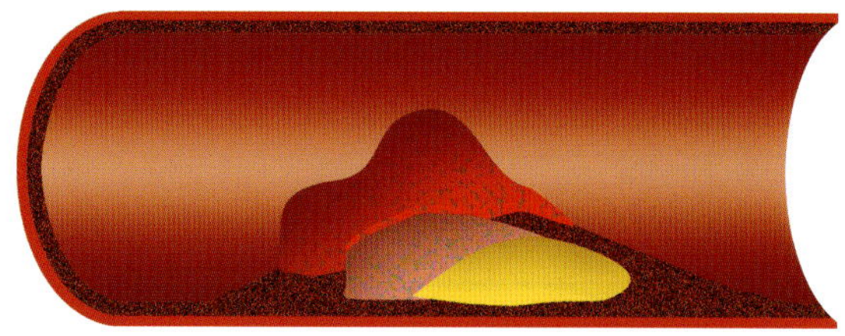

Abb. 6.4: Plaque in einem Herzkranzgefäß

Ihr persönliches Risiko

Unter der Internet-Adresse ***http://herz.qualimedic.de/HerzInfarktRisiko.html*** *können Sie in Sekundenschnelle Ihr persönliches Risiko eines Herzinfarkts berechnen. Um dieses bestimmen zu können, müssen Sie Ihren Body-Mass-Index kennen. Vor dem Ausfüllen des Fragebogens können Sie sich Ihren BMI auf der Seite* ***http://herz.qualimedic.de/Bmi.html*** *berechnen lassen. Klicken Sie danach in der Browser-Navigationsleiste auf „zurück“, um wieder zu diesem Fragebogen zu gelangen. Klicken Sie bei jeder Frage die Antwort an, die auf Sie zutrifft, und danach auf den Abschickenknopf am Ende der Seite.* ***qualimedic.de*** *errechnet Ihnen umgehend Ihr persönliches Herzinfarktrisikoprofil.*

Die folgenden Fragen sollten Sie wahrheitsgemäß beantworten, und zwar Fragen nach

- *Geschlecht und Alter*
- *der Vererbung von Herzerkrankungen,*
- *dem Körpergewicht in kg nach dem BMI,*
- *körperlichen Aktivitäten in Beruf/ Ruhestand und beim Sport,*
- *dem Nikotinkonsum,*
- *dem Blutdruck,*
- *dem Gesamtcholesterin im Blut,*
- *dem „guten“ (HDL) im Blut,*
- *dem Blutzucker,*
- *und nach weiteren Risikofaktoren.*

Liegt die Plaque frei, wird sofort das Gerinnungssystem des Blutes aktiviert. Ein Gerinnsel aus Fibrinfäden und Zellen bildet schließlich einen Propf, der das Herzkranzgefäß verschließt. Das hinter der Verstopfung liegende Muskelgewebe ist dann nicht mehr durchblutet und stirbt ab – es kommt zum Herzinfarkt.

Trends beim Herzinfakt

Immer mehr Frauen sterben am Herzinfarkt, während die Zahl der tödlichen Herzinfarkte bei Männern eher zurückgeht. Die epidemiologischen Untersuchungen zeigen, dass dieser Trend sich nicht auf Maßnahmen der High-Tech-Medizin zurückführen lässt, sondern vor allem auf das Rauchen.

Frauen und Herzinfarkt

Zwar gilt der Infarkt immer noch als typisch männliches Zivilisationsleiden. Inzwischen sterben jedoch mehr Frauen an einem Herzinfarkt als ihre Männer, ihre Überlebenschancen sind geringer. Ein möglicher Grund: Herzinfarkt-Symptome können bei Männern und Frauen sehr unterschiedlich sein. Diese Erkenntnis ist neu: Lange Jahre wurden in wissenschaftlichen Studien nur Männer beobachtet und ihre Symptome (vor allem Schmerzen und Engegefühl im Brustbereich, ausstrahlende Schmerzen in den Arm) als aussagekräftig angesehen. Bei Frauen gibt es jedoch häufiger eher unspezifische Symptome wie Schmerzen im Oberbauch, Kreuzschmerzen, Übelkeit und Erbrechen, Schwäche und Atemnot. Ein weiteres Problem: Die üblichen Diagnoseverfahren wie Ruhe- und Belastungs-EKG sollen bei Frauen weniger zuverlässig sein.

Durch ihren Hormonspiegel, vor allem durch das Östrogen, haben Frauen zwar einen natürlichen Schutz gegen Gefäßerkrankungen. Dieser ist jedoch nur bis zum Beginn der Wechseljahre aktiv, dann entfällt der „Hormonbonus", und das Risiko für Herzinfarkte und Schlaganfälle steigt. Ab dem 65. Lebensjahr ist das Risiko einer Erkrankung bei Männern und Frauen gleich hoch.

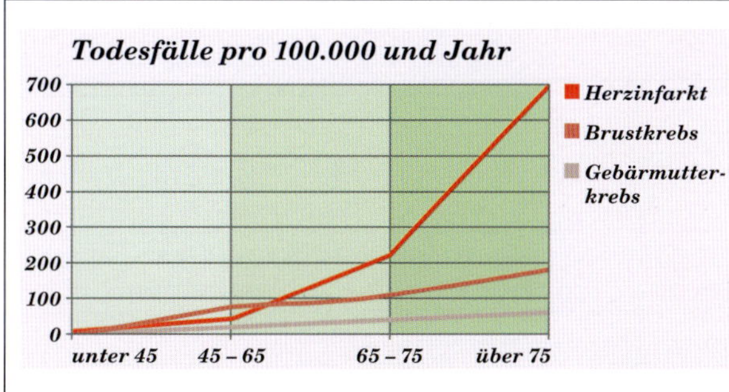

Abb. 6.5: Todesursachen bei Frauen

Während bei Männern die Herzinfarktrate zurückgeht, steigt sie bei Frauen immer mehr an, eine Herz-Kreislauf-Erkrankung und ihre Folgen sind inzwischen die häufigste Todesursache bei Frauen. Warum mehr Frauen als Männer nach einem Infarkt sterben, ist noch ungeklärt. Bisher steht fest, dass Frauen nach einem Infarkt oft gar nicht oder viel zu spät ins Krankenhaus kommen, da weder sie selbst noch ihre Umgebung an einen Infarkt denken. Bis zur richtigen Diagnose und Therapie geht so oft viel kostbare Zeit verloren, denn gerade nach einem Infarkt können die ersten Minuten entscheiden, ob ein Patient überlebt oder nicht.

Statistische Daten

- *Während 1994 über 250.000 Frauen an einem Herzinfarkt starben, lag die Zahl bei Männern mit 178.000 deutlich darunter. Tatsächlich ist die Herzinfarktrate bei Männern rückläufig, bei Frauen dagegen ansteigend.*
- *Laut einer Emnid-Umfrage im Auftrag der DAK ist jede dritte Frau nicht darüber aufgeklärt, dass Herz-Kreislauf-Erkrankungen die Todesursache Nummer eins bei Frauen in Deutschland sind. Frauen haben eine kleinere Überlebenschance als Männer, da die Symptome häufig falsch gedeutet werden.*

Da auch noch viele Ärzte einen Herzinfarkt bei Frauen für ein seltenes Ereignis halten und die Symptome eher untypisch sind, kann es häufiger zu Fehldiagnosen kommen. Oft unterschätzen sie die Klagen ihrer Patientinnen über Rückenschmerzen und Schwindelgefühle. Doch auch Frauen selber unterschätzen die Gefahren. Viele haben einen ungesunden Lebensstil. Das stellt sich als gefährlich heraus, da Risikofaktoren wie Stress, Übergewicht, Bewegungsmangel und Rauchen auf Frauen einen stärkeren negativen Einfluss haben können als auf Männer. Besonders gefährdet sind Frauen, die trotz Einnahme der Anti-Baby-Pille rauchen.

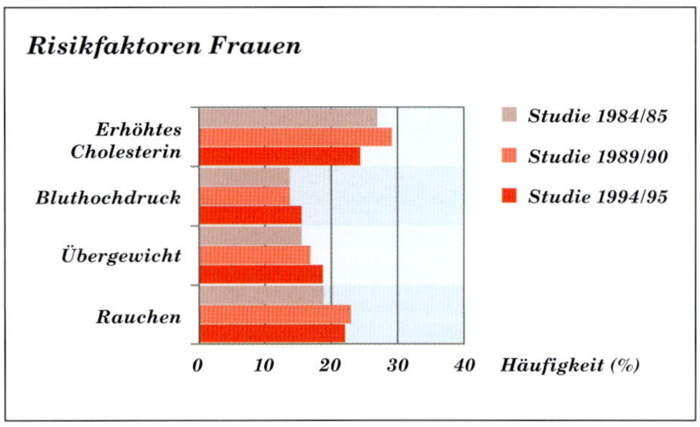

Abb. 6.6: Die verschiedenen Risikofaktoren

Die schlechtere Prognose

Bis zur Menopause sind Frauen hormonell weitgehend gegen Herzinfarkt geschützt – wenn sie nicht rauchen und normalgewichtig sind; danach steigt das Risiko deutlich und rascher an als bei Männern; jenseits des 70. Lebensjahres liegt die Herzinfarkt-Häufigkeit sogar höher. Durch zunehmend „männliches" Fehlverhalten in Bezug auf die Risikofaktoren

- Rauchen,
- falsche Ernährung,
- Doppelbelastung Beruf – Familie

verschlechtert sich die Situation zunehmend.

Ferner wird der Herzinfarkt bei Frauen nicht nur später erkannt, sondern auch schlechter behandelt. Wesentliche Unterschiede bestehen nicht nur hinsichtlich des Alters, in dem der Herzinfarkt eintritt, sondern auch hinsichtlich Diagnose und Therapie:

- Frauen haben seltener die Herzinfarkt typischen Schmerzen.
- Frauen werden seltener an Akutambulanzen überwiesen,
- Frauen werden weniger oft angiographiert und dilatiert,
- Frauen erhalten weniger oft einen Bypass.

Hinzu kommt, dass mehr als 50 Prozent der Frauen den Herzinfarkt alleine erleben, da sie in diesem Alter vielfach schon verwitwet sind. Bis jemand auf sie aufmerksam wird, verstreicht so mehr Zeit bis zur Diagnose und zur nachfolgenden Therapie, wodurch sich ihre Prognose verschlechtert.

Häufig mangelt es auch an einer vernünftigen Prophylaxe durch gesundheitsbewussteren Lebensstil: Studien zeigen, dass gefährdete Frauen weniger Bewegungssport betreiben und seltener mit dem Rauchen aufhören als gefährdete Männer.

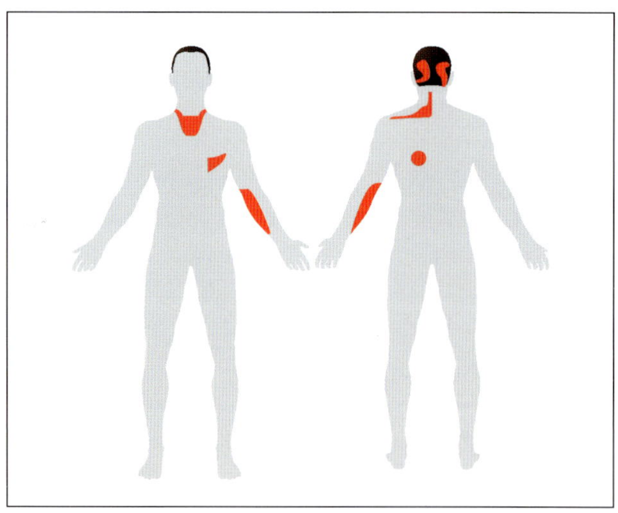

Abb. 6.7: Achten Sie auf Warnsignale und Symptome! (Die potenziellen Schmerzstellen sind hervorgehoben.)

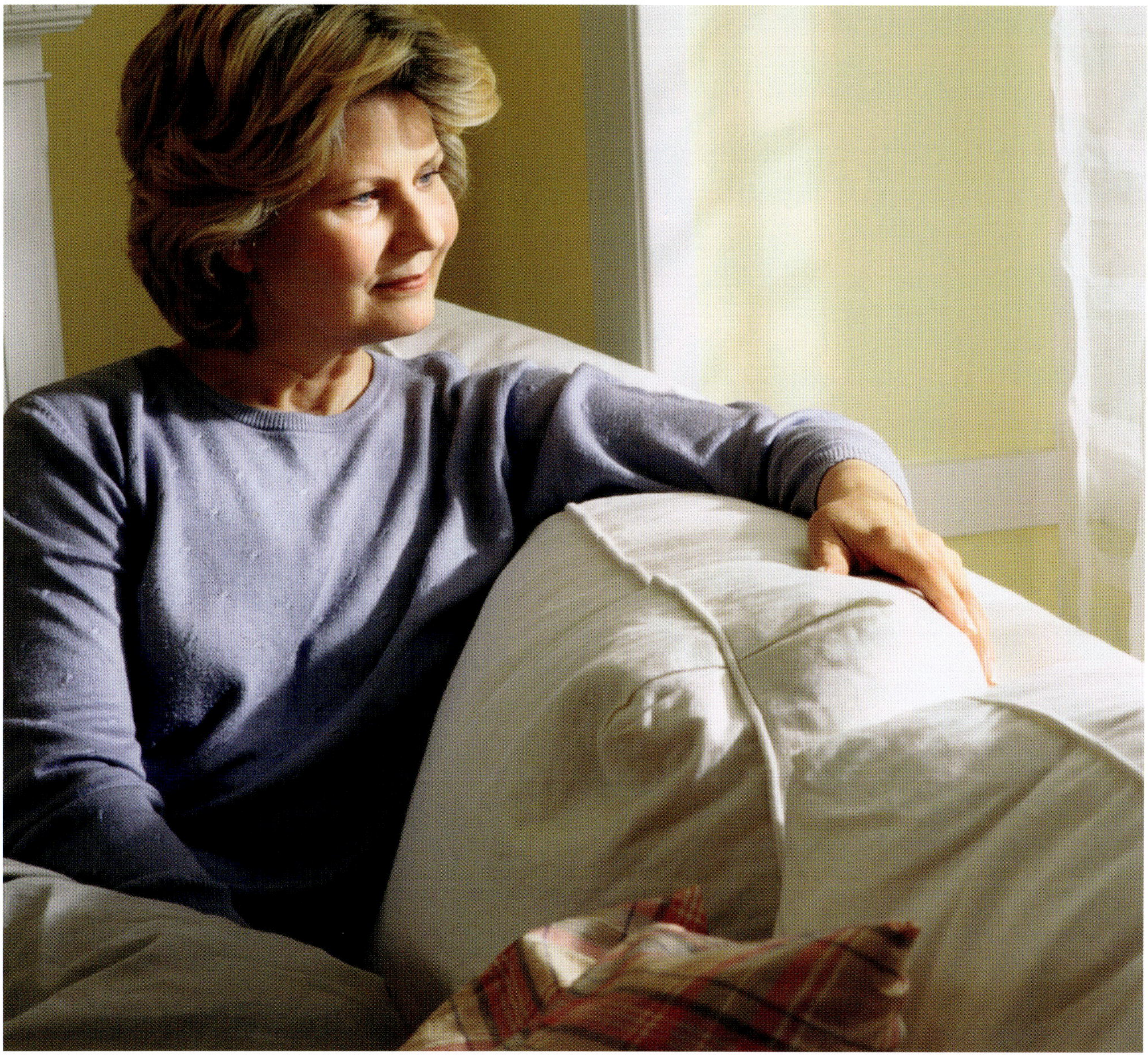

Abb. 6.8: Mehr als die Hälfte der Frauen sind alleine, wenn ein Herzinfarkt auftritt.

Auf Warnsignale hören

Die folgenden Symptome gehen häufig einem Infarkt voraus und sollten ernst genommen werden:

- *Brustenge (Angina pectoris)*
- *Schmerzen in der linken Schulter*
- *Schmerzen im linken Arm*
- *Rückenschmerzen*
- *Halsschmerzen bis zum Unterkiefer*
- *Bauchschmerzen und/oder Übelkeit*
- *Unwohlsein*

Vorboten und Symptome

Der Herzinfarkt kommt nicht immer, wie gelegentlich zu hören ist, wie ein Blitz aus heiterem Himmel, sondern er sendet meistens vorher Warnsignale aus, die aber nur zu häufig unbeachtet bleiben oder falsch gedeutet werden.

Die Warnsignale

In 80 Prozent der Fälle kommt es schon Wochen vor dem Infarkt zum Beispiel zu Schmerzen in der Brust unter körperlicher und/oder seelischer Belastung, manchmal aber auch ohne jeden Anlass.

Weitere Warnzeichen sind Atembeklemmung, Unwohlsein, Übelkeit, Brechreiz, Schweißausbrüche und Angst. Bei rund 20 Prozent der Patienten, meist bei älteren Personen oder Diabetikern, verläuft ein Infarkt „stumm", das heißt, die betroffenen Menschen bemerken ihn nicht. Nur 30 bis 50 Prozent der Herzinfarkte treten ohne vorherige Schmerzen auf.

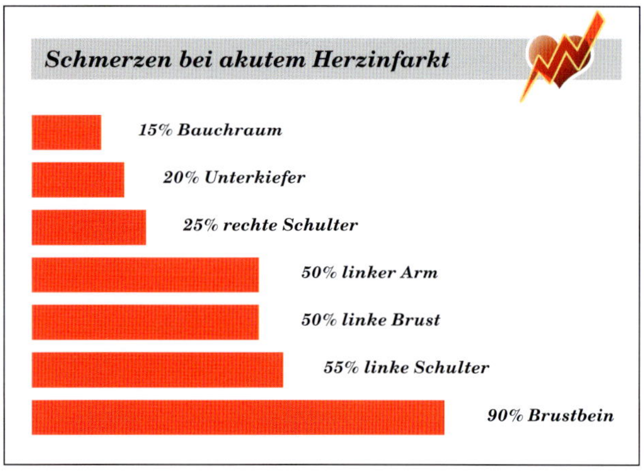

Abb. 6.9: Die Warnsignale

Der akute Herzinfarkt

Anzeichen für einen Herzinfarkt sind plötzlich auftretende, starke drückende oder brennende Schmerzen im vorderen linken Brustbereich, oft nur von kurzer, minütlicher Dauer.

Die Schmerzen können ausstrahlen in Hals, Unterkiefer, Schultergegend, Rücken, linken Arm bis in die Spitze des kleinen Fingers, aber auch in den rechten Arm oder Oberbauch. Todesangst, Atemnot sowie Schwitzen, Übelkeit und Erbrechen sind weitere Alarmsignale. Es kann auch zu einer plötzlichen Bewusstlosigkeit oder schweren Schwindelgefühlen kommen.

Häufig kommt es zu einem Blutdruckabfall mit Blässe und Verwirrtheit, besonders bei alten Menschen mit Durchblutungsstörungen des Gehirns. Etwa zwei Drittel der Patienten leiden schon Tage bis Wochen vorher unter Kurzatmigkeit, Müdigkeit und Ziehen hinter dem Brustbein.

Auslöser für einen Herzinfarkt sind plötzliche Kraftanstrengungen und Stress-Situationen mit stärkeren Blutdruckschwankungen – meist aufgrund einer Durchblutungsstörung des Herzens (KHK) mit Verengung einer oder mehrerer Herzarterien.

Weitere auslösende Faktoren können sein:

- psychische Belastungssituationen,
- Kälte,
- Hitze,
- feuchtwarmes Klima,
- üppige Mahlzeiten.

Die Tageszeit spielt ebenfalls eine Rolle, denn 40 Prozent aller Herzinfarkte ereignen sich in den Morgenstunden zwischen 6 und 12 Uhr!

Die Symptome im Überblick

- *Schmerzen im Oberbauch*
- *Übelkeit, Erbrechen*
- *Kreuzschmerzen*
- *allgemeine Schwäche*
- *Atemnot*
- *Schmerzen im Bereich unter dem Brustbein*
- *häufig Schmerzausstrahlung in den linken Arm oder den Unterkiefer*
- *Herzrasen, kalter Schweiß*
- *kaum tastbarer Puls*
- *Todesangst*

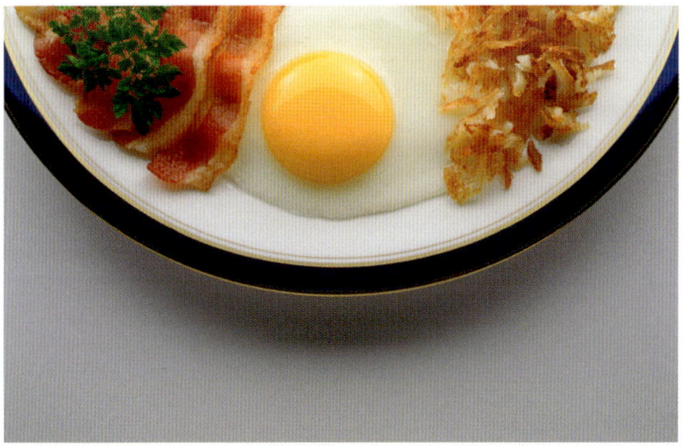

Abb. 6.10: *Auch eine ausgiebige Mahlzeit kann schließlich einen Herzinfarkt auslösen.*

Angina-pectoris-Anfall oder Herzinfarkt?

Patienten, die vor dem Herzinfarkt an einer Angina pectoris (anfallsweise in der Herzgegend auftretender Schmerz) litten, und diese mit Nitrat-Spray (z.B. Nitrolingual) beherrschen konnten, erreichen durch dieses Medikament beim Infarkt keine Beschwerdefreiheit mehr.

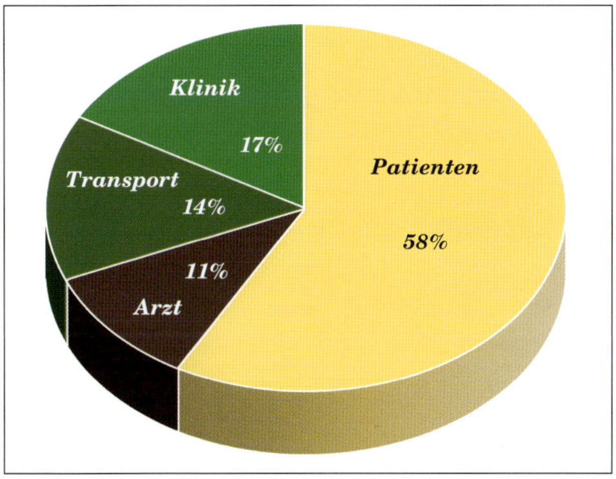

Abb. 6.11: *Zeitverluste bei Patienten mit akutem Herzinfarkt, verursacht durch den Patienten selbst, den Transport, den Arzt oder die Klinik.*

Auch sind die Schmerzen im Brustbereich stärker und halten länger an. Die Patienten sind sehr unruhig, häufig klagen sie über Übelkeit, viele berichten über ein Vernichtungsgefühl. Der Patient ist blass, ängstlich und versucht, die Schmerzen durch Bewegung zu lindern, wohingegen Patienten im Angina-pectoris-Anfall sich ruhig verhalten, da sie befürchten, die Beschwerden durch körperliche Anstrengung zu verstärken.

Lebensrettende Sofortmaßnahmen

Ein Herzinfarkt ist ein medizinischer Notfall! Je früher die Diagnose gestellt und eine Behandlung begonnen wird, desto größer sind die Überlebenschancen und desto geringer die bleibenden Schäden. Die Hälfte aller Todesfälle durch einen Infarkt tritt in den ersten vier Stunden nach Einsetzen der Warnsignale auf.

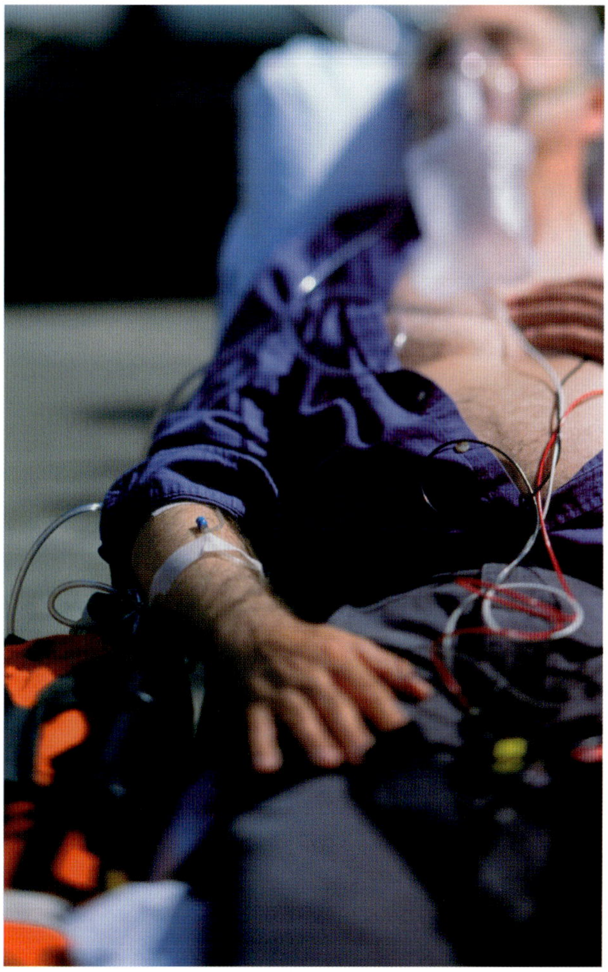

Abb. 6.12: *Je schneller der Notarzt eintrifft, desto größer sind die Überlebenschancen.*

Schon drei Stunden nach einem kompletten Verschluss einer Koronararterie sind 60 Prozent des betroffenen Herzmuskelareals rettungslos verloren. Eine einprägsame Formel lautet daher: **Zeit ist Muskel – Zeit ist Leben.**

Je zeitiger ein Infarktpatient in kompetente ärztliche Versorgung kommt, desto mehr von dem bedrohten Herzmuskel kann noch vor dem Absterben bewahrt werden. Daher gilt: Beim Auftreten der genannten Symptome – auch wenn sie nicht so eindeutig sind – muss sofort der Arzt oder der Rettungsdienst über die Telefonnummer 112 gerufen werden.

Zu den Sofortmaßnahmen zählen unter anderem, den Betroffenen in eine möglichst beschwerdefreie Lage zu bringen (hinlegen oder hinsetzen) und dafür zu sorgen, dass er gut durchatmen kann. Hier kann schon das Öffnen des Kragens oder Gürtels hilfreich sein.

Wichtig ist, dass der Kranke nicht alleine gelassen wird. Verliert er das Bewusstsein und hört auf zu atmen, muss umgehend mit Wiederbelebungsmaßnahmen begonnen werden.

Trifft der Notarzt ein, kann er sofort mit der Schmerz- und Angstbekämpfung beginnen (Opiate und Beruhigungsmittel) und den Patienten zur weiteren Diagnose und Therapie ins Krankenhaus begleiten.

Die Diagnose

Ein Infarkt lässt sich in erster Linie klinisch, das heißt anhand der vorliegenden Symptome, diagnostizieren. Wichtig sind auch die Anamnese (Erhebung der Krankengeschichte, Vorerkrankungen) sowie körperliche Untersuchungsbefunde, Blutuntersuchungen und die Elektrokardiographie (EKG).

Die genaue Diagnose ist vor der Therapie sehr wichtig, da es Erkrankungen gibt, die dem Herzinfarkt im Beschwerdebild sehr ähnlich sein können. Hierzu zählen unter anderen die Lungenembolie, Erkrankungen im Oberbauch, eine Herzbeutel- oder Rippenfellentzündung oder eine Herzangstneurose.

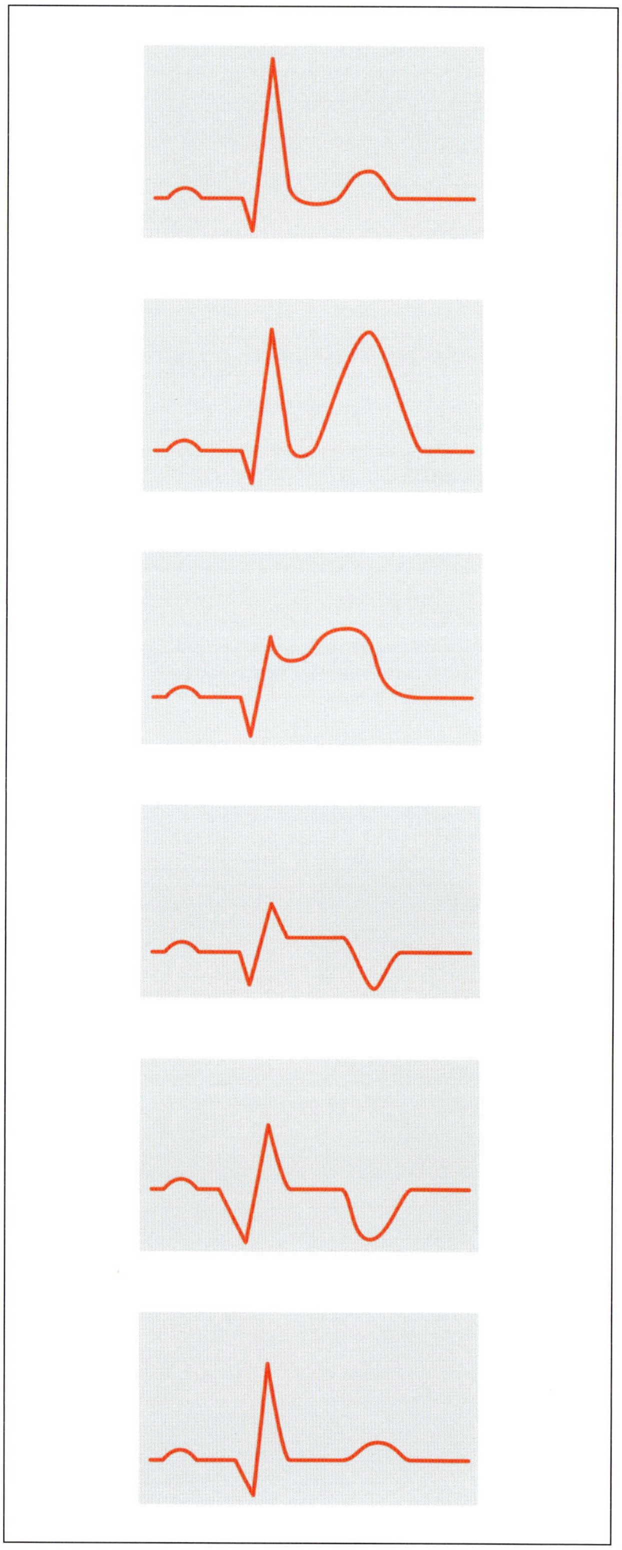

Abb. 6.13: Das EKG nach einem Herzinfarkt verändert sich im Zeitverlauf.

Die Elektrokardiographie (EKG)

Von entscheidender diagnostischer Bedeutung ist das EKG. Hier finden sich beispielweise Hinweise auf die Lokalisation des Infarktes (Vorderwand, Hinterwand) und darauf, ob ein akuter Infarkt vorliegt oder vielleicht ein Infarktereignis bereits längere Zeit zurückliegt.

Im EKG sind häufig infarkttypische Veränderungen der Herzströme zu erkennen. Außerdem werden mögliche Herzrhythmusstörungen diagnostiziert, die möglicherweise behandelt werden müssen. Die Veränderungen im EKG hängen von der Größe und Lage des Herzmuskelschadens sowie vom Alter ab. Wenn einige EKGs über mehrere Stunden normal verlaufen, gilt ein Herzinfarkt als unwahrscheinlich. Allerdings: Ein EKG kann innerhalb der ersten 24 Stunden negativ sein. Erst zwei EKGs im Abstand eines Tages können einen Infarkt ausschließen.

Bluntuntersuchungen

Blutuntersuchungen können jedoch Gewissheit verschaffen. Aus dem untergegangenen Herz-

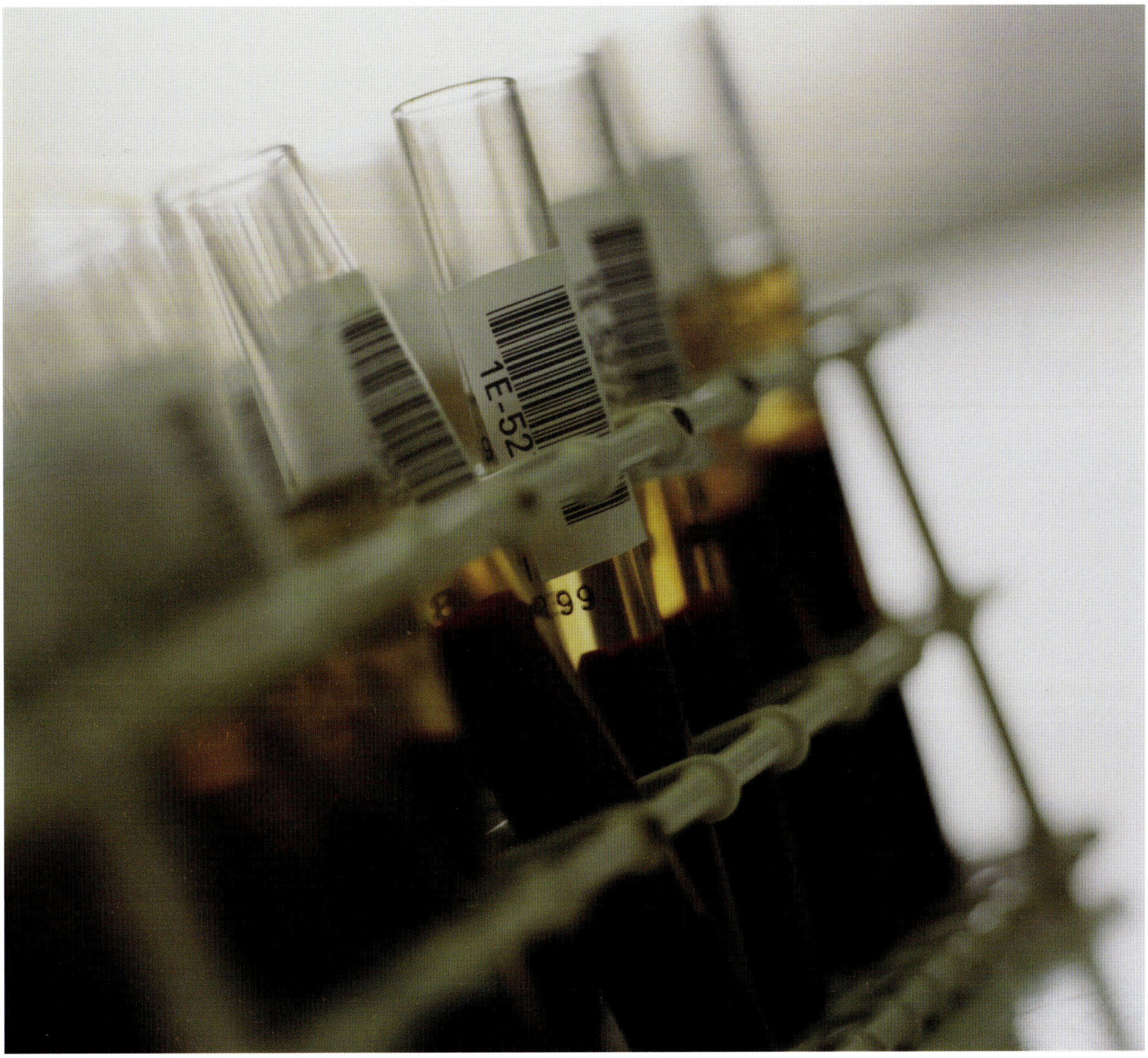

Abb. 6.14: Auch durch Blutuntersuchungen lässt sich ein Herzinfarkt nachweisen oder ausschließen.

muskelgewebe werden Enzyme freigesetzt, die im Blut nachgewiesen werden können (Enzymdiagnostik). Die Creatinkinase (CK) ist ein unspezifisches Enzym, das vor allem in den Muskeln und im Gehirn vorkommt. Im Herzmuskel existiert eine spezifische Art der Creatinkinase (CKMB).

Wenn Zellen des Herzmuskels, zum Beispiel nach einem Infarkt, absterben, wird dieses Enzym vermehrt freigesetzt und ist im Blut erhöht nachweisbar. Beträgt der Anteil der CKMB mehr als 10 Prozent der gesamten CK, geht man von einem abgelaufenen Infarkt aus. Der erhöhte Enzymspiegel lässt sich 4 bis maximal 27 Stunden nach einem Herzinfarkt feststellen, daher darf auch dieser Parameter nur im Zusammenhang mit der klinischen Symptomatik betrachtet werden. Wichtig sind auch andere Blutwerte, wie Troponin I, GOT und LDH.

Auch diese Substanzen werden aus dem geschädigten Herzmuskel in die Blutbahn freigesetzt und sind dann im Blut erhöht.

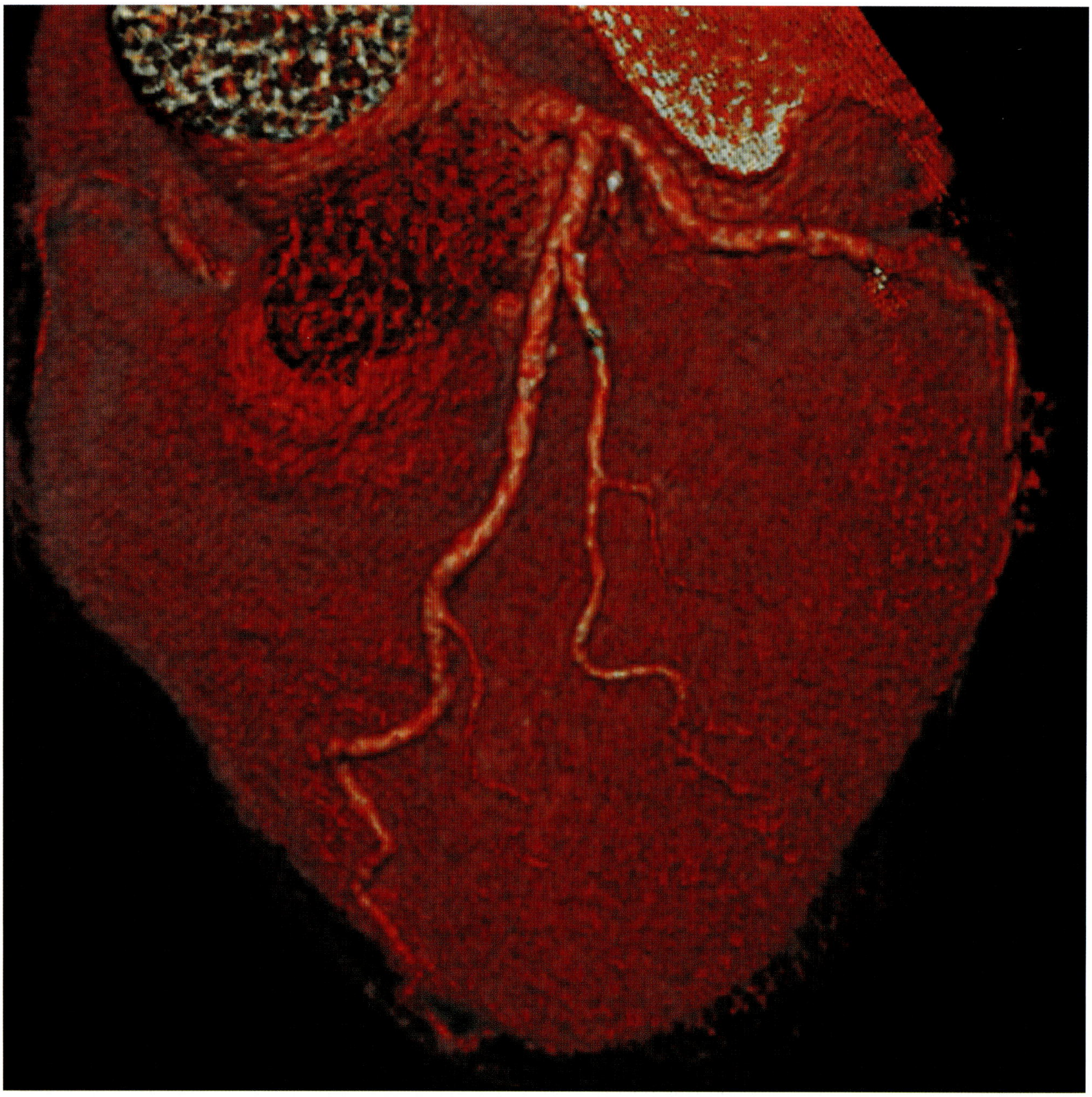

Abb. 6.15: CT-Angiographie des Herzens: Circumflexasystem (CX) und linke Herzkranzarterie mit geringen Verkalkungen ohne nennenswerte Gefäßeinengung bei geschlängeltem Verlauf als Hinweis auf Bluthochdruck

Die Echokardiographie

Wenn EKG und CKMB-Wert nicht genügend Aufschluss geben, kann man eine Echokardiographie, einen Herz-Ultraschall, durchführen. Die Echokardiographie kann anzeigen, ob die Herzwand sich normal bewegt. Bei einem vorliegenden Herzinfarkt zeigt sie eine verringerte Herztätigkeit in der linken Kammerwand, die das Blut in den Körper pumpt.

Die Koronarangiographie

Bei der Koronarangiographie wird das Lumen der Koronargefäße des Menschen sichtbar gemacht. Dies erfolgt durch Röntgenkontrastmittel, welches über ein Kathetersystem direkt selektiv in die Koronargefäße injiziert wird. Der Injektionsvorgang wird mittels Röntgen dokumentiert und auf geeigneten Medien (Film, Video, CD-ROM) gespeichert.

Die konventionelle selektive Koronarangiographie erlaubt genaue Aussagen über die arteriosklerotischen Veränderungen der Koronarien und die konsekutiven therapeutischen Möglichkeiten. Sie ist mit prozentual geringen Risiken und Komplikationen verbunden.

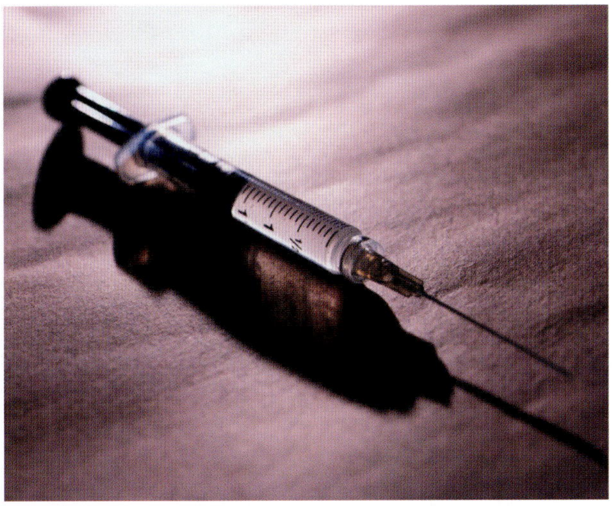

Abb. 6.16: Bei starken Schmerzen wird Morphium gespritzt, um den Stressfaktor Schmerz auszulöschen.

Dabei nimmt das Risiko erwartungsgemäß mit dem Alter und dem Ausmaß der Erkrankung zu, aber auch beim jüngeren Patienten mit guter Leistungsfähigkeit und nur geringem angiopraphischem Befund ist das Risiko nicht gleich Null.

Zu den ernsten Komplikationen gehören: Tod, Infarkte, zerebrale Embolien, Kammerflimmern, Asystolie, Lungenödem, Kontrastmittelunverträglichkeiten und schwere Herz-Kreislauf-Zwischenfälle.

Die Therapie

Primäres Ziel der Herzinfarkttherapie ist die schnellstmögliche Beseitigung des Verschlusses des Herzkranzgefäßes, der den Infarkt ausgelöst hat. Der Bereich an Herzgewebe, der durch einen Infarkt zugrunde geht, soll so klein wie möglich gehalten werden – im besten Fall ist das gesamte Gewebe zu erhalten.

Die Akutbehandlung

Meist noch zu Hause erhält der Patient 250 bis 500 mg Acetylsalicylsäure (ASS) als Tablette zum Kauen oder als Lösung in die Vene gespritzt. ASS verkleinert eventuell den Thrombus, also das Gerinnsel, im Herzgefäß. Als Erstmaßnahme wird zudem Nitroglycerin mit einem Pumpzerstäuber unter die Zunge oder als Zerbeißkapsel gegeben. Nitroglycerin verringert die Arbeit für das Herz, indem es den Blutdruck senkt. Durch die geringere Anstrengung verbraucht der Herzmuskel weniger Sauerstoff und wird besser durchblutet. Dadurch wird die Zeit bis zum Absterben des Gewebes hinausgezögert.

Mit der verbesserten Herzdurchblutung lassen in der Regel auch die Herzschmerzen nach. Hat der Patient jedoch weiterhin starke Schmerzen, wird Morphium gespritzt, damit er schmerzfrei wird. Denn Schmerz bedeutet Stress, was in dieser Situation den kardialen Zustand deutlich verschlechtern kann.

Die Behandlung im Krankenhaus

Im Krankenhaus erhält der Patient zunächst einen zentralen Zugang (Katheter) und über eine Nasensonde Sauerstoff, um die Sauerstoffzufuhr zu verbessern. Über den zentralen Venenkatheter (ZVK) bekommt der Patient blutverdünnende Medikamente (Heparin), und der Blutdruck wird eingestellt (oft durch Nitrate).

So bald wie möglich wird versucht, das verschlossene Koronargefäß wieder durchgängig zu machen, um den Schaden am Herzmuskel möglichst gering zu halten. Man nennt dies Reperfusionstherapie, Thrombolyse oder Fibrinolyse (Lyse-Therapie).

Diese Form der Wiederherstellung der Durchblutung ist nur in den ersten Stunden möglich.

Lyse-Therapie: Hierzu gibt man Substanzen in die Blutvene, die Blutgerinnsel auflösen können. Außer den seit langem dazu eingesetzten Wirksubstanzen Streptokinase und Urokinase gibt es neuere Thrombolytika, die heute auch schon gentechnisch hergestellt werden. Sie öffnen verschlossene Blutgefäße schneller und vollkommener und reduzieren gleichzeitig die Gefahr eines erneuten Gefäßverschlusses.

Möglich ist auch, einen Katheter von der Leiste her in das betroffene Koronargefäß einzuführen und das Gerinnsel mit den gleichen Medikamenten (über den Katheter gespritzt) wieder zu eröffnen. Begleitend wird durch die Gabe von Heparin und Acetylsalicylsäure eine Vergrößerung des Gerinnsels verhindert. Die Wahrscheinlichkeit einer Wiedereröffnung (Rekanalisation) des Herzkranzgefäßes ist innerhalb der ersten Stunde nach Auftreten des Infarkts am größten.

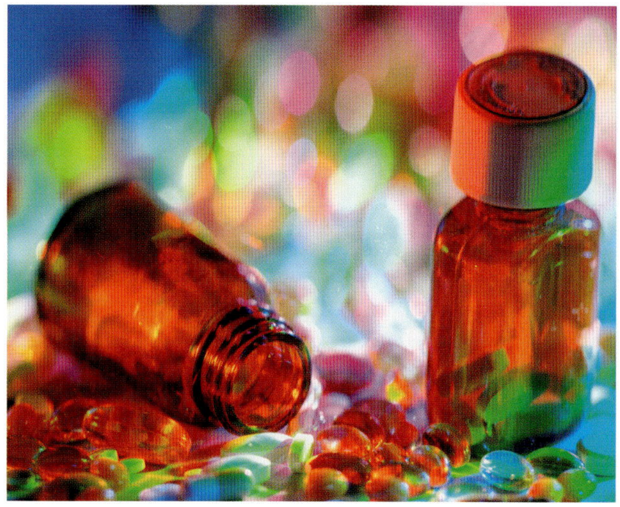

Abb. 6.17: Die Behandlung eines Herzinfarkts erfordert auch den Einsatz zahlreicher Medikamente.

Schmerz-Therapie: Von gleicher Bedeutung wie die Lyse-Therapie sind die Schmerzbekämpfung und die Beruhigung des Patienten mit dem Ziel, ihm die Todesangst zu nehmen.

Ballondilatation: In kardio-vaskulären Zentren, in denen rund um die Uhr eine geübte Mannschaft bereitsteht, wird heute schon routinemäßig bei einem frischen Herzinfarkt statt der Lyse-Therapie eine Ballondilatation vorgenommen, der Verschluss wird also mechanisch mithilfe eines Ballons aufgedehnt. Der Ballon befindet sich an der Spitze einer Plastiksonde, die von der Leiste aus in die Hauptschlagader und dann in das Herzkranzgefäß eingebracht wird. Dann wird eine Gefäßstütze, ein so genannter Stent, eingesetzt, der das Gefäß offen hält.

Medikamente: Beta-Blocker und Acetylsalicylsäure oder ein anderes Präparat, das der Verklumpung des Blutes vorbeugt, sind unumgänglich zur Verhinderung eines zweiten Infarkts. Die Herzmuskelschwäche und die Rhythmusstörungen können den Einsatz zahlreicher weiterer Medikamente nötig machen.

Bypass-Operation: Bei weiteren Engstellen in den Koronargefäßen kommt nach der Stabilisierung des Patienten eine Bypassoperation in Frage, bei der mit Venenabschnitten (aus dem Bein) oder Anschluss von Arterien aus der Brustwand „Umleitungen" für die Engstellen konstruiert werden.

Mitarbeit des Patienten

Nach der Akuttherapie kann sich der Patient schrittweise mehr belasten. Gleichzeitig untersucht man, beispielsweise durch eine Herzkatheteruntersuchung oder neuerdings auch durch eine Kernspinuntersuchung des Herzmuskels, das Ausmaß des Herzschadens (Kardio-MR) und forscht nach möglichen Ursachen des Infarktes, um langfristig durch konsequente Reduktion aller Risikofaktoren die Gefahr eines erneuten Infarktes zu minimieren.

Hierbei ist die Mitarbeit des Patienten besonders wichtig, denn auch wenn alle Eingriffe erfolgreich waren, ist man nicht geheilt.

Eine gesunde Lebensweise wird noch wichtiger als zuvor. Der Patient wird dann angehalten, sich der neuen Situation anzupassen und eventuell vorhandene Risikofaktoren aus seinem Leben zu eliminieren.

Die Rehabilitation

Rehabilitation bedeutet allgemein Wiederherstellung und Wiedereingliederung in das normale Leben und den Beruf. Die medizinische Rehabilitation schließt die Lücke zwischen akutem Krankenhausaufenthalt und Wieder-

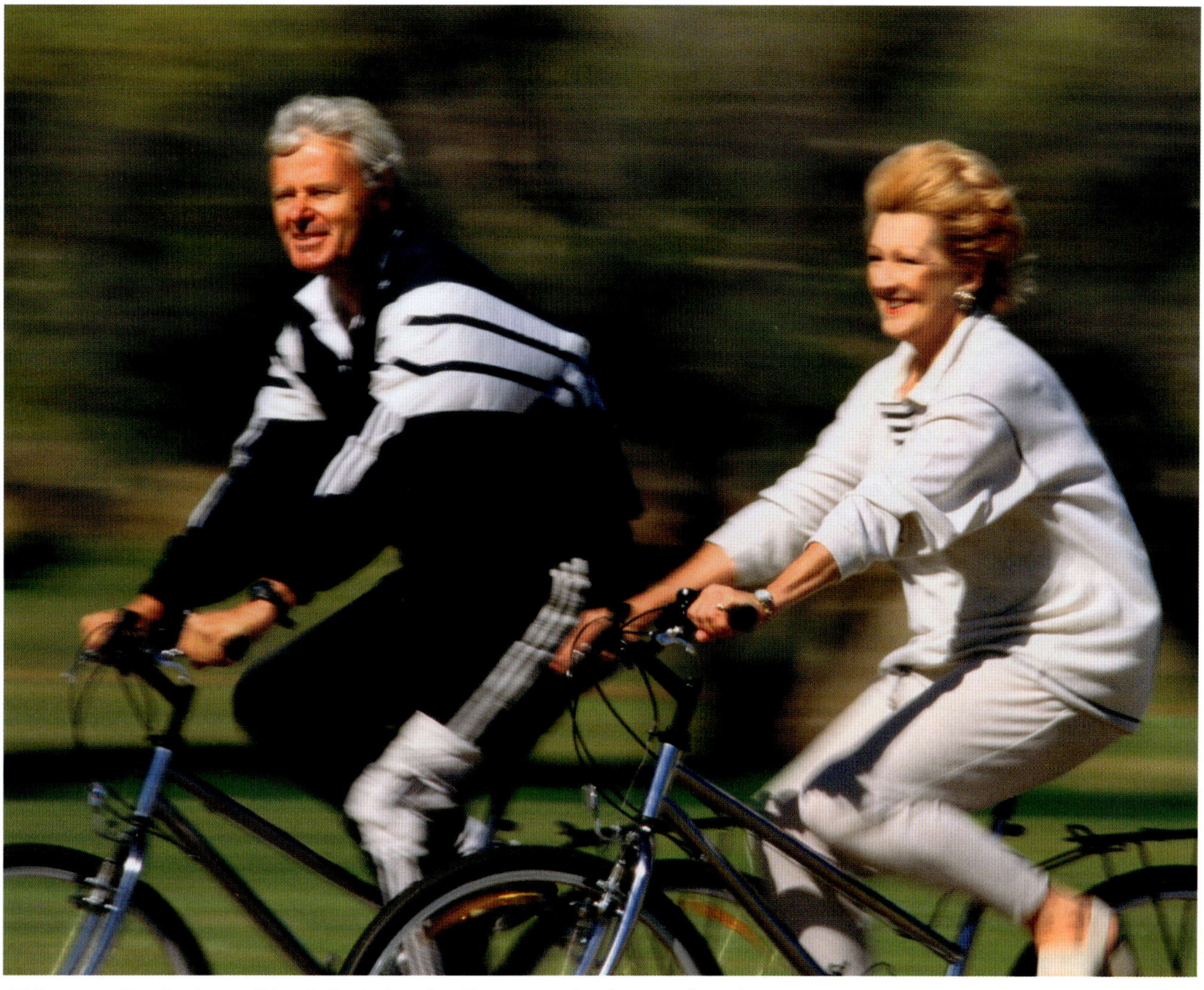

Abb. 6.18: Nach einem Herzinfarkt ist der Patient gefordert, sich auf einen gesunden Lebensstil umzustellen.

aufnahme der Erwerbstätigkeit. In diesem Fall versteht man darunter eine ambulante oder stationäre Behandlung nach einem akuten Herzinfarkt unmittelbar nach dem Krankenhausaufenthalt. Viele Patienten ziehen heute die ambulante, wohnortnahe Rehabilitation der stationären in der Klinik vor, da sie „zu Hause" gesunden können.

Ziele der Rehabilitation: Das Hauptziel der Rehabilitation ist die Wiederanpassung des Patienten an die Belastungen des Alltags und die Wiedereingliederung ins Berufsleben. Ein abgestimmtes Programm zur Schulung des Gesundheitsbewusstseins soll dem Patienten den „roten Faden" zu einer gesunden und für ihn richtigen Lebensweise geben.

Ein weiterer Schwerpunkt liegt auf einer persönlichen Ernährungsberatung. Der Patient soll lernen, die Ursachen seiner Krankheit zu erkennen, und er soll dazu bewogen werden, seinen Lebensstil zu ändern, um Risikofaktoren zu vermeiden.

Die Nachbehandlung

Wichtig ist auch die Nachbehandlung. Die medikamentöse Nachbehandlung, beispielsweise mit Beta-Blockern, ACE-Hemmern oder blutgerinnungshemmenden Medikamenten, verbessert die Prognose nach einem Herzinfarkt. Wichtig ist auch die konsequente Arbeit an den Risikofaktoren:

- Bluthochdruck, Hypercholesterinämie oder Diabetes mellitus sollten regelmäßig kontrolliert und ausreichend behandelt werden.
- Übergewicht sollte abgebaut werden. Eine regelmäßige Diätberatung kann dabei helfen, die Ernährung auf fettarme und ballaststoffreiche Kost umzustellen.
- Das Rauchen sollte sofort eingestellt werden.
- Regelmäßige körperliche Bewegung (Koronarsportgruppe) verbessert ebenfalls die Prognose. Koronarsportgruppen sind an vielen kardio-vaskulären Zentren entstanden.

Zudem sollten in regelmäßigen Zeitabständen (halbjährlich bis jährlich) kardiologische Kontrolluntersuchungen erfolgen. Dabei wird neben der Frage nach den Beschwerden auch ein EKG angefertigt.

Die Prophylaxe

Als Vorbeugung sind eine vernünftige Ernährung, viel Bewegung, kontrollierter Sport, ein möglichst stressfreies Leben sowie regelmäßige Untersuchungen, zum Beispiel mit Hilfe eines Belastungs-EKGs, zu empfehlen. Risikopatienten wie Raucher, Diabetiker, Bluthochdruckpatienten, stark Übergewichtige oder Menschen mit erhöhten Cholesterinwerten sollten unbedingt regelmäßig einen Arzt – vielleicht sogar einen Kardiologen – aufsuchen.

Krankheitsverlauf und Komplikationen

Bei einem Infarkt bildet sich zugrunde gegangenes Herzmuskelgewebe bindegewebsartig um und leistet keinerlei Beitrag mehr zur Pumpleistung des Herzens. Dieses Gewebe lässt sich mit keiner Therapie wieder in funktionsfähiges Muskelgewebe umwandeln. Es ist dauerhaft geschädigt. Zwischen dem völlig asymptomatischen kleinen Infarkt, den man zufällig erst Jahre später an einem Routine-EKG diagnostiziert, und einem schweren, unmittelbar tödlichen Herzinfarkt sind alle Verläufe möglich. Entscheidend sind im Akutstadium insbesondere die Schwächung des Herzmuskels (Herzinsuffizienz) und Rhythmusstörungen. Beide Komplikationen können unmittelbar oder in den ersten Tagen nach dem Infarkt durch ein

Versagen der Pumpfunktion des Herzens zu schwerem Schock oder zum Tod führen.

Seltenere schwere Komplikationen sind die Ruptur (Riss) der Herzwand, die Ausbildung einer Herzwandaussackung (Aneurysma), eine undichte Herzklappe (z. B. Mitralinsuffizienz) sowie die Entstehung von Blutgerinnseln im Herzen, die in anderen Organen zu Gefäßverschlüssen führen können (Embolien).

Langfristig heilt der Herzinfarkt unter Vernarbung des betroffenen Bereiches der Herzwand und der Muskulatur aus, was eine unterschiedlich deutliche Verminderung der Herzleistung zur Folge hat. Bleibende Herzrhythmusstörungen können diese Schwäche begünstigen.

Die Prognose

Nur durch eine optimale Akut- und Langzeitbehandlung lässt sich die Sterblichkeit beim Herzinfarkt entscheidend senken!

Allerdings ist das Risiko nach einem Herzinfarkt nach wie vor hoch, besonders in den ersten 48 Stunden: In den ersten 30 Tagen nach einem Infarkt stirbt jeder Zweite. Manche Statistiken sprechen sogar von 60 Prozent, die nicht überleben. Innerhalb von zwei Jahren erliegen weitere 5 bis 10 Prozent dem plötzlichen Herztod.

Mehr als die Hälfte der Todesfälle ereignen sich noch vor der stationären Aufnahme. Seit Einführung einer intensivmedizinischen Betreuung hat sich die Sterblichkeitsrate während des Krankenhausaufenthaltes von früher circa 30 Prozent auf etwa 4 bis 12 Prozent massiv reduziert. Sofern ein Herzinfarktpatient die ersten Tage überlebt, ist die Prognose relativ gut. Nach einem Jahr leben von den Patienten, die die ersten Tage nach einem Infarkt überlebt haben, noch circa 80 Prozent. Die schlechteste Prognose haben dabei Patienten mit Vorderwand- und Septuminfarkten. Die Haupttodesursache sind nicht beherrschbare Rhythmusstörungen und eine fortschreitende Herzinsuffizienz.

Im Überblick

Die Komplikationen, die in der Folge eines Herzinfarktes auftreten können, sind für die Mehrzahl der Todesfälle ursächlich verantwortlich:

- *Herzrhythmusstörungen*
- *kardiogener Schock*
- *Papillarmuskelabriss*
- *Herzruptur*
- *Herzklappeninsuffizienz (meist der Mitralklappe)*
- *Aneurysmabildung*
- *Thrombosen/Embolien*

	1999		2000	
	Fälle	Todesfälle %	Fälle	Todesfälle %
Herzinfarkt				
Alter unter 55	220	7,7	243	4,1
Alter 55 bis 64	303	11,2	302	4,6
Alter 65 bis 74	471	14,2	444	9,7
Alter ab 75	502	30,1	458	25,3

Abb. 6.19: Sterblichkeit bei einem Herzinfarkt

Der Schlaganfall

Grundlagen über die Blutversorgung des Gehirns

Die Ursachen eines Schlaganfalls
- *Schlaganfall durch Gefäßverschluss*
- *Schlaganfall durch Hirnblutung*
- *Schlaganfall durch Aneurysma*

Arten und Stadien eines Schlaganfalls

Die Symptome eines Schlaganfalls
- *Lähmung*
- *Erhöhte Grundspannung des Muskels*
- *Gestörte Empfindungsfähigkeit*
- *Sprachstörung*
- *Schluckstörung*
- *Gestörte Handlungsplanung*

Vorboten und Warnsignale

Die Diagnose

Die Therapie
- *Die Akutbehandlung*
- *Die Rehabilitation*

Die Risikofaktoren
- *Die Wirkung der einzelnen Risikofaktoren*

Die Prophylaxe

Der Schlaganfall zählt in westlichen Industrienationen zu den drei Haupttodesursachen und ist der häufigste Grund einer Pflegebedürftigkeit im Erwachsenenalter. Die Betroffenen sind meist über 65 Jahre alt.

In Deutschland erleiden jährlich etwa 350.000 Patienten einen Schlaganfall. Über die gesamte Zahl an Gehirninfarkten liegen keine verlässlichen Angaben vor, denn die meisten Schlaganfälle bleiben unbemerkt (so genannte stumme Hirninfarkte).

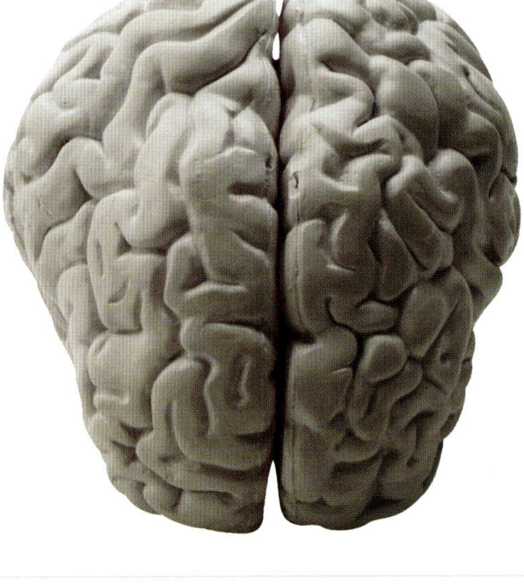

Zahlen und Fakten

In Deutschland und Zentraleuropa erleiden jährlich 170.000 bis 350.000 Menschen einen Schlaganfall. 70.000 Menschen pro Jahr sterben daran. Der Schlaganfall ist die häufigste Ursache für bleibende Behinderungen.

80 Prozent der Patienten bleiben nach einem Schlaganfall behindert; sei es, dass Muskellähmungen zurückbleiben, dass es am Sprechen und Verstehen mangelt oder Gleichgewichtsstörungen das Leben erschweren.

Der Schlaganfall ist die Folge einer plötzlichen Störung der Gehirndurchblutung, die durch eine Verminderung oder vollständige Unterbrechung der Blutversorgung hervorgerufen wird.

Ist der Blutstrom zum Gehirn unterbrochen, können die Gehirnzellen nicht mehr mit den lebenswichtigen Substanzen Sauerstoff und Glukose versorgt werden: Die betroffenen Zellen sterben schlimmstenfalls ab.

In circa 80 Prozent der Fälle ist ein Blutgerinnsel die Ursache des Schlaganfalls. Seltener ist eine Schädigung der Gehirnzellen durch eine Hirnblutung. Die Sauerstoffunterversorgung ist deshalb so gefährlich, weil alle Lebensfunktionen auf das Funktionieren von Gehirnnervenzellen angewiesen sind.

In Folge des Schlaganfalls treten neurologische Ausfälle auf, zum Beispiel Bewusstlosigkeit, Lähmungen, Sprach- und/oder Schluckstörungen, je nach Lokalisation des betroffenen Hirnareals. Die Nervenzellen in den entsprechenden Gebieten werden dabei beschädigt oder gehen sogar zugrunde. Leicht beschädigte Zellen können sich teilweise wieder regenerieren, abgestorbene können nicht wieder ersetzt werden.

Die Sterblichkeit bei Schlaganfallpatienten ist deutlich zurückgegangen. Seit 1970 ist sie beispielsweise um 45 Prozent (!) gesunken. Dies liegt an der besseren Diagnostik und der besseren Vorsorge sowie effektiveren Behandlungsmethoden. Dennoch bleibt der Schlaganfall einer der Hauptgründe für die Pflegebedürftigkeit im Alter.

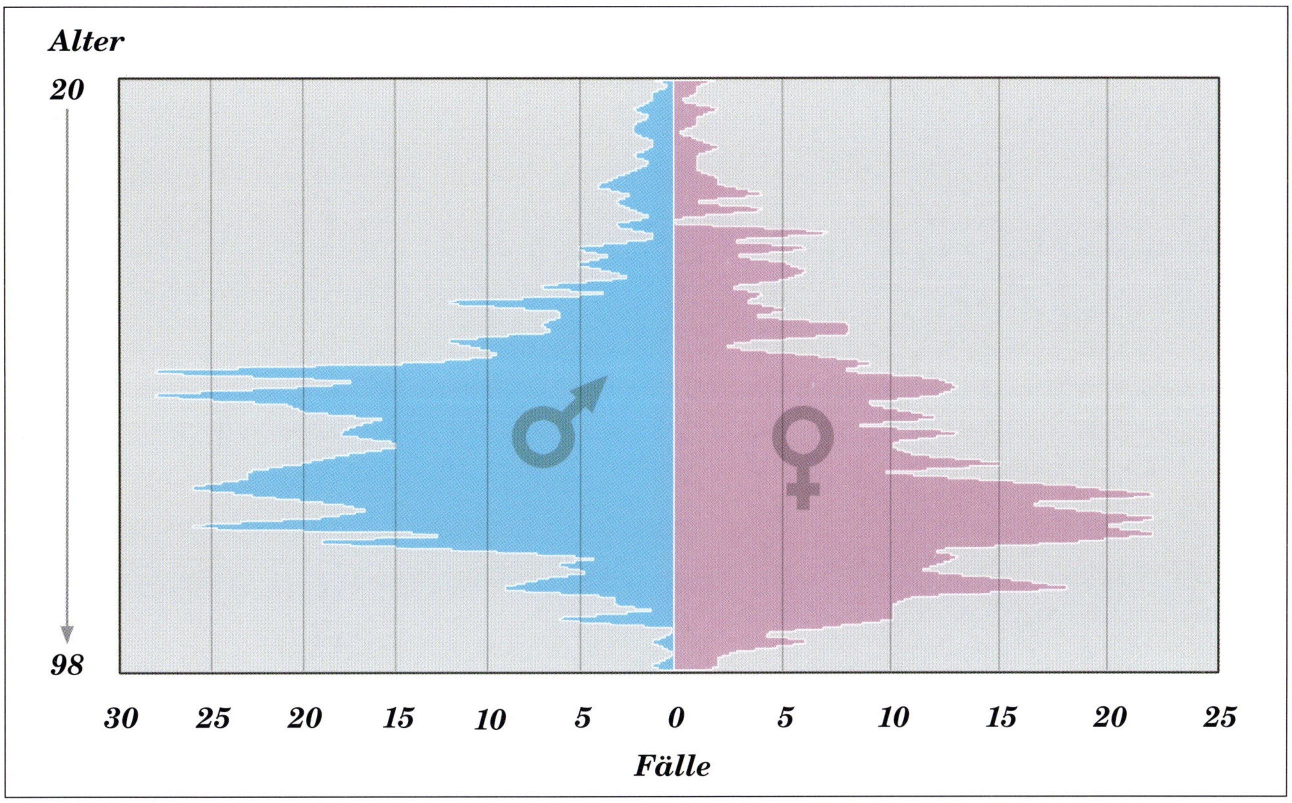

Abb. 7.1: Altersverteilung – Schlaganfall

Nachdem in den letzten Jahrzehnten ein Rückgang der Schlaganfallhäufigkeit verzeichnet werden konnte, ist in Deutschland dieser Trend nicht mehr zu beobachten. Im Gegenteil: Aufgrund der wachsenden Zahl älterer Menschen und der zunehmenden Bedeutung und Verbreitung der Risikofaktoren wird mittlerweile wieder eine deutliche Steigerung der Schlaganfallhäufigkeit registriert.

Angesichts der Bedeutung des Schlaganfalls für den einzelnen Menschen und die ganze Gesellschaft ist es erschreckend, dass fast zwei Drittel der Bürger kaum etwas über Risikofaktoren und Frühwarnsymptome des Schlaganfalls wissen.

Um diesen Trend aufzuhalten oder gar wieder umzukehren, ist es notwendig, Aufklärung zu betreiben. Hierzu ist die Information der Allgemeinbevölkerung ebenso wichtig wie die gezielte Ansprache besonders gefährdeter Menschen.

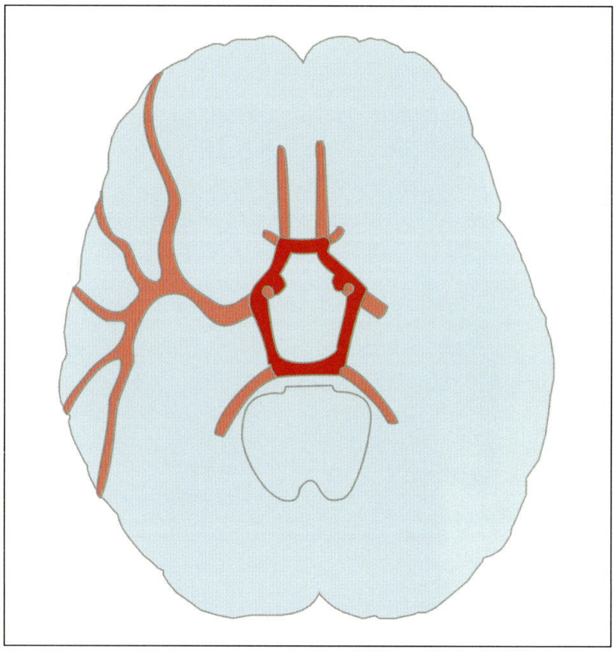

Abb. 7.2: Die Blutversorgung des Gehirns

Grundlagen über die Blutversorgung des Gehirns

Die Nervenzellen im Gehirn haben einen besonders hohen Sauerstoffbedarf. Bereits ein Sauerstoffdefizit von 3 bis 4 Minuten führt zum Untergang der Nervenzellen. Das Gehirn nimmt zwar nur zwei Prozent des Körpergewichts ein, verbraucht aber zur Sauerstoffversorgung 15 bis 20 Prozent des Blutes, welches in einer Minute durch das Herz gepumpt wird.

Das Gehirn erhält seine Blutversorgung aus zwei paarigen Arterien:

- den inneren Halsschlagadern (*Arteria carotis interna* bds.) und
- den Wirbelsäulenarterien (*Arteria vertebralis*).

Die beiden inneren Halsschlagadern verlaufen ohne Abgabe weiterer Äste direkt zur Schädelbasis, um dort durch einen Kanal in das Innere des Schädels zu gelangen. Die Wirbelsäulenarterien gelangen durch das Hinterhauptloch, durch welches auch das Rückenmark zieht, ins Schädelinnere. Dort verbinden sich diese vier Arterien zu einem Arterienkranz, dem *Circulus arteriosus*. Aus diesen vier Arterien zweigen alle für die Sauerstoffversorgung des Gehirns wesentlichen Blutgefäße ab. Die für den Schlaganfall wesentlichen Arterien, die von den vier zum Hirn führenden Gefäßen abzweigen, sind die vordere, hintere und mittlere Hirnarterie (*A. cerebri anterior, A. cerebri media* und *A. cerebri posterior*). Ein Verschluss einer dieser Hirnarterien durch einen Schlaganfall führt jeweils zu bestimmten neurologischen Ausfällen, auf die wir später noch eingehen werden.

Die Ursachen eines Schlaganfalls

Zwei Ursachen können einer Mangeldurchblutung infolge eines Schlaganfalls zugrunde liegen:

- der Verschluss eines Blutgefäßes oder
- eine Blutung im Gehirn.

Der Verschluss eines Blutgefäßes durch ein Gerinnsel (Thrombus) führt zum so genannten „unblutigen Infarkt“. Diese Form der Mangeldurchblutung ist bei etwa 80 Prozent der Schlaganfälle ursächlich. Erheblich seltener dagegen ist der „blutige Infarkt“, der durch einen Einriss der Gefäßwand einer Hirnarterie entsteht. Hier kommt es zu einer Blutung in das Hirngewebe und damit zu einer Raumforderung, durch die die Nervenzellen abgedrückt werden und im weiteren Verlauf zugrunde gehen. Diese Form der Sauerstoffunterversorgung liegt in circa 20 Prozent der Schlaganfälle vor.

Schlaganfall durch Gefäßverschluss

Ein ischämischer (wörtlich: durch Blutleere bedingter) Hirninfarkt ist eine plötzlich auftretende Durchblutungsstörung des Gehirns. Sie wird auch als unblutiger Infarkt bezeichnet. Das Ausmaß eines Schlaganfalls hängt vom Ort des Verschlusses ab. Durch die Durchblutungsstörung wird das Gehirngewebe nicht ausreichend mit Sauerstoff und Nährstoffen versorgt, was zunächst Störungen der Gehirnfunktion in dem betroffenen Gebiet hervorruft. Dauert der Sauerstoff- und Nährstoffmangel längere Zeit an, beginnt das Hirngewebe abzusterben.

Ursachen: Der Verschluss eines Blutgefäßes kann auf verschiede Weise entstehen.

- Meistens ist die Arterienverkalkung (Arteriosklerose) die Ursache. Die Arteriosklerose ist eine krankhafte Veränderung der Arterien – mit Verhärtung und Verdickung der Gefäßwand durch abgelagerte Plaques. Diese Plaques führen zu einer Verminderung der Wandbeweglichkeit. Die Wandbeweglichkeit wiederum ist wichtig, um den Blutstrom aufzunehmen und den durch das Blut verursachten Druck auszuhalten. Bei fortgeschrittener Arteriosklerose kommt es zu Verengungen des Gefäßes und zur Brüchigkeit der Gefäßwand. Reißt sie ein, kann es zum Einbluten kommen. Das ohnehin verengte Gefäß kann sich verschließen, und das umliegende Gewebe wird nicht mehr mit Sauerstoff versorgt.

- Ein Blutgefäß kann aber auch durch Einschwemmung eines Thrombus, eines losgerissenen Blutgerinnsels verschlossen werden. Diese Einschwemmung wird Embolie genannt, der losgerissene Thrombus Embolus. Der Ursprung der Embolie, also die Stelle, an der sich das Blutgerinnsel bildet, kann auch außerhalb des Gehirns sitzen. So können Gerinnsel aus der Halsschlagader oder aus dem Herzen mit dem Blut ins Gehirn eingeschwemmt werden. Im Herzen können sich Blutgerinnsel zum Beispiel durch Herzrhythmusstörungen wie Vorhofflimmern bilden.

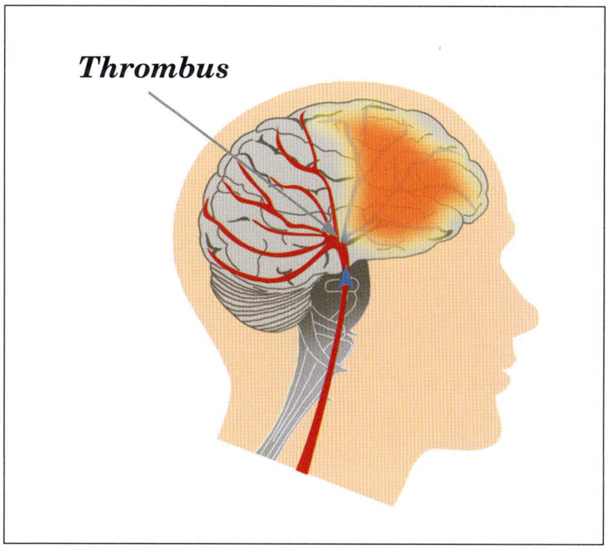

Abb. 7.3: 40 bis 50 Prozent aller Schlaganfälle entstehen durch einen Thrombus.

Symptome: Je nachdem, welche Gehirnteile betroffen sind, können unterschiedlichste Symptome auftreten. Am häufigsten sind halbseitige Lähmungen mit Herabhängen des Mundwinkels. Weitere Symptome können Taubheitsgefühle, Sprach-, Schluck- und Sehstörungen, Ungeschicklichkeit der Hände sowie Drehschwindel, Kopfschmerzen, Übelkeit, Erbrechen und Doppelbilder sein. Bei schwereren Hirninfarkten kommt es zu Bewusstseinstrübungen bis hin zur Bewusstlosigkeit. Wenn sich die Beschwerden innerhalb weniger Stunden vollständig zurückbilden, spricht man von einer transitorischen, das heißt vorübergehenden, ischämischen Attacke (TIA).

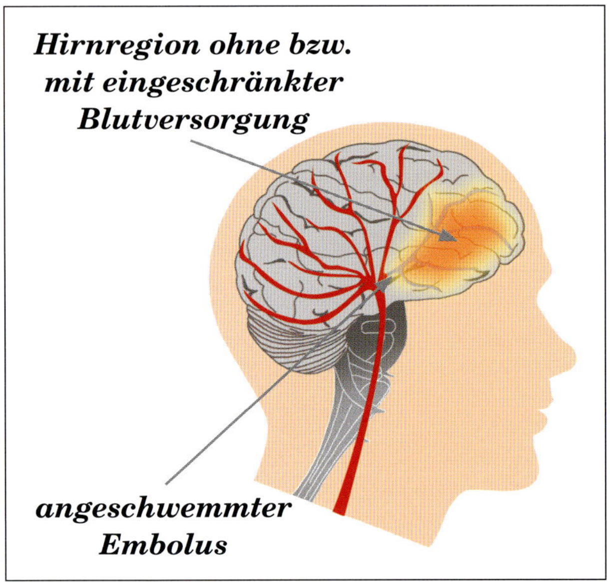

Abb. 7.4: 30 bis 55 Prozent aller Schlaganfälle werden durch einen Embolus ausgelöst, der an einer anderen Körperregion (z.B. im Herzen) entstanden ist.

Embolie

Bei etwa 30 bis 55 Prozent der Schlaganfallpatienten führt die Embolie zur Verstopfung einer Gehirnschlagader mit einem Blutpfropf. Solche Blutgerinnsel entstehen häufig im Herzen, zum Beispiel bei Herzrhythmusstörungen. Das Blutgerinnsel wird mit dem Blutstrom in Richtung Gehirn verschleppt und verschließt dort ein Gefäß, das seinem Durchmesser entspricht.

Schlaganfall durch Hirnblutung

Auch wenn eine der Hirnarterien einreißt, kommt es zu einem Schlaganfall. In diesem Fall handelt es sich dann um einen hämorrhagischen, also blutigen oder roten Infarkt. Bei der Hirnblutung unterscheidet man zwei Ursachen. In circa 15 Prozent der Fälle ist ein erhöhter Blutdruck die Ursache. Bluthochdruck belastet die Arterien und macht sie brüchig. Hält er längere Zeit an, werden die Gefäße so stark beansprucht, dass sie platzen können. Blut strömt dann aus dem Blutgefäß in das umliegende Hirngewebe und schneidet es durch die Kompression des Gewebes von der Durchblutung und Sauerstoffversorgung ab. Eine andere Form der Hirnblutung ist die Blutung aufgrund eines geplatzten Aneurysmas, einer meist angeborenen, krankhaften Gefäßerweiterung. Hier spricht man dann von einer Aneurysmablutung.

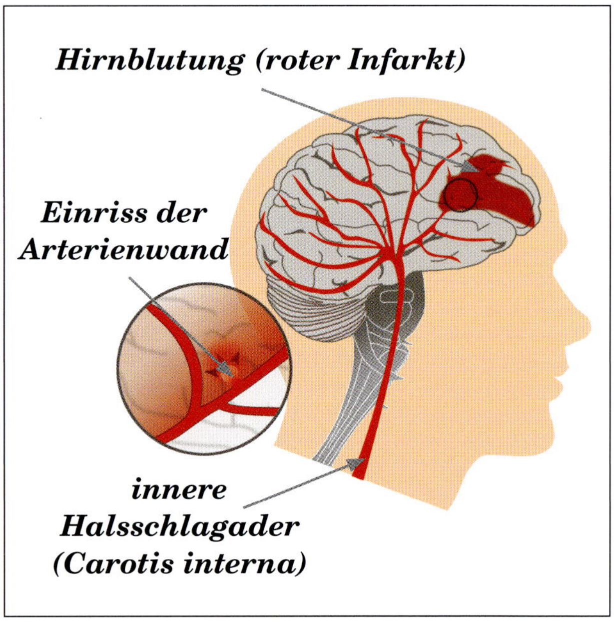

Abb. 7.5: 20 bis 25 Prozent aller Schlaganfälle werden durch den Einriss einer Hirnarterie verursacht.

Ursachen: Häufigste Ursache ist ein erhöhter Blutdruck. Beständiger Bluthochdruck vermindert die Elastizität der Gefäßwände. Plötzlich auftretende Blutdrucksteigerungen oder körperliche Anstrengungen können in solchen Fällen eine Hirnblutung auslösen.

Symptome: Neben Kopfschmerzen, die jedoch nicht immer vorhanden sind, können je nach betroffenem Hirnareal unterschiedlichste Symptome auftreten:

- Am häufigsten sind Halbseitenlähmungen mit herabhängendem Mundwinkel.
- Weitere Symptome können Taubheitsgefühle, Sprach-, Schluck- und Sehstörungen, Ungeschicklichkeit der Hände sowie Drehschwindel, Kopfschmerzen, Übelkeit, Erbrechen und Doppelbilder sein.
- Bei großen Blutungen tritt eine Bewusstseinstrübung bis hin zur Bewusstlosigkeit auf.

Schlaganfall durch Aneurysma

Ein Aneurysma ist in etwa vier Prozent der Fälle Ursache eines Schlaganfalls. Ein Aneurysma ist eine sackartige Ausweitung eines arteriellen Blutgefäßes aufgrund einer angeborenen oder erworbenen Wandveränderung (siehe Kapitel „Das Aneurysma“). Im Bereich des Arterienkranzes kommt es häufig zur Ausbildung von Aneurysmen.

Die größte Gefahr des zerebralen Aneurysmas ist die so genannte Sub-arachnoidalblutung, eine Blutung nach Einriss des Aneurysmas zwischen die Hirnhäute. In diesem Fall kann das Gehirngewebe durch den entstehenden Druck so stark geschädigt werden, dass es abstirbt.

Zahlen und Fakten

2 bis 4 Prozent der Menschen haben ein zerebrales Aneurysma, doch nur bei 10 bis 15 von 100.000 Einwohnern kommt es zu Problemen. Das Problem ist nämlich die Möglichkeit des Reißens solcher Aneurysmen. Frauen erkranken häufiger als Männer (1:1.7), vor allem bei Menschen über 40, wobei das Durchschnittsalter bei 47 Jahren liegt.

Symptome: Erstsymptom der aneurysmatischen Subarachnoidalblutung ist ein aus voller Gesundheit plötzlich auftretender vernichtender Kopfschmerz, der sich rasch vom Nacken oder von der Stirn über den ganzen Kopf ausbreitet. Oft tritt das Ereignis während körperlicher Anstrengung auf, nicht selten aber auch aus völliger Ruhe. Fast die Hälfte aller Patienten verliert initial das Bewusstsein. Hinzu kommen oft vegetative Symptome wie Übelkeit, Erbrechen, Nackensteifheit und Schweißausbruch. Nackensteifheit und Kopfschmerzen können in den Tagen nach dem Ereignis noch zunehmen.

Im weiteren Verlauf treten meistens Bewusstseinsstörungen und verzögert auftretende neurologische Ausfälle auf. 40 Prozent der Patienten sterben innerhalb der ersten vier Wochen nach dem Ereignis.

Arten und Stadien eines Schlaganfalls

Man unterscheidet zwei Arten von Schlaganfällen. Den kleinen Schlaganfall (reversibles Krankheitsbild) und den bleibenden Schlaganfall (progredienter Hirninsult oder kompletter Hirninfarkt). Beim kleinen Schlaganfall sind die Symptome nur schwach ausgeprägt und bilden sich meistens vollständig oder zumindest fast vollständig zurück. Der bleibende Schlaganfall ist durch dauerhafte, langfristig behindernde Krankheitszeichen charakterisiert. Ein kleiner Schlaganfall ist jedoch ein unbedingt ernst zu nehmendes Alarmzeichen.

Fachbegriffe und Synonyme

- *Hirninfarkt*
- *Schlaganfall*
- *Stroke*
- *ischämischer Insult*
- *Hirninsult*
- *apoplektischer Insult*

Grundsätzlich wird der Schlaganfall in verschiedene Stadien eingeteilt:

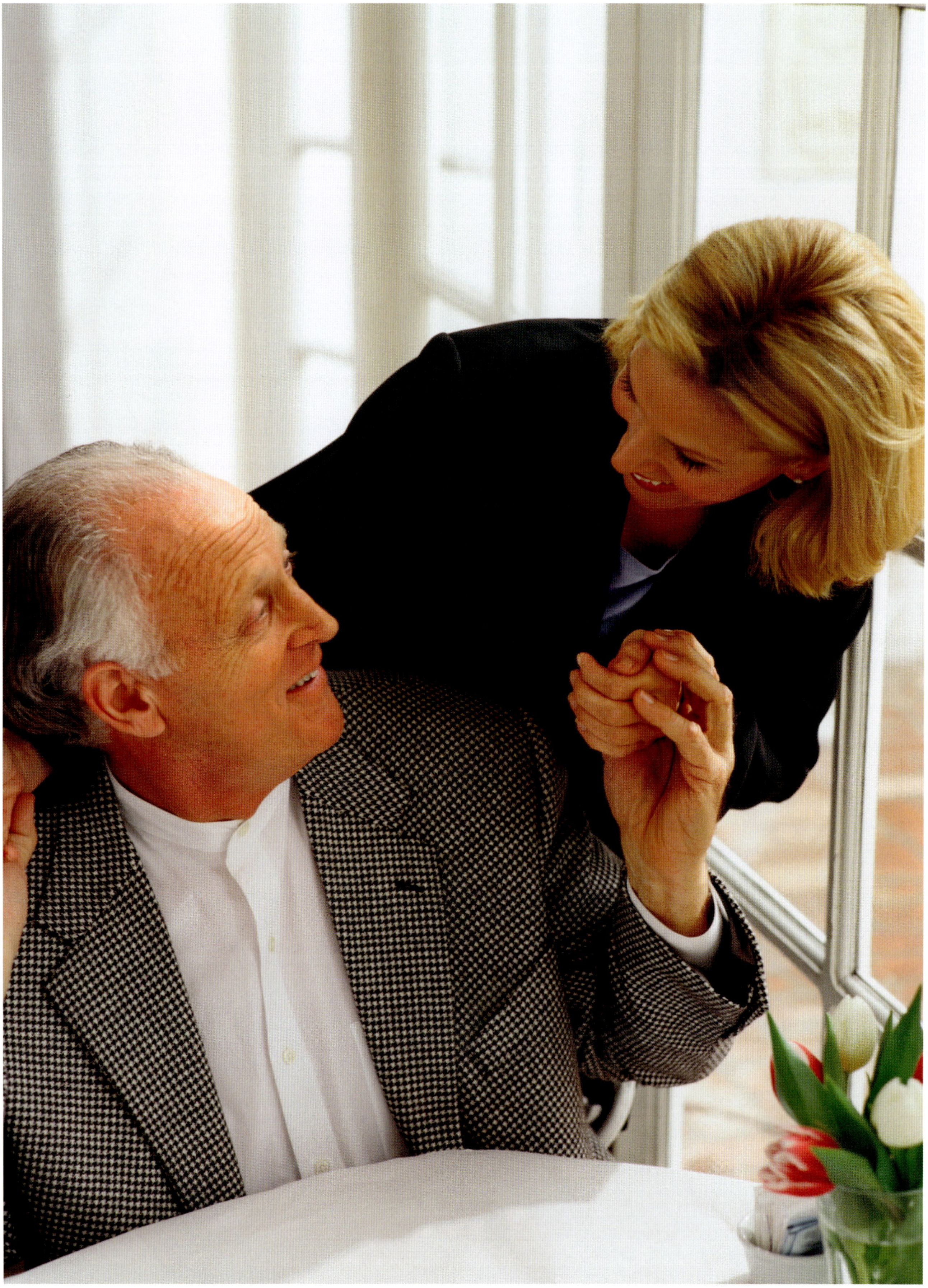

Abb. 7.6: Ein kleiner Schlaganfall bildet sich fast vollständig wieder zurück, ist aber dennoch sehr ernst zu nehmen.

Stadium I: Asymptomatische (ohne Symptome, das heißt ohne Beschwerden) Verengung der Hirnarterien

Stadium II: Transitorisch-ischämische Attacke (TIA): Die Symptome halten in der Regel nur kurz an (wenige Minuten bis 24 Stunden), die neurologischen Ausfälle sind reversibel, das heißt, sie bilden sich vollständig zurück. Meistens sind Mikroembolien (kleinste losgerissene Blutgerinnsel) aus dem Gebiet der Halsschlagadern (*Aa. carotes*) und der Wirbelsäulenarterien (*Aa. vertebrales*) oder herzbedingte Mikroembolien bei Herzrhythmusstörungen wie Vorhofflimmern Ursache der TIA. Symptome sind zum Beispiel eine flüchtige Blindheit oder eine kurzzeitige Sprachstörung.

Stadium III: Das Stadium III ist das Stadium des frischen Schlaganfalls, der gekennzeichnet ist durch eine vollständige Rückbildung des neurologischen Defizits innerhalb von vier Wochen.

Stadium IV: Das Stadium IV ist das Endstadium des Schlaganfalls mit bleibendem neurologischem Defizit über die vierte Woche hinaus.

Stadium V: Der komplette Hirninfarkt liegt vor, wenn sich die neurologischen Ausfälle weder zurückbilden noch fortschreiten. Durch den kompletten Gefäßverschluss erfolgt im zu versorgenden Hirnareal der Untergang von Hirngewebe (Nekrose). Es bleibt ein Gewebedefekt bestehen, der nicht mehr an der Hirnfunktion teilnimmt.

Die Symptome eines Schlaganfalls

Zum Verständnis des Schlaganfalls und seiner Folgen ist es wichtig zu wissen, wie das Gehirn arbeitet. Das Gehirn ist eine Ansammlung von Nervenzellen, die mit der Steuerung der meisten Vorgänge unseres Körpers befasst sind. Das Gehirn ist in einzelne Bereich eingeteilt. Jeder dieser Bereiche hat andere Aufgaben. So ist beispielsweise ein Bereich für die Bewegungen des Armes, ein anderer für die Produktion von Sprache und wieder ein anderer für das Verständnis zuständig. Bestimmte Bezirke im unteren Teil des Gehirnes regulieren die Atmung und die Kreislauffunktionen, andere sind für die geordnete Zusammensetzung einzelner Bewegungen verantwortlich usw. Je nachdem, wo sich eine Durchblutungsstörung abspielt, werden die Folgen also auch sehr unterschiedlich sein.

Warnsignale und Symptome eines drohenden oder bereits erfolgten Schlaganfalls

- *plötzlich einsetzende Lähmung, Schwäche oder Empfindungsstörung im Gesichts-, Arm- und Beinbereich, die meist auf eine Körperhälfte beschränkt ist*
- *plötzliche (meist einseitige) Sehstörung mit Sehminderung, Sehfeldbegrenzung und Sehen von Doppelbildern*
- *plötzliche Schwierigkeiten zu sprechen (verwaschene Sprache)*
- *plötzliche Schwierigkeiten, Gesprochenes zu verstehen*
- *plötzliche Hör-, Geschmacks- und Schluckstörungen*
- *plötzlicher Schwindel mit unklarer Ursache, Gangunsicherheit und Schwanken*

Lähmung

Ein häufiges Symptom des Schlaganfalls ist die Lähmung. Da die Steuerung der Körperhälften auf die Gehirnhälften verteilt ist, kommt es typischerweise zur halbseitigen Lähmung der Muskulatur. Dabei ist wichtig zu wissen, dass die Steuerung der linken Körperhälfte von der rechten Gehirnhälfte aus geschieht, die der rechten Körperhälfte entsprechend von der linken Gehirnhälfte. Je nach Anzahl der betroffenen Gehirnzellen wird die Lähmung nur einen Teil der Körperhälfte (beispielsweise

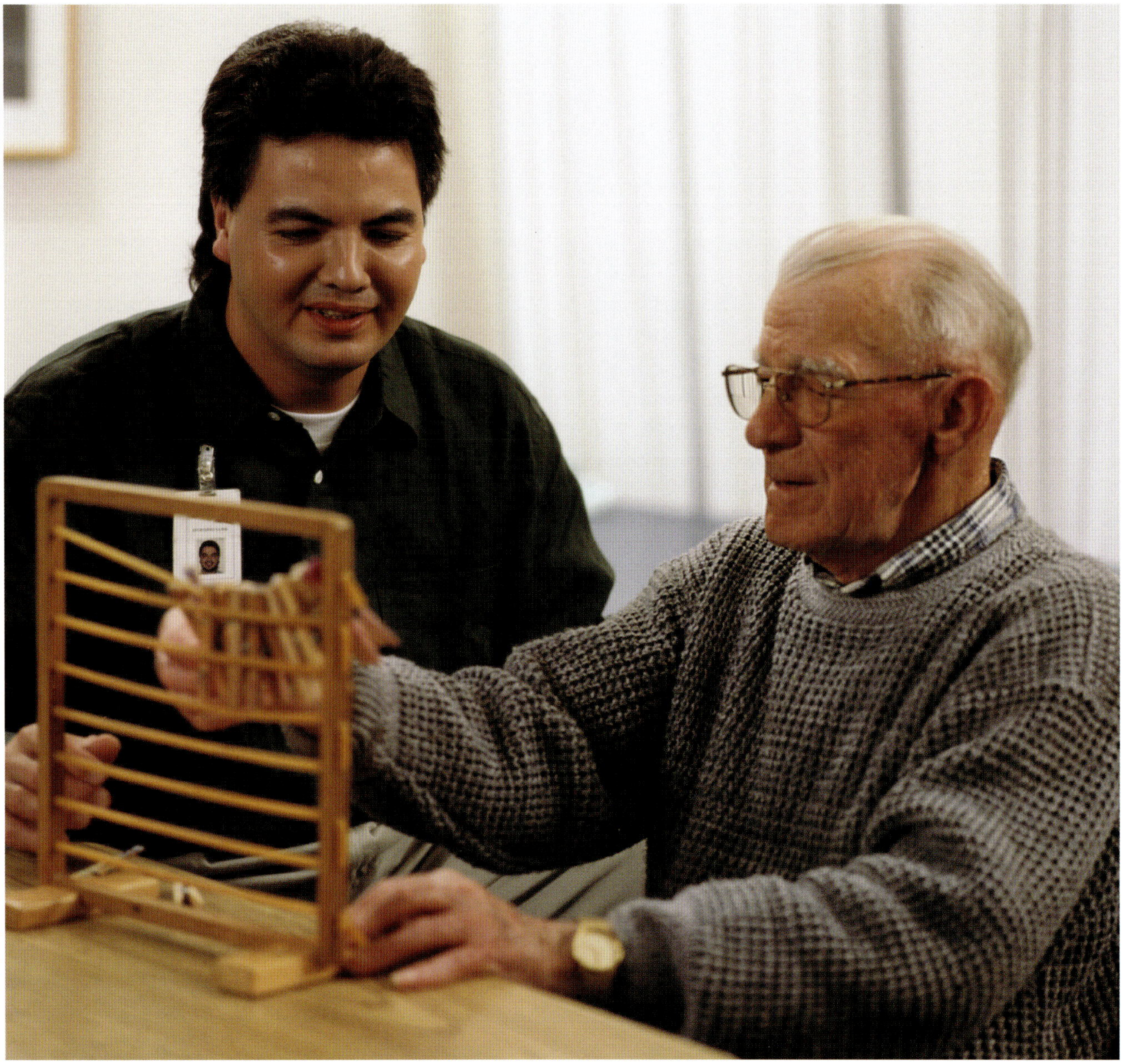

Abb. 7.7: Je nach Anzahl der betroffenen Gehirnzellen ist die Lähmung unterschiedlich ausgeprägt und kann zum Teil während der Rehabilitation geheilt werden.

nur die Hand) oder aber die ganze Körperhälfte betreffen. Eine komplette Halbseitenlähmung heißt in der Fachsprache Hemiplegie oder Hemiparese. Auch der Grad der Lähmung kann unterschiedlich sein und von der leichten Unsicherheit oder Schwäche bis zur vollständigen Bewegungsunfähigkeit reichen. Relativ häufig wird der Gesichtsnerv (*Nervus fazialis*) von einer Lähmung betroffen. Man spricht dann von einer Fazialisparese.

Die Folge ist ein Schiefstand der Gesichtsmuskulatur, zum Beispiel als herabhängender Mundwinkel erkennbar.

Erhöhte Grundspannung des Muskels (Spastik)

Die Steuerung der Muskulatur durch das Gehirn bezieht sich aber nicht nur auf Bewegungen, sondern auch auf die Grundspannung des Muskels. Sie wird Muskeltonus genannt. Gerät diese Steuerung durcheinander, so kann es zur Tonussteigerung, also zu einer erhöhten Spannung in den Muskeln, kommen.

Diese Muskelspannung kann so hoch werden, dass der Muskel nicht mehr bewegt werden kann und auch Schmerzen auftreten. Eine solche Erhöhung des Tonus heißt Spastik.

Gestörte Empfindungsfähigkeit

Auch die Empfindungsfähigkeit kann von einem Schlaganfall beeinträchtigt werden. Dies kann sich in Kribbeln, Taubheitsgefühlen, aber auch dem Verlust der Wärme- oder Kälteempfindlichkeit der Haut äußern. Es können zum Beispiel Schweregefühle in Armen und Beinen auftreten.

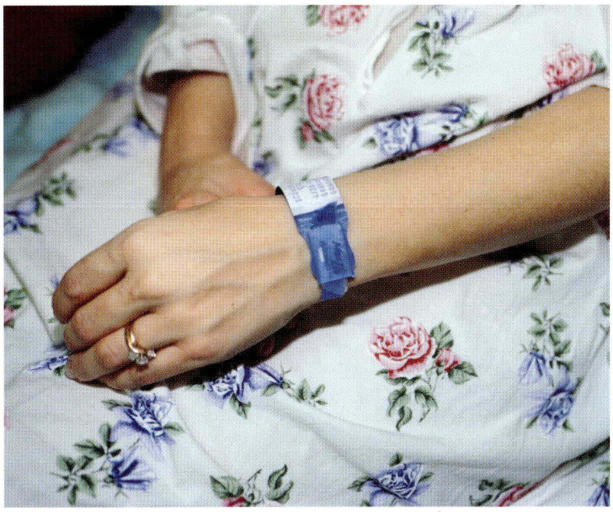

Abb. 7.8: Schweregefühle in Armen und Beinen können infolge eines Schlaganfalls auftreten.

Sprachstörung

Ist der für die Sprache zuständige Teil des Gehirns vom Schlaganfall betroffen, kann sich eine so genannte Aphasie ausbilden. Aphasie bedeutet Sprachverlust oder Sprachstörung. Bei dieser Störung kann das Sprachverständnis genauso betroffen sein wie die Sprachproduktion. Je nach Ausmaß der Hirnschädigung sind alle Schweregrade der Aphasie, von der leichten Wortfindungsstörung bis zum kompletten Verlust der Sprache, möglich.

Der von der Aphasie betroffene Patient (Aphasiker) hat nicht immer eine Einsicht in seine Erkrankung, das heißt, er kann eventuell nicht begreifen, dass die Umwelt ihn nicht versteht. Das führt oft zu sehr schwierigen Situationen für Patienten und Angehörige. Aphasie kann durch logopädische Therapie behandelt und manchmal gebessert werden.

Schluckstörung

Auch der Vorgang des Schluckens kann durch einen Schlaganfall gestört werden. Man spricht dann von einer Dysphagie. Eine Dysphagie kann sich in gelegentlichem Verschlucken äußern, die Nahrungsaufnahme aber auch völlig unmöglich machen. Eine Dysphagie kann die Ernährung über eine Magensonde erforderlich machen.

Der Verschluss der Hirnarterien und ihre Symptome

Bei dem Verschluss der wesentlichen Hirnarterien kommt es zu verschiedenen neurologischen Ausfällen:

- *Der Verschluss der **Arteria cerebri anterior** führt zu beinbetonten Störungen des Gefühls und der Motorik und zu Lähmungen auf einer Körperhälfte.*
- *Der Verschluss der **Arteria cerebri media** führt zu arm- und gesichtsbetonten Störungen des Gefühls und der Motorik sowie zu Lähmungen auf einer Körperhälfte (z. B. herabhängender Arm oder Mundwinkel) und Sprachstörungen.*
- *Der Verschluss der **Arteria cerebri posterior** führt zu verminderten Schmerzwahrnehmungen auf einer Körperhälfte wie Taubheitsgefühl oder dem Gefühl, die Extremität gehöre nicht zum Körper, sowie zu Gesichtsfeldausfällen, wie zum Beispiel eine Sehstörung mit eingeschränktem Sehfeld.*

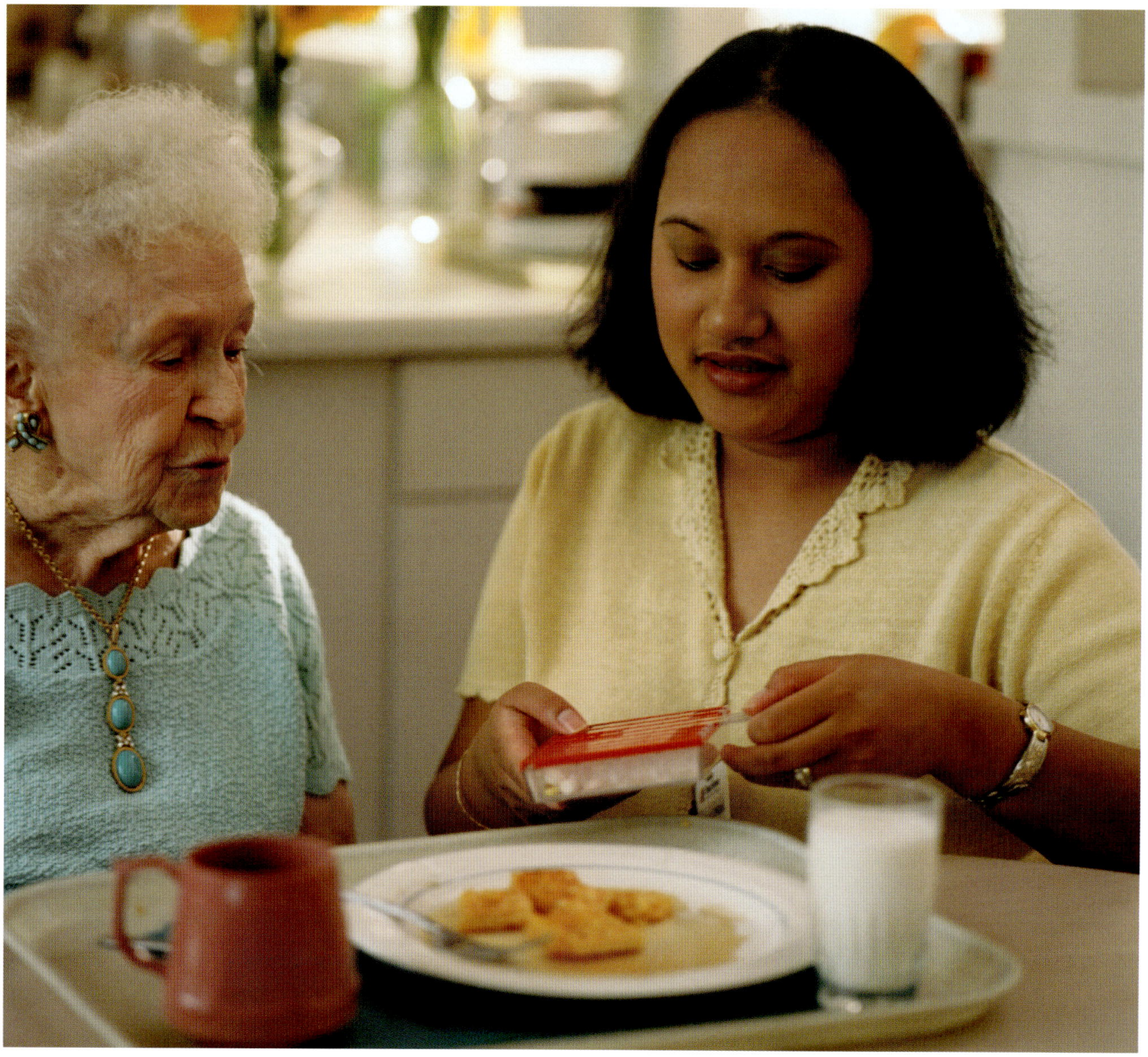

Abb. 7.9: Viele Menschen sind nach einem Schlaganfall nicht mehr in der Lage, sich selbst zu versorgen.

Gestörte Handlungsplanung

Eine andere mögliche Folge des Schlaganfalls ist die so genannte Apraxie. Apraxie ist die Störung zusammengesetzter Bewegungsabläufe. Von Apraxie betroffene Menschen sind nicht oder nur unter großen Schwierigkeiten in der Lage, komplizierte Bewegungsabläufe durchzuführen. So kann schon das Anziehen eines Kleidungsstückes oder das Bestreichen eines Brotes Probleme bereiten. Dabei ist die Beweglichkeit der Arme oder Beine nicht gestört, es liegt also keine Lähmung vor. Durch die Apraxie ist die Fähigkeit der Handlungsplanung verloren gegangen. Der Patient kann seine Bewegungen nicht so koordinieren, wie er es sich vorgenommen hat.

Vorboten und Warnsignale

Vorboten eines Schlaganfalls sind kurzfristige oder minimale Durchblutungsstörungen des Gehirns. Sie bestehen meist nur kurze Zeit und verschwinden dann wieder (TIA).

Diese kurzfristigen Durchblutungsstörungen können auf zweifache Weise ausgelöst werden:

- So genannte Mikroembolien verstopfen kleinste Gehirngefäße mit winzigen Blutgerinnseln (häufigste Möglichkeit), Fettkristallen oder -tröpfchen.
- Unmittelbare Ereignisse, wie beispielsweise ein plötzlicher Blutdruckabfall in krankhaft zunehmend verengten großen Arterien, die zum Gehirn führen, bewirken eine kurzzeitige Unterbrechung der Blutversorgung.

Meist senden diese Vorboten eines Schlaganfalls auch akute Warnsignale, die jedoch häufig als harmlos abgetan werden. Diese Fehleinschätzung kann jedoch fatale Folgen haben. Daher sollte jeder die folgenden Warnsignale kennen:

- **Sehstörungen** können in ganz unterschiedlicher Form auftreten. Es kann sein, dass ein Auge plötzlich vorübergehend erblindet, oder es können Einschränkungen des Gesichtsfelds vorkommen. Dabei verdunkeln sich die Randbereiche des Blickfelds. Es entsteht das Gefühl, durch eine Röhre zu schauen. Auch ein Flimmern vor den Augen, das beim Bewegen des Auges mitwandert, kann vorkommen.
- **Sprachstörungen** können in Form von undeutlicher, verwaschener Sprache, aber auch in Form so genannter Wortfindungsstörungen auftreten. Wortfindungsstörungen, also das Vergessen von einzelnen Begriffen, kommen aber auch beim gesunden Menschen nicht selten vor.
- **Schwindel** ist ein sehr häufiges Symptom und kommt bei sehr vielen Gesundheitsstörungen vor. Auch eine einfache Erkältung kann Schwindel erzeugen. Gerade alte Menschen leiden häufig unter sehr belastendem Schwindel, ohne dass eine ernste Erkrankung vorliegt. Daher ist dieses Warnzeichen für Arzt und Patient nicht leicht zu deuten. Heftigkeit und Dauer des Schwindels aber sind brauchbare Hinweise auf die zugrunde liegende Ursache.
- **Lähmungen**, also die plötzliche Schwäche oder Bewegungsunfähigkeit von Muskeln oder Muskelgruppen gehören zu den eindeutigeren Zeichen dafür, dass etwas mit dem Körper nicht stimmt, und werden auch seltener als andere Warnzeichen übersehen. Taubheitsgefühle können sich unterschiedlich anfühlen. Der betroffene Körperteil kann zum Beispiel kribbeln. Bei einer Lähmung eines bestimmten Hirnnervs kann die Zunge auf einmal nach einer Seite abweichen, oder es treten plötzlich Schluckstörungen auf. Nicht selten betrifft die Lähmung die Gesichtsmuskeln, sodass zum Beispiel der Mundwinkel oder das Augenlid herabhängt.
- Ein **ungewöhnlich heftiger, „rasender“ Kopfschmerz** kann ein Hinweis auf eine Gehirnblutung sein und ist sehr ernst zu nehmen. Das gilt gerade für Menschen, die häufig unter Kopfschmerzen leiden. Es ist auch wichtig, darauf zu achten, ob der Kopfschmerz sich ständig verstärkt und ob Übelkeit und Erbrechen oder eine Steifheit des Nackens auftreten. Dies alles sind Zeichen für eine schwerwiegende Ursache des Kopfschmerzes.

Leider gibt es keine Warnsignale, die eine hundertprozentige Vorhersage ermöglichen. So können alle aufgeführten Symptome auch bei anderen Krankheiten auftreten und sind nicht immer Ausdruck einer ernsten Erkrankung.

Die Diagnose

Die Diagnose kann nur unter Berücksichtigung der Vorgeschichte des Patienten gestellt werden, da die auftretenden Symptome nicht ausschließlich bei Hirninfarkten zu beobachten sind. Hinweise auf einen Hirninfarkt können jedoch das EKG (Herzfehler), das EEG (krankhafte Veränderungen der Hirnströme) und Pulsunregelmäßigkeiten geben. Der direkte Nachweis eines Infarktes und dessen Lokalisierung

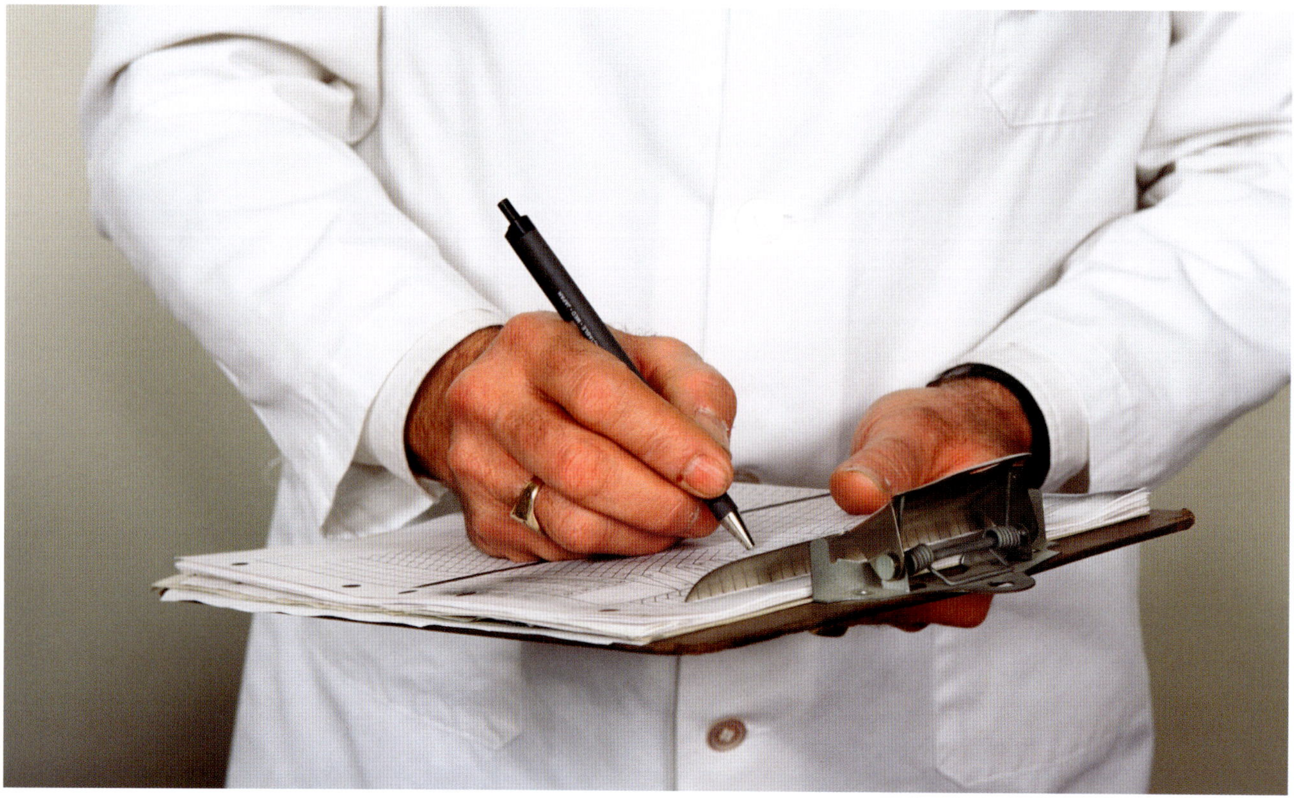

Abb. 7.10: Die Diagnose eines Schlaganfalls setzt sich aus verschiedenen diagnostischen Methoden zusammen.

erfolgt über ein CT (Computertomogramm) oder ein MRT (Magnetresonanztomogramm). Mit der Doppler-Sonographie können Gefäßverengungen ab circa 50 Prozent erkannt werden. Dieses Verfahren wird in der Früherkennung von Risikopatienten genutzt, um präventiv zu behandeln.

Computertomographie: Im Rahmen der so genannten apparativen Diagnostik, also der Untersuchung mithilfe von technischem Gerät, ist die Computertomographie von größter Bedeutung. Dabei handelt es sich um ein Röntgenverfahren. Abgekürzt wird Computertomographie mit CT. Das Prinzip ist die Darstellung der untersuchten Körperregion in einzelnen Schichten. Dazu tastet ein Röntgenstrahl den Körper aus unterschiedlichen Winkeln ab. Je nach der vom Röntgenstrahl getroffenen Körperstruktur (Knochen, Muskel oder Flüssigkeit) schwächt sich der Röntgenstrahl ab. Diese Abschwächung wird computertechnisch in einen Grauwert übersetzt und auf einem Monitor dargestellt. Aufgrund der Ableitung von Bildinformationen aus unterschiedlichen Winkeln ergibt sich ein sehr bildlicher Eindruck der dargestellten Regionen. Im Gegensatz zur normalen Röntgentechnik können auch so genannte Weichteilstrukturen, wie zum Beispiel das Gehirn, gut dargestellt werden. Das CT des Kopfes kann Schwellungen des Gehirns (zum Beispiel nach einem Schlaganfall) oder Blutungen im Gehirn nachweisen. Auch Tumoren des Gehirns können durch ein CT erkannt werden. Bei Verdacht auf einen Schlaganfall können mit dem CT andere Krankheitsursachen ausgeschlossen werden. Bei der Frage, ob eine Gehirnblutung stattgefunden hat, ist das CT sehr aussagekräftig. Auch die Größe des vom Schlaganfall betroffenen Gehirnbezirks kann bestimmt werden. Mit dem so genannten „Perfusions“-CT (Durchblutungs-CT) als Zusatz-Software zum CT können verstopfte Hirnarterien genau geortet werden. Dem Patienten wird dazu ein Kontrastmittel in die Armvene gespritzt, das innerhalb von Sekunden in die Gehirnarterien gelangt. Gleichzeitig macht der Tomograph eine Serie von Aufnahmen im Gehirn und kann dabei den Fluss des Kontrastmittels genau verfolgen. Als Ergebnis erscheint auf dem Monitor ein farbiges Bild der Hirnregion. Je nach Durchblutung sind die

Farben unterschiedlich, die minder durchblutete Region ist deutlich zu erkennen. Die neuen Mehrbahnen-CTs, die bis zu 40 Schichten des Körpers/Sekunde darstellen, sind in der Lage, so genannte 3D-Bilder der Hirngefäße auch in Farbe zu liefern. Diese sind bisher leider nur in wenigen kardio-vaskulären Zentren wie dem unseren vorhanden.

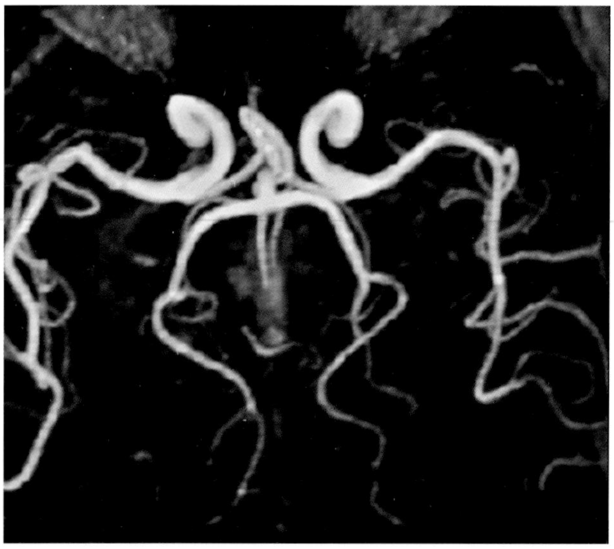

Abb. 7.11: Die hochauflösende Gefäßdarstellung (Angiographie) der Hirnbasisarterien mit Kernspintomographie (MRT) erfolgt ohne Kontrastmittelgabe.

Magnetresonanztomographie: Ist das CT allein nicht aussagekräftig genug, so kann auch noch eine Magnetresonanztomographie (MRT, Kernspin) angeschlossen werden. Mit der MRT sind besonders sehr kleine Schlaganfälle gut darstellbar. Die MRT ist auch in der Lage, die Arterien am Hals und im Schädel zuverlässig darzustellen (MRA: MR-Angiographie).

Ultraschalluntersuchung (Doppler-Sonographie): Ein wichtiges Verfahren, vor allem zur Risikobeurteilung, ist die so genannte Doppler-Sonographie oder Farbdoppler-Sonographie der Hirngefäße. Mit diesem Verfahren können direkt und indirekt die Strömungsverhältnisse in den Gefäßen dargestellt werden. So können Einengungen oder Verkalkungen der Gefäßwände nachgewiesen werden. Die Vorteile: Es wird nur Ultraschall eingesetzt, Röntgenstrahlen kommen nicht zur Anwendung, die Untersuchung ist relativ preiswert und für den Patienten nicht belastend.

Röntgendarstellung der Blutgefäße: Eine direkte Darstellung der Hirngefäße ist auch durch eine so genannte Angiographie möglich. Auch dies ist eine Röntgenuntersuchung. Es wird ein Kontrastmittel in das Gefäß gespritzt, und dann werden in schneller Folge Röntgenbilder vom Kopf gemacht. Gerade in der Akutdiagnostik spielt die Hirnangiographie keine Rolle. Von der Farbdoppler-Sonographie, der MR-Angiographie und CT-Angiographie wird sie weiter zurückgedrängt, zumal selten schwerwiegende Komplikationen auftreten können.

Ultraschall des Herzens: Wenn der Verdacht auf ein aus dem Herzen eingeschwemmtes Blutgerinnsel als Ursache des Schlaganfalls besteht, so wird eine Ultraschalluntersuchung des Herzens gemacht. Dieses Verfahren nennt man Echokardiographie. Manchmal reicht es nicht aus, die Untersuchung durch Aufsetzen des Schallkopfes auf dem Brustkorb durchzuführen. Dann muss der Schallkopf von der Speiseröhre aus angesetzt werden. Hierzu muss der Patient wie bei der Magenspiegelung einen Schlauch schlucken. Dank der technischen Entwicklung sind die Geräte heute so klein, dass diese Untersuchung in der Regel problemlos durchführbar ist.

Wichtig!

Bei der Einweisung des Patienten in das Krankenhaus sollte darauf geachtet werden, dass umgehend die nächste Klinik angefahren wird, die über eine Intensivstation mit Schlaganfallstation verfügt.

Die Therapie

Entscheidend ist in der Akutphase das rechtzeitige Erkennen der Erkrankung und ihre möglichst frühzeitige Behandlung. Untersuchungen haben gezeigt, dass von der medikamentösen

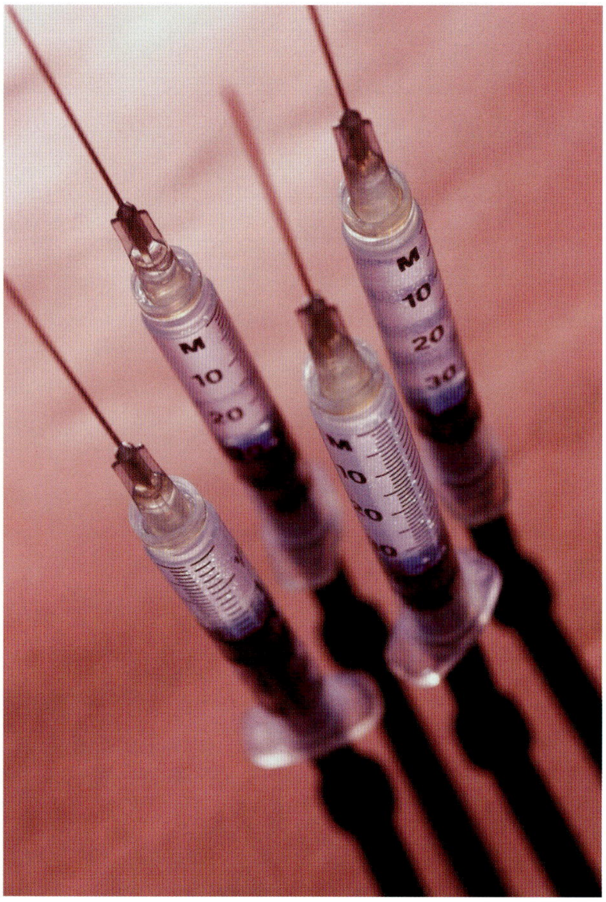

Abb. 7.12: Unter Umständen kann ein Hirnarterienverschluss medikamentös wiedereröffnet werden, allerdings ist dies nur in den ersten drei Stunden nach Auftreten des Schlaganfalls möglich.

Wiedereröffnung von Hirnarterienverschlüssen nur diejenigen Patienten profitieren, die innerhalb eines Zeitrasters von drei Stunden nach Eintreten des Schlaganfalls behandelt werden.

Der Arzt für Innere Medizin ist in enger Kooperation mit dem Neurologen gefordert, Risikofaktoren, die zum Schlaganfall führen wie arteriellen Bluthochdruck, Herzrhythmusstörungen und Herzerkrankungen, Zuckerkrankheit und Fettstoffwechselstörungen, ebenso zu behandeln wie die Komplikation des Schlaganfalls (Beinvenenthrombose, Lungenentzündung, Bluthochdruck oder niedriger Blutdruck, hoher und niedriger Blutzucker). Wichtig ist auch, dass neben einer optimalen Pflege beim Schlaganfallpatienten die sofortige Krankengymnastik einsetzt und möglichst früh (innerhalb von 48 Stunden) im Falle eines Sprachausfalls eine Sprachtherapie beginnt.

Die Akutbehandlung

Beim akuten Hirninfarkt gilt es, den eingetretenen Schaden möglichst zu begrenzen, Komplikationen zu verhindern, Rezidiven vorzubeugen und eine Rehabilitation eingetretener neurologischer Ausfälle einzuleiten.

Die Wiedereröffnung des verschlossenen Hirngefäßes ist das Behandlungsziel, aber oft leider nur schwer zu erreichen.

Die Auflösung eines Blutgerinnsels durch Medikamente heißt Thrombolyse. Damit ist die Auflösung eines Thrombus gemeint. Die Medikamente Heparin und Acetylsalicylsäure (Abkürzung: ASS; zum Beispiel Aspirin) lösen ein Blutgerinnsel zwar nicht direkt auf, verhindern aber, dass ein einmal entstandenes Blutgerinnsel größer wird. Außerdem unterstützen sie den Abbau des Gerinnsels durch körpereigene Substanzen. ASS hat sich vor allem auch zum Schutz vor einem weiteren Schlaganfall bewährt und wird in diesem Zusammenhang sehr oft verordnet.

Ist ein aus dem Herzen eingeschwemmtes Gerinnsel die Ursache des Schlaganfalls, so muss überlegt werden, eine Behandlung mit Antikoagulantien vorzunehmen. Antikoagulantien sind Medikamente, die die Gerinnbarkeit des Blutes herabsetzen. Kann das Blut nicht mehr so gut gerinnen, bilden sich weniger Blutgerinnsel, die die Blutgefäße verstopfen und so eine Durchblutungsstörung und damit einen Schlaganfall auslösen können. Durch die herabgesetzte Blutgerinnung ist aber das Risiko von Blutungen erhöht. So bluten Schnittwunden länger als sonst.

Ein Patient, der Antikoagulantien einnimmt, muss deshalb ärztlich regelmäßig überwacht werden und auch selber gut über das erhöhte Blutungsrisiko Bescheid wissen. Ein Maß für die Gerinnungsfähigkeit des Blutes ist der so genannte Quickwert.

Die Überwachung und Einstellung des Blutdrucks spielen beim frischen Schlaganfall und später dann zur Vorbeugung eines weiteren Schlaganfalls eine große Rolle.

Während bei einem frischen Schlaganfall erhöhte Blutdruckwerte durchaus akzeptiert werden und die Gehirndurchblutung sogar verbessern können, ist in der weiteren Behandlung des Schlaganfallpatienten eine Blutdrucknormalisierung zum Schutz der Blutgefäße erforderlich. Hierbei sollten die Blutdruckwerte unter 140/90 mmHg liegen.

Eine mögliche Folge der Durchblutungsstörung im Gehirn ist die Einlagerung von Wasser in die Gehirnzellen. Es kommt dann zur Schwellung des betroffenen Teils des Gehirns (Hirnödem). Der knöcherne Schädel verhindert aber eine Ausdehnung des Hirngewebes, sodass ein erhöhter Druck auf das Gehirn entsteht und dieses zusätzlich schädigt.

Wichtige Maßnahmen beim Hirnödem sind die Oberkörperhochlagerung und die Gabe von wassertreibenden Medikamenten. Auch die vorübergehende maschinelle Beatmung verringert das Anschwellen des Gehirns und kann bei schwer betroffenen Patienten erforderlich werden. Bei sehr großen Schlaganfällen oder bei solchen, die sich im Hirnstamm abspielen, kann auch die druckentlastende Operation notwendig sein. Dazu wird ein Teil des Schädelknochens entnommen, um dem Gehirn Platz zu schaffen. Der Knochen kann dann im Lauf der Genesung wieder eingepflanzt werden.

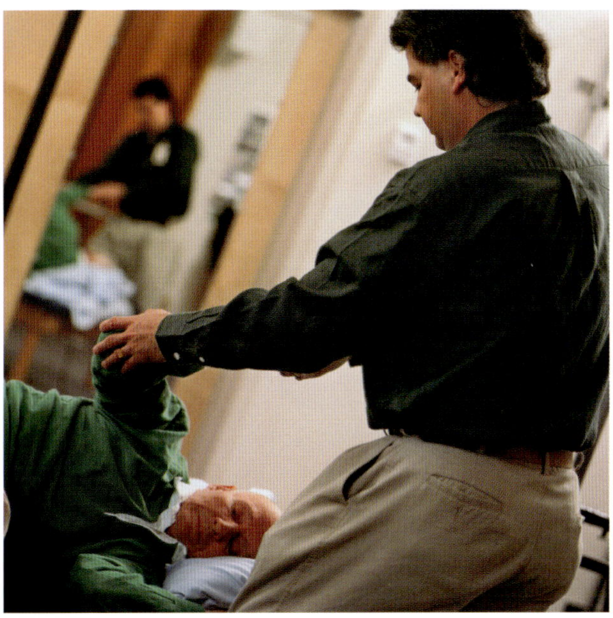

Abb. 7.13: Die Krankengymnastik sollte bei einem Schlaganfallpatienten möglichst früh einsetzen.

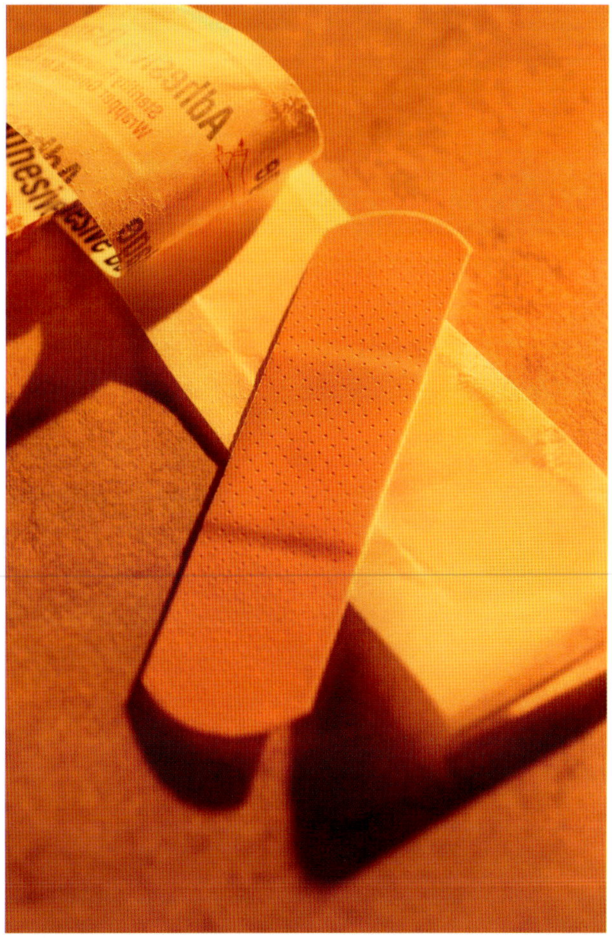

Abb. 7.14: Nimmt ein Patient Antikoagulantien ein, kann auch eine einfache Schnittwunde zu einer stärkeren Blutung führen.

Bei schweren Schluckstörungen wird eine Sicherung der Atemwege durch Intubation oder Anlage eines Luftröhrenschnittes (Tracheostoma) nötig. Dies soll in erster Linie verhindern, dass Speichel sowie Mund- und Mageninhalt in die Luftröhre und Lunge gelangen, wo sie schwere Lungenentzündungen (Aspirationspneumonien) hervorrufen können.

Eine entscheidende Allgemeinmaßnahme ist die kontrollierte Zufuhr von Flüssigkeit und Nahrung. Immer ist hier das Anlegen einer Infusion erforderlich. Patienten, die in Folge des Schlaganfalls nicht mehr richtig schlucken können, müssen zeitweise über eine Sonde ernährt werden.

Die richtige Lagerung des Patienten und die frühzeitige, wenn möglich am ersten Tag einsetzende, krankengymnastische Mobilisierung sind sehr wichtig.

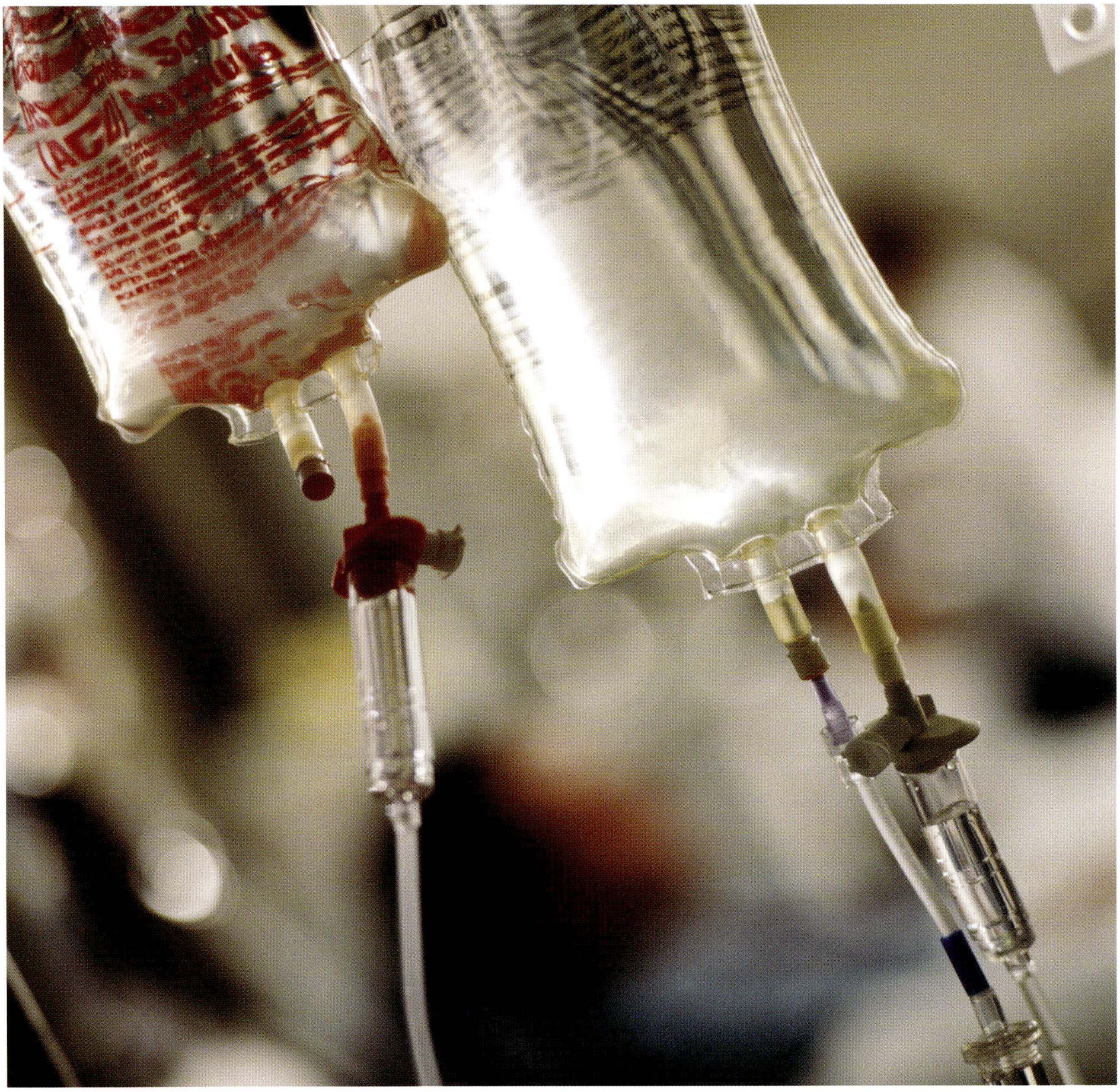

Abb. 7.15: Wichtig ist auch die kontrollierte Zufuhr von Flüssigkeit und Nahrung. Immer ist dazu das Anlegen einer Infusion erforderlich.

Die Rehabilitation

Unter Rehabilitation werden alle Maßnahmen verstanden, die der Wiedereingliederung eines behinderten Menschen dienen. Eine Behinderung entsteht, wenn drei Dinge zusammenkommen: Schädigung (beispielsweise eine Halbseitenlähmung nach einem Schlaganfall), Funktionsstörung (etwa der Verlust der Funktionen der rechten Hand) und Handicap (keine selbstständige Lebensführung oder keine berufliche Tätigkeit mehr möglich).

Der Begriff Behinderung geht also viel weiter als der normale Krankheitsbegriff.

Die Rehabilitation schließt sich an die Akutbehandlung des Schlaganfalls an, im Idealfall beginnt sie am ersten Tage der Erkrankung. Rehabilitation soll die Krankheitsfolgen mindern. Dabei stehen die Einschränkungen des Patienten im täglichen Leben und seine soziale Situation, einschließlich des Berufes, im Mittelpunkt der Bemühungen. Im Zentrum der Rehabilitation des Schlaganfalls steht die Behandlung durch ein therapeutisches Team.

Eine Vielzahl von Therapeuten aus verschiedenen Berufsgruppen (Ärzte, Krankengymnasten, Pflegekräfte, Sozialarbeiter etc.) arbeiten gemeinsam mit dem Patienten an der Verbesserung seiner Situation. Auch die Angehörigen müssen einbezogen werden.

Die medikamentöse Behandlung der Krankheitsfolgen gehört genauso zum Rehabilitationsprozess wie die Beschaffung einer angemessenen, vielleicht behindertengerechten Wohnung oder das Wiedererlernen bestimmter Bewegungen unter Anleitung von Ergotherapeuten und Krankengymnasten.

Eckpunkte der Therapie

- *Thrombolyse: medikamentöse Auflösung des Gefäßverschlusses. Vorher muss immer eine Hirnblutung mit Hilfe des CTs ausgeschlossen werden.*
- *Überwachung der lebenswichtigen Funktionen wie Blutdruck, Atmung und Urinausscheidung auf der Intensivstation.*
- *Antikoagulation: medikamentöse Unterbindung der Blutgerinnung, um eine fortschreitende Verstopfung des betroffenen Gefäßes zu verhindern.*

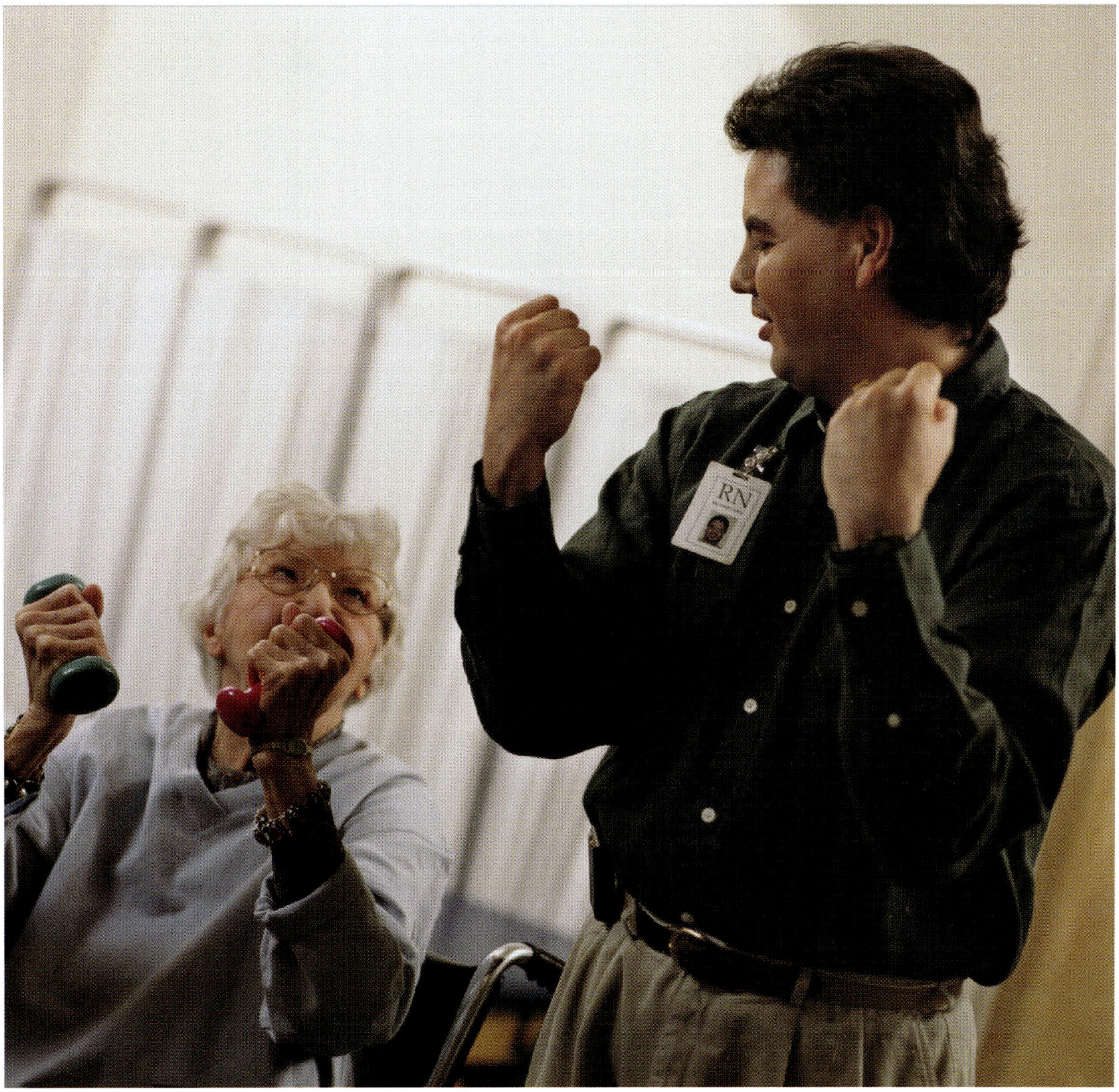

Abb. 7.16: Unter der Anleitung von Therapeuten sollen bestimmte Bewegungsabläufe wieder erlernt werden.

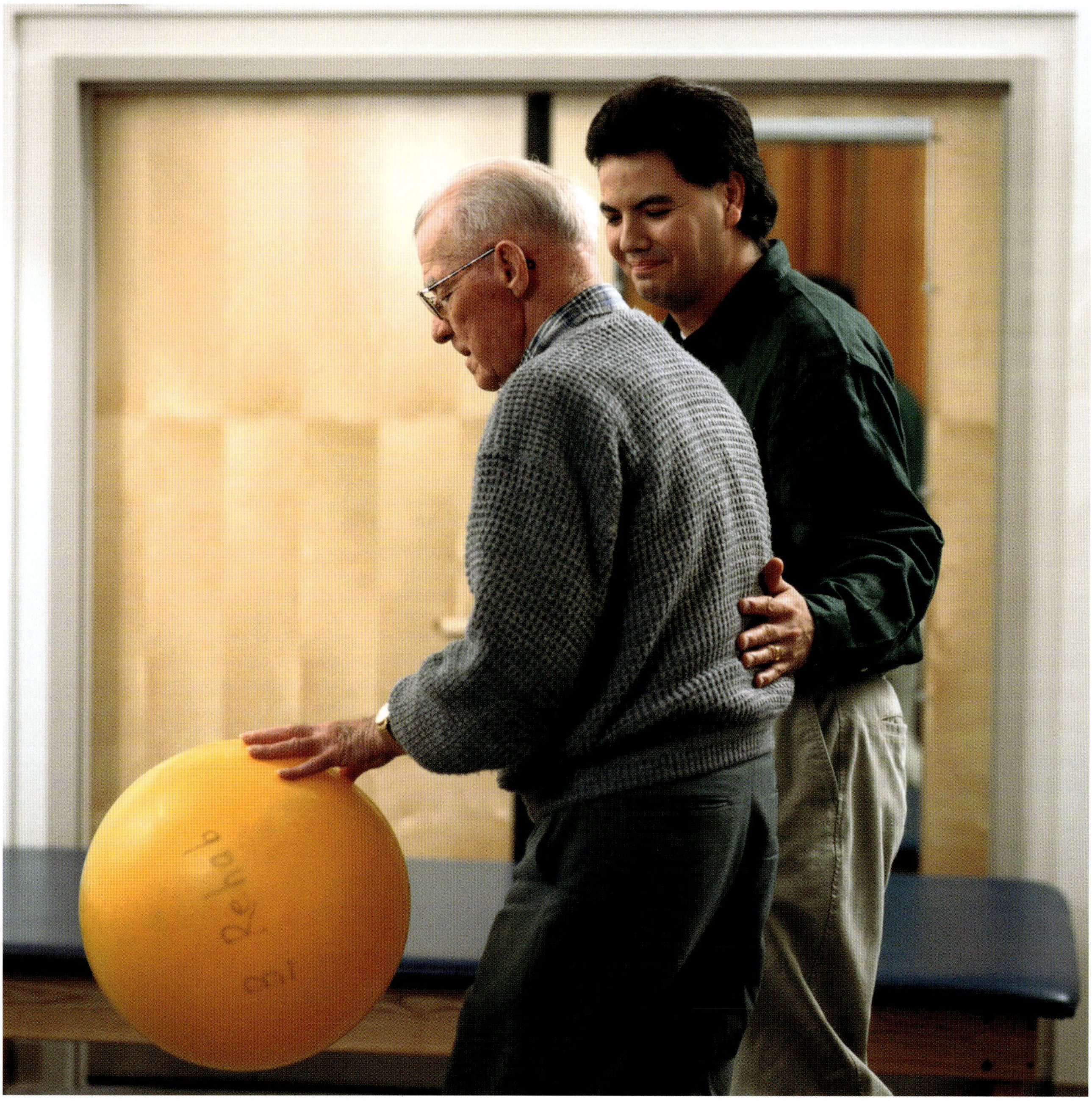

Abb. 7.17: Mithilfe des Therapeuten soll der Betroffene lernen, sich selbst und seinen Körper wieder besser zu beherrschen.

Im Vordergrund stehen das Training der Skelettmuskeln, damit der Patient später wieder mit Gehhilfen laufen kann, sowie Sprechübungen mit Hilfe von Logopäden. Die Therapie wird im Krankenhaus begonnen und muss oftmals zu Hause weitergeführt werden.

Es ist möglich, mit jungen, geistig flexiblen Menschen außerordentliche Therapieerfolge zu erzielen; bei älteren Patienten können manche Fähigkeiten nicht vollständig wiederhergestellt werden.

Pflegefall durch Schlaganfall

Etwa ein Drittel aller Schlaganfallpatienten benötigt auf Dauer die Hilfe anderer. Jeder Fünfte braucht Hilfe beim Gehen, bei ca. 15 Prozent aller vom Schlaganfall Betroffenen ist eine Versorgung in der häuslichen Umgebung nicht mehr möglich.

Die Risikofaktoren

Für die Entstehung eines Schlaganfalls sind mehrere Risikofaktoren bekannt. Sie entsprechen im Großen und Ganzen denen der Arteriosklerose. Dabei bedeutet

- eine Erhöhung des Cholesteringehaltes eine Erhöhung des Risikos um das Zwei- bis Dreifache;
- Bluthochdruck eine Erhöhung des Risikos um das Fünffache;
- Zuckerkrankheit eine Erhöhung des Risikos um das Zweifache;
- Rauchen eine Erhöhung des Risikos um das Dreifache;
- Herzrhythmusstörungen (Vorhofflimmern) eine Erhöhung des Risikos um das Siebenfache;
- die koronare Herzkrankheit eine Erhöhung des Risikos bei Männern um das Zweifache, bei Frauen um das Dreieinhalbfache.

Hinzu kommen:

- familiäre Vorbelastung sowie
- Übergewicht und
- Bewegungsmangel.

Die Wirkung der einzelnen Risikofaktoren

Cholesterin ist eine fettähnliche Substanz, die in allen menschlichen und tierischen Zellen vorkommt. Gefährlich und schädlich kann das Cholesterin werden, wenn mit der Nahrung zu viel Cholesterin aufgenommen wird oder wenn der Abbau des Cholesterins nicht mehr richtig funktioniert. Es kann dann zur Ablagerung von Cholesterin in der Gefäßwand kommen: der erste Schritt zur Arterienverkalkung (Arteriosklerose).

Die Risikofaktoren

- *Rauchen*
- *Bluthochdruck*
- *Übergewicht*
- *Diabetes mellitus*
- *Bewegungsmangel*
- *Stress*
- *Fettstoffwechselstörungen*
- *Alkohol*

Von **Bluthochdruck** spricht man, wenn der Wert immer wieder über 140 mmHG (oberer Wert, systolisch) und 85 mmHG (unterer Wert, diastolisch) liegt. Die Ursache des hohen Blutdrucks ist meist unklar. Man weiß aber, dass erhöhter Blutdruck sich durch regelmäßige körperliche Bewegung, Abbau von Stress, salzarme Kost und Erreichen eines Normalgewichtes senken lässt. Ein dauerhaft bestehender Bluthochdruck muss mit Medikamenten behandelt werden.

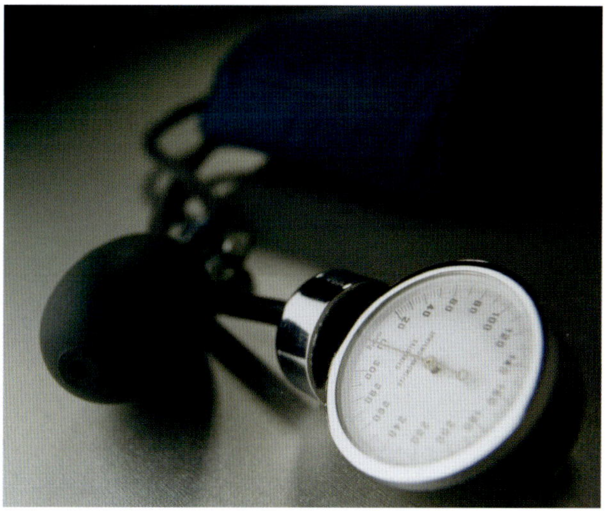

Abb. 7.18: Bluthochdruck erhöht das Risiko eines Schlaganfalls um das Fünffache.

Die schwere Schädigung der Blutgefäße ist die bedrohlichste Spätfolge der **Zuckerkrankheit**, des Diabetes mellitus. Nicht selten führt eine solche Schädigung der Arterien auch zum Schlaganfall. Deshalb ist eine gute und konsequente Zuckereinstellung für Diabetiker sehr wichtig. Regelmäßige Blutzuckerkontrollen und eine kontrollierte Ernährung können die Spätfolgen der Zuckerkrankheit deutlich reduzieren. Die Behandlung durch spezielle Diabetes-Schwerpunktpraxen wie an unserem Zentrum ist anzuraten.

Nikotin erhöht den Blutfettspiegel, verschlechtert den Sauerstofftransport, schädigt die Gefäße und fördert die Entstehung der Arteriosklerose. Raucher haben ein sehr stark erhöhtes Risiko, einen Schlaganfall zu erleiden. Nach etwa fünf Jahren des Nichtrauchens entspricht das Risiko ungefähr wieder dem eines Nichtrauchers.

Eine besondere Form von **Herzrhythmusstörungen** ist das so genannte Vorhofflimmern. Bei dieser Erkrankung zieht sich der linke Vorhof des Herzens beim Pumpen nicht mehr rhythmisch zusammen.

Senkung des persönlichen Risikos

Dies ist möglich, und zwar durch die folgenden Maßnahmen:

- *Rauchstopp: Senken des Risikos um 50 Prozent*
- *Gewichtsnormalisierung: Senken des Risikos um 40 Prozent*
- *Körperliche Aktivität: Senken des Risikos um 40 Prozent*
- *Mäßiger Alkoholgenuss: : Senken des Risikos um 30 Prozent*
- *LDL-Cholesterin-Reduktion: Senken des Risikos um 1–2 Prozent pro 1 mg/dl-Senkung*
- *Blutdruckverringerung: Senken des Risikos um 1–2 Prozent pro 1 mmHg*

Das Blut kann dann nicht mehr richtig fließen, ein Teil des Blutes „steht“ im linken Vorhof. Es können sich Blutgerinnsel (Thromben) bilden, die mit dem Blutstrom in das Gehirn geschwemmt werden (Embolie). Dies kann zum Schlaganfall führen. Überall dort, wo das Blut zu langsam fließt, kann es zur Gerinnselbildung kommen.

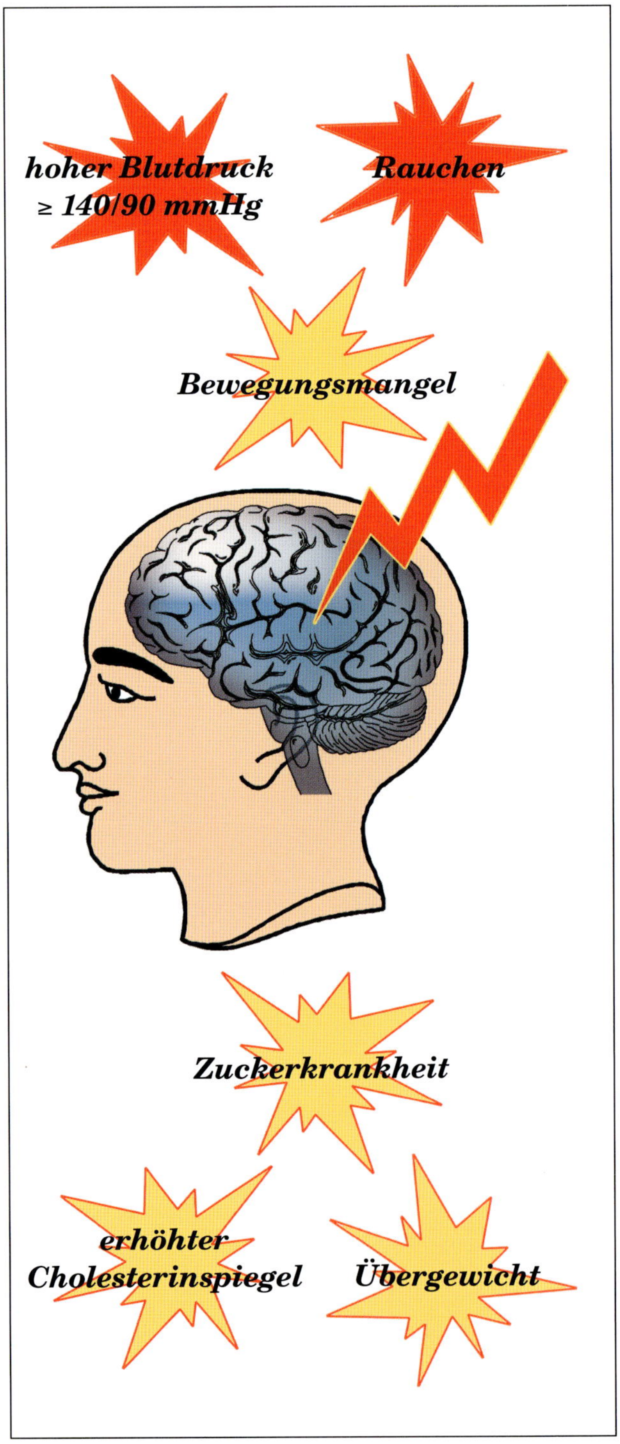

Abb. 7.19: Die wichtigsten Risikofaktoren eines Schlaganfalls

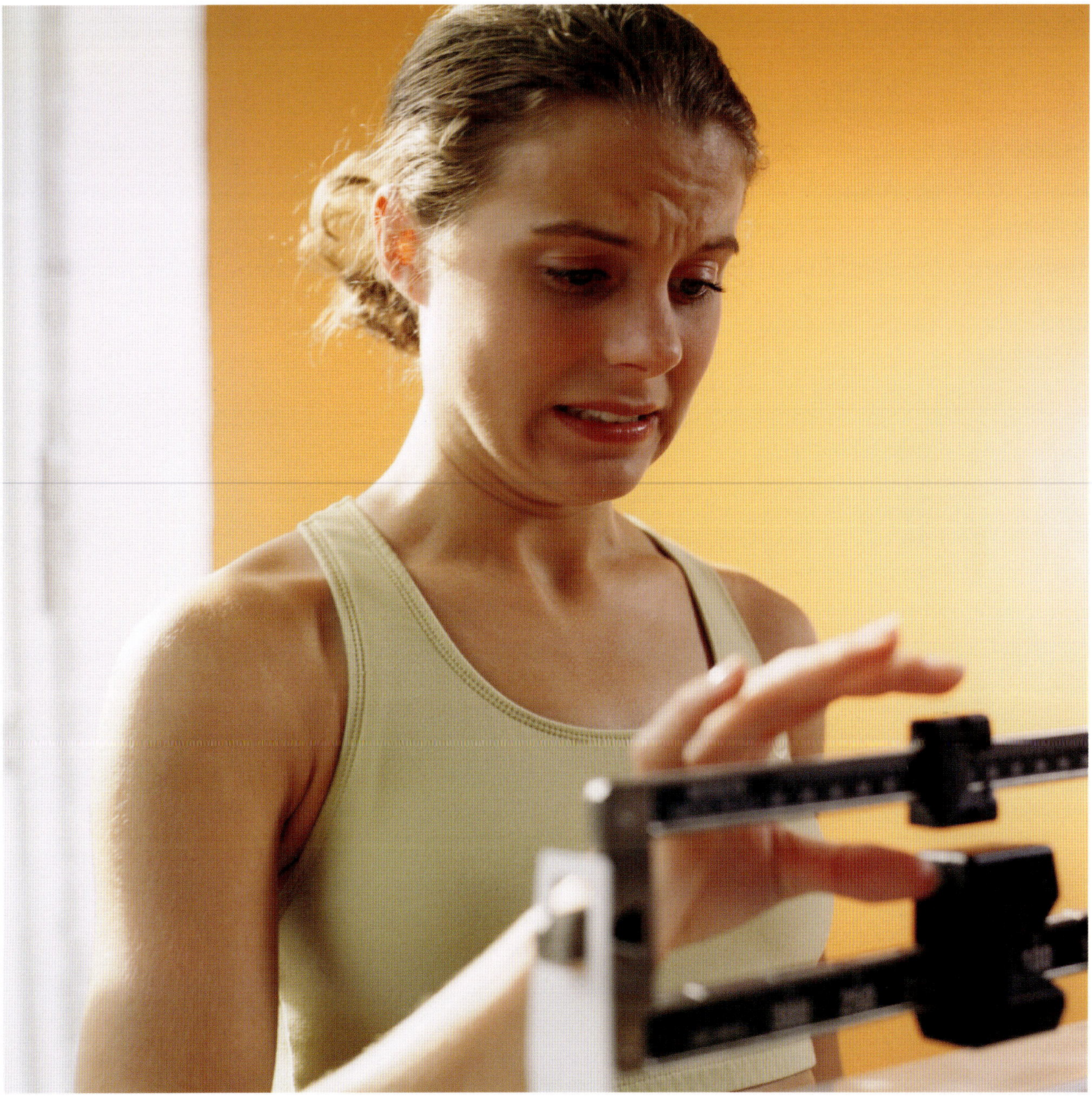

Abb. 7.20: Eine Gewichtsnormalisierung senkt das Risiko eines Schlaganfalls um 40 Prozent.

Die Prophylaxe

Risikofaktoren wie hoher Blutdruck, erhöhte Blutfettwerte (vor allem Cholesterin), Diabetes und Übergewicht müssen behandelt werden, um das Auftreten ischämischer Hirninfarkte zu vermeiden.

Auch Änderungen des Lebensstils mit vermehrter körperlicher Betätigung, Nikotinverzicht sowie die Umstellung der Ernährung auf eine mediterrane Kost, das heißt mit weniger tierischen Fetten, sind sehr wirkungsvolle Maßnahmen.

Es gibt verschiedene Behandlungsmethoden, mit denen das Schlaganfallrisiko gesenkt werden kann. Es lässt sich mit medikamentösen und chirurgischen Maßnahmen herabsetzen.

Thrombozytenaggregationshemmer sind Substanzen, welche die Verklumpungsneigung der Blutplättchen (Thrombozyten) vermindern. Dadurch kann das Schlaganfallrisiko um bis zu 20 Prozent gesenkt werden.

Blutgerinnungshemmer: Patienten mit einem besonders hohen Embolie- und Schlaganfallrisiko, zum Beispiel bei nachgewiesenen Blutgerinnseln im Herzen, können mit dem Medikament Marcumar® „blutverdünnt" werden. Durch Marcumar® wird die Gerinnungsfähigkeit des Blutes deutlich herabgesetzt.

Gefäßchirurgische Therapie: Verengungen der Halsschlagadern (Karotisstenosen) stellen ein hohes Risiko für einen Schlaganfall dar. Sie sollten operiert werden, wenn die Verengung deutlich ausgeprägt ist oder Kalkablagerungen in diesem Bereich mit Vorboten eines Schlaganfalls nachgewiesen wurden.

Diese Operationen sollten an kardio-vaskulären Zentren von erfahrenen Gefäßchirurgen vorgenommen werden.

Prophylaxe auf einen Blick

- *Regelmäßige Blutdruckkontrollen, wenn nötig muss der Blutdruck medikamentös gesenkt werden.*
- *Nikotinverzicht!*
- *Fettarme Ernährung, um den Cholesterinspiegel niedrig zu halten.*
- *Blutzucker kontrollieren lassen, und wenn nötig richtig einstellen lassen (Insulin)*
- *Jedes kleine Anzeichen, wie Schwindel, Flimmern vor Augen oder leichte Lähmungen, ernst nehmen und sofort den Arzt aufsuchen oder benachrichtigen (die ersten 3–6 Stunden sind für die Prognose die wichtigsten).*

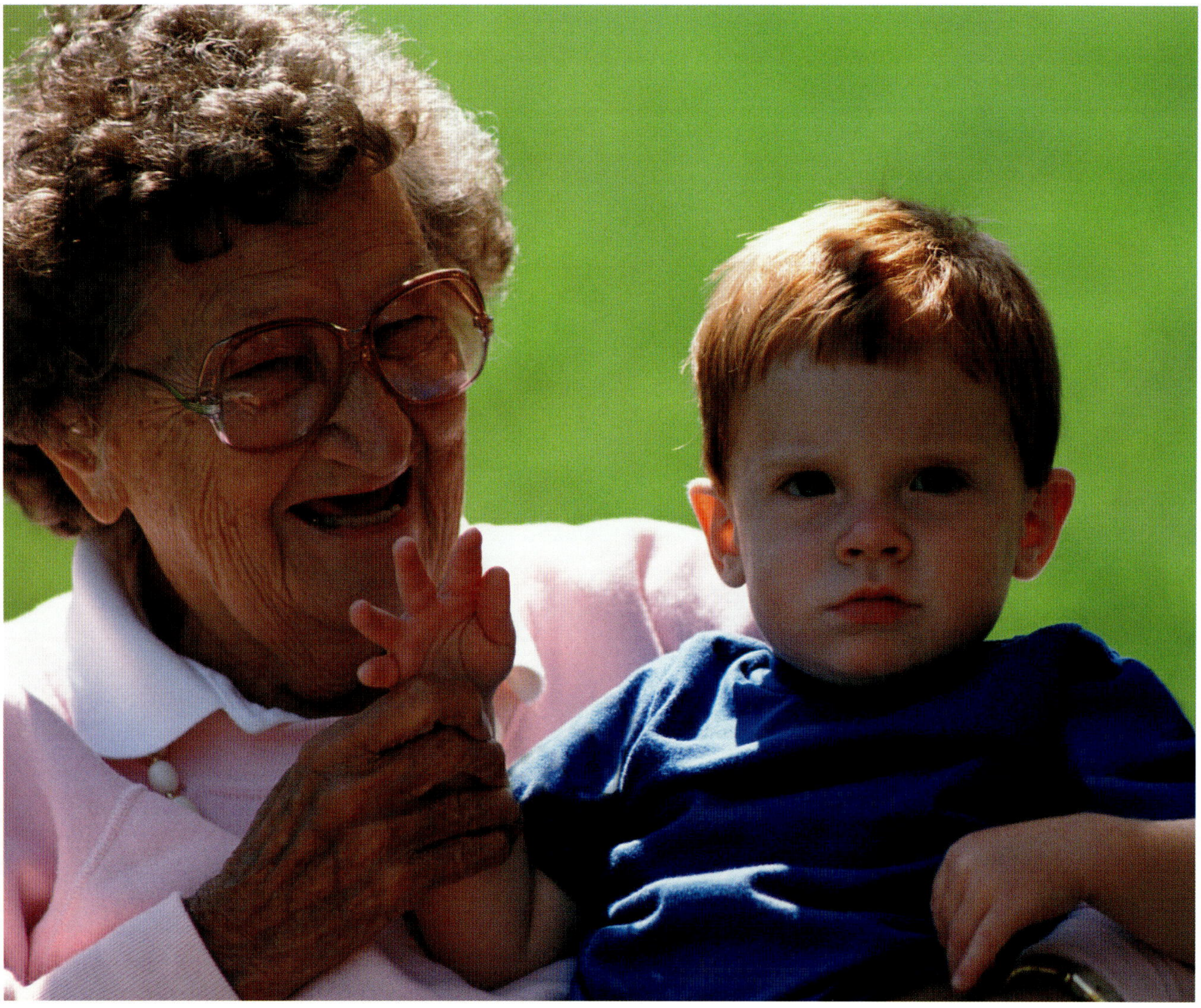

Abb. 7.21: Nehmen Sie jedes kleine Anzeichen ernst, nur so können Sie das Schlimmste verhindern.

Weitere Gefäßerkrankungen

„Der Mensch ist so jung wie seine Gefäße“ – Wie wahr dieser Ausspruch ist, beweisen die vielen verschiedenen Gefäßerkrankungen, die die Lebensqualität extrem einschränken können oder gar für viele Menschen den Tod bedeuten. In diesem Kapitel haben wir einige Gefäßerkrankungen zusammengefasst, die die Uhr des Lebens schneller ablaufen lassen.

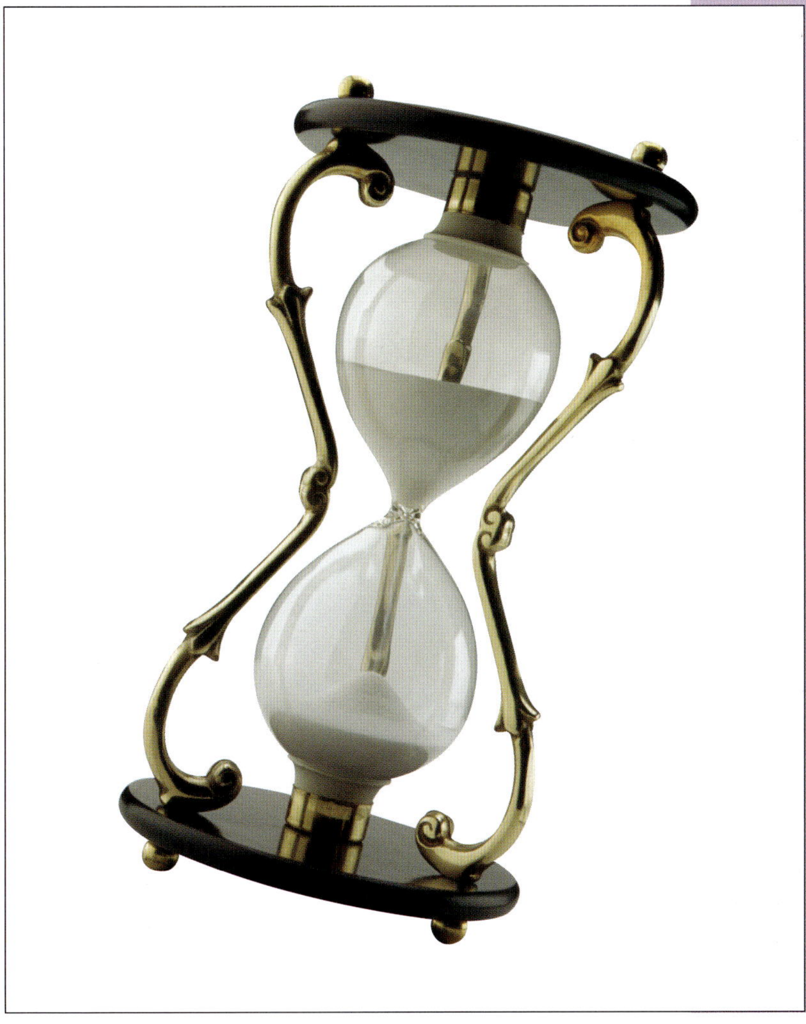

Die Embolie

Der Begriff der Embolie ist von dem griechischen Wort „embole“ abgeleitet, das man mit „hineindringen“ übersetzen kann. Die Embolie wird definiert als ein plötzlicher Verschluss eines Gefäßes durch einen so genannten Embolus. Ein Embolus ist ein auf dem Blutweg verschlepptes Gebilde, das in einem Gefäß eingekeilt wird, welches einen kleineren Durchmesser besitzt als der Embolus selbst. Er ist im Blut nicht löslich und kann sowohl von fester (Blutgerinnsel, Gewebe, Parasiten, Tumorzellen), flüssiger (Fetttropfen, Fruchtwasser) oder gasförmiger (Luftblasen) Beschaffenheit sein.

Ein Embolus kann sich an den Gefäßwänden oder auch im Inneren des Herzens bilden. Dies geschieht bevorzugt an Stellen, an denen der Blutfluss gering ist, zum Beispiel in ausgeweiteten Beinvenen, arteriellen Aneurysmen (Gefäßaussackungen) oder in Bereichen des Herzens, in denen der Herzmuskel aufgrund eines Infarktes nicht mehr arbeitet und das Blut sehr langsam fließt.

Am häufigsten finden sich Embolien in den Arterien. Ein Embolus, der aus dem linken Herzen oder den großen Arterien stammt, gerät in die Arterien des Körperkreislaufs und kann zu Embolien im Gehirn (60 Prozent), in den Gliedmaßen (30 Prozent) und in Organen, wie beispielsweise Niere, Milz oder Darm, führen. Venöse Embolien sind seltener anzutreffen. Liegt der Ursprung des Embolus in den Venen, so wandert dieser durch die Hohlvene über die rechte Herzhälfte in die Lungenschlagader. Eine venöse Thrombose im Bein oder Becken ist die häufigste Ursache für eine Lungenembolie.

Embolus und Thrombus

Man muss einen Embolus von einem Thrombus unterscheiden. Ein Thrombus führt am Ort seines Entstehens zu einem Gefäßverschluss. Ein Embolus hingegen wird mit dem Blutstrom fortgeschwemmt und verursacht entfernt von seinem Ursprungsort einen Gefäßverschluss. Ein Thrombus kann demnach zu einem Embolus werden.

Je nach Lokalisation kommt es zum Schlaganfall oder zur Unterversorgung eines Organs (Darm, Niere, Herz etc.) bzw. einer Extremität (Arm, Bein).

Einen Sonderfall bildet die paradoxe (gekreuzte) Embolie. Bei einer offenen Verbindung zwischen beiden Herzvorhöfen, wie zum Beispiel eines offenen *Foramen ovale*, kann dann ein venöser Embolus in eine Arterie des Körperkreislaufs gelangen.

Ursachen und Risikofaktoren

Wie eine Embolie tatsächlich zustande kommt, ist nur teilweise geklärt. Es scheint allerdings festzustehen, dass lediglich frische Blutgerinnsel (Thromben) zu einer Embolie führen können, da ihr Anteil an lockerem Material verhältnismäßig groß ist, sie noch nicht narbig verändert sind und nicht an der Gefäßwand haften.

Die arterielle Embolie hat ihren Ursprung vor allem im linken Herzen. Für etwa 90 Prozent aller Embolien werden verschiedene Herzerkrankungen verantwortlich gemacht:

- Herzkrankheiten mit Vorhofflimmern,
- Herzinfarkt mit wandständigen Thromben,
- Endokarditis (Entzündung der Herzinnenhaut) oder
- Aneurysmen (Ausweitungen der Herzwand).

Die Hauptschlagader (Aorta) oder andere große Arterien sind seltener der Ausgangspunkt für eine Embolie. Der Ursprungsort einer venösen Embolie ist in einer Vene des großen Blutkreislaufs (Körperkreislauf), meist im Bereich der Beine oder des Beckens, zu suchen. Der Embolus gelangt über das rechte Herz in die Lungenarterie und führt zu einer Lungenembolie,

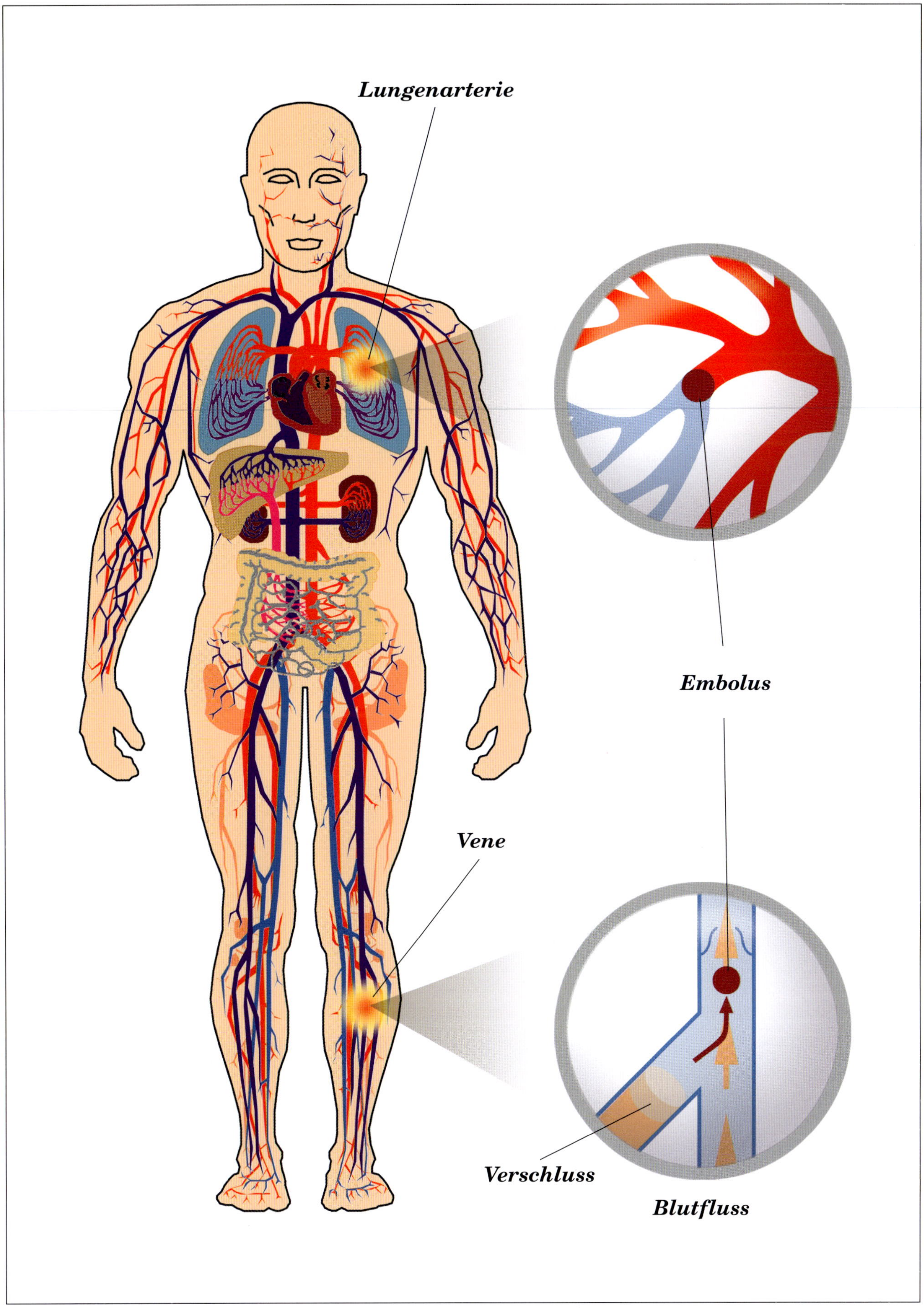

Abb. 8.1: Entstehung einer Lungenembolie

die je nach Größe des Embolus zum Tod führen kann.

Aufgrund der bisherigen Erkenntnisse kann man folgende Risikofaktoren zusammenfassen:

- Herzerkrankungen insbesondere bei Vorhofflimmern mit der Bildung von Blutgerinnseln in den Herzvorhöfen,
- Gefäßwandveränderungen bei Arteriosklerose und deren Risikofaktoren,
- Venenerkrankungen, wie tiefe Venenthrombosen oder Krampfadern (Varizen),
- hohes Alter,
- weibliches Geschlecht.

Häufigkeit

- *Es besteht eine gesteigerte Embolierate im höheren Alter.*
- *Bei Frauen treten Embolien häufiger auf als bei Männern.*
- *Übergewichtige Menschen weisen eine größere Tendenz auf, an einer Embolie zu erkranken, als Normalgewichtige.*

Die Symptome

Die Beschwerden sind von dem Ort der Embolie abhängig. Im Allgemeinen kommt es zu einem plötzlich auftretenden Schmerz. Durch den Embolus wird die Blutversorgung unterbrochen, was zum einen zu Funktionsstörungen des betroffenen Organs führt und zum anderen sogar das Absterben des Gewebes bewirken kann (es kommt zu einem Infarkt). In Gebieten, die über gute Umgehungskreisläufe (so genannte Kollateralen), verfügen, können kleine Embolien ohne wesentliche Störung ablaufen.

Eine **Embolie der Extremitäten** ist bei Befall einer großen Arterie durch die international so genannten „6 P“ charakterisiert:

- Pain (Schmerz),
- Paleness (Blässe),
- Paresthesia (Gefühlsstörung),
- Pulselessness (Pulsausfall),
- Paralysis (Lähmung),
- Prostation (Schock).

Eine **Lungenembolie** dagegen führt zu folgenden Symptomen:

- plötzliche Atemnot,
- Beschleunigung der Atmung,
- Herzrasen,
- Blutdruckabfall,
- Kreislaufschock.

Sie kann durch eine Überlastung des rechten Herzens zum Tod führen.

Hirnembolien (Schlaganfall) führen zu:

- Bewusstlosigkeit,
- Lähmungen und
- allen vorgenannten Symptomen des Schlaganfalls.

Die relativ seltenen **Embolien der Herzkranzgefäße** können Ursache eines Herzinfarktes sein.

Dieser ist meistens die Folge einer Durchblutungsstörung, die vor Ort in Form einer Thrombose auf dem Boden einer Gefäßverkalkung entsteht.

Diagnose und Therapie

Aufgrund des plötzlich aufgetretenen Schmerzes, der Blässe der Haut, der Temperaturunterschiede zur Gegenseite, der fehlenden Pulse und Gefäßgeräusche ist die Diagnosestellung durch die Untersuchung des Arztes möglich. Es können spezielle Ultraschalluntersuchungen wie die Doppler-Sonographie zu Hilfe genommen werden, oder es kann eine Gefäßdarstellung mit Kontrastmittel im Röntgen oder in der Kernspintomographie, das heißt eine Angiographie, notwendig werden.

Eine Lungenembolie muss schnellstens mittels verschiedener bildgebender Verfahren nachgewiesen werden. Zu bevorzugen ist heute die ultraschnelle Darstellung in der Mehrzeilen-Computertomographie oder – wenn nicht vor Ort – die digitale Subtraktionsangiographie (DSA).

Thrombosen müssen durch Farb-Dopplersonographie oder Beinphlebographie unbedingt ausgeschlossen werden, da sie die Gefahr für weitere Embolien bergen.

Bei einem akuten Verschluss einer Gliedmaßenarterie sind die Schmerzausschaltung, die Tieflagerung der Gliedmaße, die weiche Lagerung und der Schutz vor Wärmeverlust unerlässliche Erstmaßnahmen.

Mit der intravenösen Gabe von Heparin ist sofort zu beginnen, und der Patient muss unverzüglich in eine Klinik gebracht werden. Dort wird entschieden, ob eine medikamentöse oder eine chirurgische (operative) Therapie erfolgt. Beim Großteil der Patienten wird der Embolus in der Technik der Embolektomie entfernt, weil es sich hierbei um ein sehr schonendes Verfahren handelt.

Hierbei wird das Gerinnsel mithilfe eines Ballonkatheters aus dem Gefäß entfernt, nachdem die betroffene Arterie an anatomisch leicht zugänglichen Stellen aufgesucht wurde. Eine weitere Möglichkeit, den Embolus zu entfernen, besteht darin, ihn vor Ort aufzulösen (Lyse-Therapie). Die Therapie einer Lungenembolie erfolgt in ähnlicher Weise.

Nach der unmittelbaren Behandlung der Embolie ist nach der zugrunde liegenden Ursache zu suchen und diese zu beseitigen.

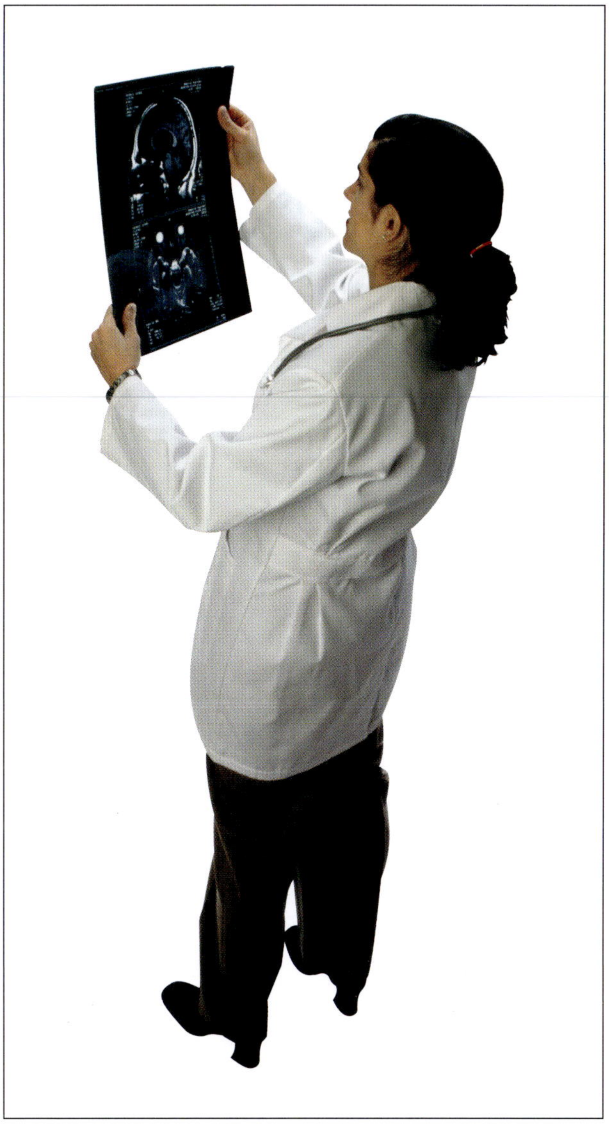

Abb. 8.2: Zur Diagnose einer Embolie stehen verschiedene bildgebende Verfahren zur Verfügung.

Komplikationen und Prognose

Die Komplikationen sind vom Ort der Embolie abhängig. Eine Lungenembolie bzw. ein Herzinfarkt infolge einer Embolie der Herzkranzgefäße können zum Tod führen. Embolien an den Gliedmaßen können eine bleibende Funktionseinschränkung verursachen oder im seltenen Extremfall sogar zum Verlust der betroffenen Gliedmaßen führen (durch eine notwendige Amputation).

Eine Hirnembolie kann aufgrund neurologischer Ausfälle, wie Lähmungen oder Sprachstörungen, den Verlust der Selbstständigkeit zur Folge haben.

Wiederholungsgefahr!

Jeder Patient, der eine Embolie durchgemacht hat, ist gefährdet, erneut eine Embolie zu erleiden. Beim Vorliegen von Risikofaktoren ist in diesen Fällen auf eine konsequente Embolieprophylaxe zu achten.

Der Mesenterialinfarkt

Ein Mesenterialinfarkt ist ein Infarkt des Darmes und seiner versorgenden Gewebestrukturen (so genanntes Mesenterium). Er entsteht zum Beispiel nach einem plötzlichen Verschluss der versorgenden Darmarterie (Mesenterialarterienverschluss), seltener durch eine Thrombose der Mesenterialvenen.

Es handelt sich hierbei um ein akut lebensbedrohliches Krankheitsbild mit charakteristischem Ablauf in drei Phasen:

- Zuerst kommt es zum so genannten Initialstadium mit heftigen Bauchschmerzen und eventuell blutigen Durchfällen sowie Schocksymptomen.
- Etwa sechs Stunden später beginnt das Latenzstadium, auch als Stadium des stillen Intervalles bezeichnet, mit trügerischem Nachlassen des Schmerzes. Die Verdauungsbewegungen des Darmes (Peristaltik) lassen nach, aber ansonsten ist der Bauch meist klinisch unauffällig.
- Nach weiteren sechs Stunden folgt der Übergang in das Stadium der irreparablen Darmnekrose. In diesem Endstadium stirbt der Darm wegen der Unterversorgung mit Sauerstoff und Nährstoffen aus dem Blut ab. Es folgen ein Darmverschluss, der durch die Lähmung der Darmmuskulatur zustande kommt (so genannter paralytischer Ileus) sowie eine schwere Entzündung des Bauchfells (Peritonitis) mit allgemeinen schweren Vergiftungssymptomen.

Typisch sowie extrem schnell und stark ist der Verlauf vor allem bei Vorliegen einer Embolie.

Therapeutisch bleibt meist nur die operative Entfernung des Darmes, da eine eventuelle Wiederaufweitung der Blutgefäße nur im ersten Stadium die Möglichkeit einer Besserung bietet.

Die Nierenarterienstenose

Der Niere kommt neben der Ausscheidungsfunktion von Stoffwechselprodukten auch eine wichtige Rolle bei der Blutdruckregulierung zu. Wird eine Niere nicht ausreichend durchblutet, löst sie eine Kette von Hormonreaktionen aus, die den Blutdruck im Körperkreislauf anheben. Der Bluthochdruck schädigt wiederum das Nierengewebe, sodass sich die Ausscheidungsfunktionen verschlechtern.

Häufigkeit

In der Bevölkerung haben Nierenarterienverengungen eine Häufigkeit von circa 4 bis 4,5 Prozent. Meist sind diese Verengungen im Laufe des Lebens erworben. Angeborene Verengungen der Nierenarterien sind mit einer Häufigkeit von 1,1 Prozent eher selten. Grundsätzlich sind Frauen häufiger betroffen als Männer.

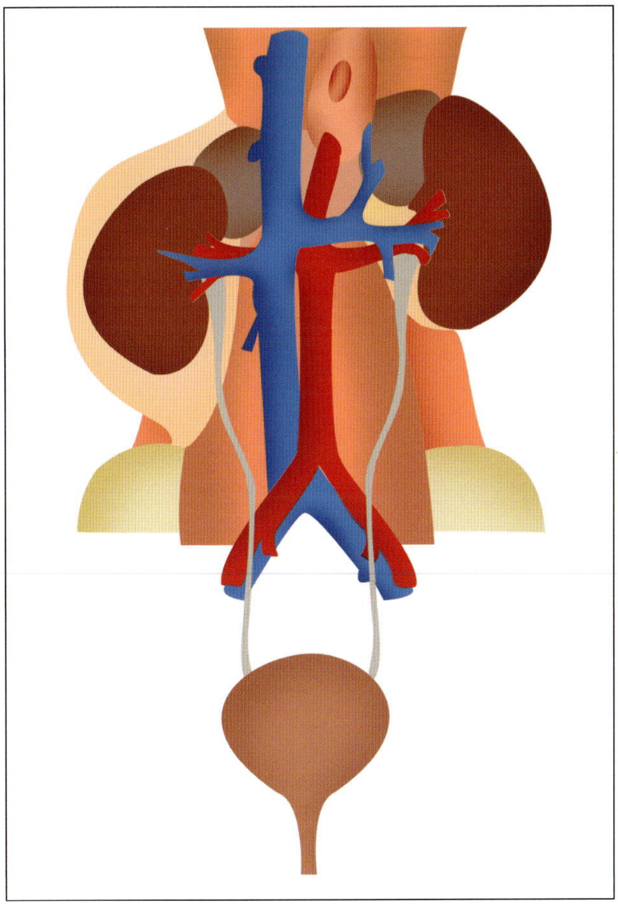

Abb. 8.3: Nierenarterien und -venen

Bei einer Nierenarterienstenose handelt es sich um eine Einengung der Arterie, die die Niere mit sauerstoffreichem Blut versorgt.

Als **Ursachen** einer Nierenarterienverengung kommen zahlreiche Erkrankungen und Verletzungen in Betracht, wobei am häufigsten die Arteriosklerose vorliegt. Weitere Ursachen sind fibromuskuläre Dysplasien, angeborene Anomalien und Aneurysmen.

Symptome: Geringgradige Nierenarterienstenosen, die das Gefäß um weniger als 70 Prozent einengen, gehen meist ohne Krankheitszeichen einher. Mit zunehmender Einengung des Gefäßes entwickelt der betroffene Patient jedoch einen arteriellen Bluthochdruck, der dann meist schwer einstellbar ist. Aber es gibt auch Krankheiten mit ähnlichen Symptomen: Sowohl Erkrankungen des Nierengewebes als auch die übermäßige Bildung blutdrucksteigernder Hormone können die Zeichen einer Nierenarterienverengung auslösen.

Therapie: Die Indikation zur Beseitigung einer Nierenarterienstenose sind Ausschaltung des Hochdrucks, Beseitigung einer eingeschränkten Nierenfunktion sowie die Organerhaltung. Hierfür kommen grundsätzlich offene, chirurgische Operationsverfahren und Angioplastieverfahren mit eventuellen Stentimplantation in Frage. Dabei richtet sich der Einsatz der möglichen operativen Therapie im Wesentlichen nach der Art und Morphologie der Gefäßeinengung.

Der Erfolg der Ballonerweiterung einer Nierenarterienverengung hinsichtlich des Bluthochdrucks ist von der Frage abhängig, wie lange der arterielle Bluthochdruck bereits bestanden hat und wie die Ausscheidungsfunktion der Niere ist.

Der Nierengefäßverengung, die durch die Arteriosklerose entsteht, kann vorgebeugt werden, indem man die wichtigsten Risikofaktoren dieser Erkrankung reduziert.

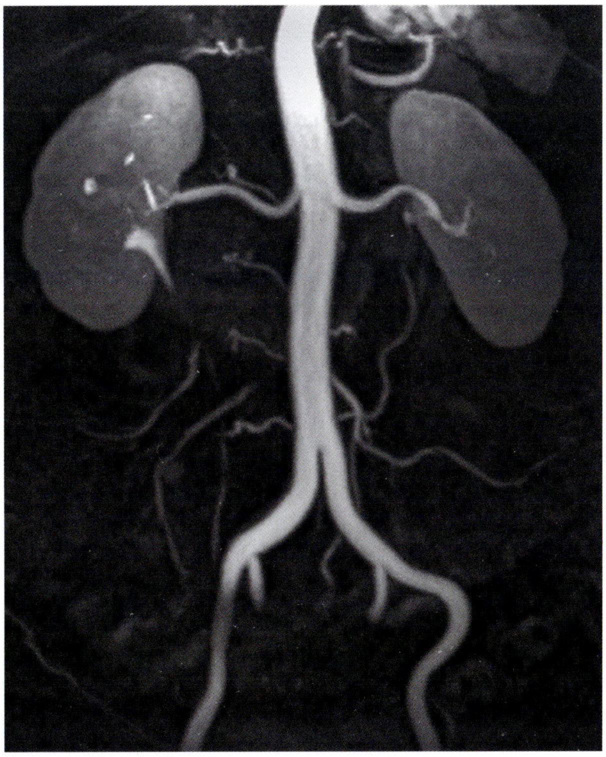

Abb. 8.4: Gefäßdarstellung (Angiographie) der Bauchschlagader sowie der Nierenarterien zum Ausschluss einer Nierenarterienenge (Stenose) als Ursache eines erhöhten Blutdrucks. Aufnahmezeit dieser Messung in der Kernspintomographie: Nur 18 Sekunden!

Die periphere arterielle Verschlusskrankheit (PAVK)

Die PAVK – auch als Schaufensterkrankheit oder Raucherbein bezeichnet – ist eine Verengung an den Arterien im Becken und/oder in den Beinen. Hauptursache dieses verengenden Gefäßprozesses ist die Arteriosklerose. Die Arterienverengungen führen zu Durchblutungsstörungen in den Beinen. Ausmaß und Folgen einer Durchblutungsstörung hängen vom Ort und der Entwicklung der Gefäßveränderung ab. Diese können im Becken, in den Oberschenkeln und in den Unterschenkeln stattfinden. Je höher die Gefäßverengung oder der Gefäßverschluss sitzt, desto stärker ist auch die Durchblutungsstörung.

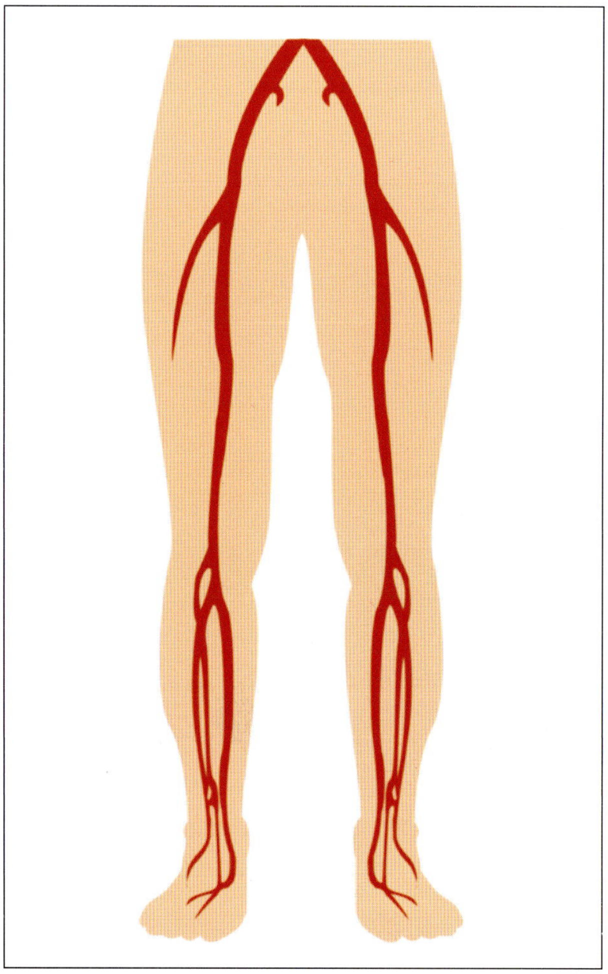

Abb. 8.5: Beinarterien

Häufigkeit

In Deutschland leiden etwa 20 Prozent der Bevölkerung über 55 Jahren an Durchblutungsstörungen. Männer sind fünfmal häufiger betroffen als Frauen. Symptome jedoch treten nur bei etwa einem Drittel der Betroffenen auf. Viele Menschen schränken ihr Leben und ihre Gehstrecke automatisch so ein, dass sie die Symptome selbst gar nicht mehr bemerken.

Risikofaktoren: Hauptrisikofaktor für die Entstehung der PAVK ist das Rauchen.

Aber zusätzlich spielen auch ein erhöhter Blutdruck, die Zuckerkrankheit (Diabetes mellitus) oder ein erhöhter Cholesterinspiegel (oder andere Blutfette) eine wichtige Rolle. In selteneren Fällen sind eine Entzündung der Arterien oder Blutgerinnsel Ursache der Gefäßverengungen.

Symptome: Viele Betroffene entwickeln erst Symptome bei Verengungen von über 90 Prozent. Der Grund dafür ist, dass der Körper so genannte Umgehungskreisläufe (Kollateralen) bilden kann. Dadurch besteht weiterhin eine noch ausreichende Durchblutung. Erstes Anzeichen für eine PAVK sind Schmerzen, die unterhalb der Gefäßveränderungen auftreten. Ein Schmerz im rechten Unterschenkel wird so z. B. durch eine Gefäßverengung im rechten Oberschenkel verursacht. Die Beschwerden hängen vom Ausmaß der Durchblutungsstörung ab.

Die Erkrankung wird in vier Stadien unterteilt (Einteilung nach Fontaine-Ratschow):

- Stadium I: keine Beschwerden
- Stadium II: Schmerzen beim Gehen oder anderer Belastung
- Stadium III: Ruheschmerz
- Stadium IV: Ruheschmerz und Zeichen, dass das Gewebe abstirbt wie schwärzliche Verfärbung, nicht heilende Wunden.

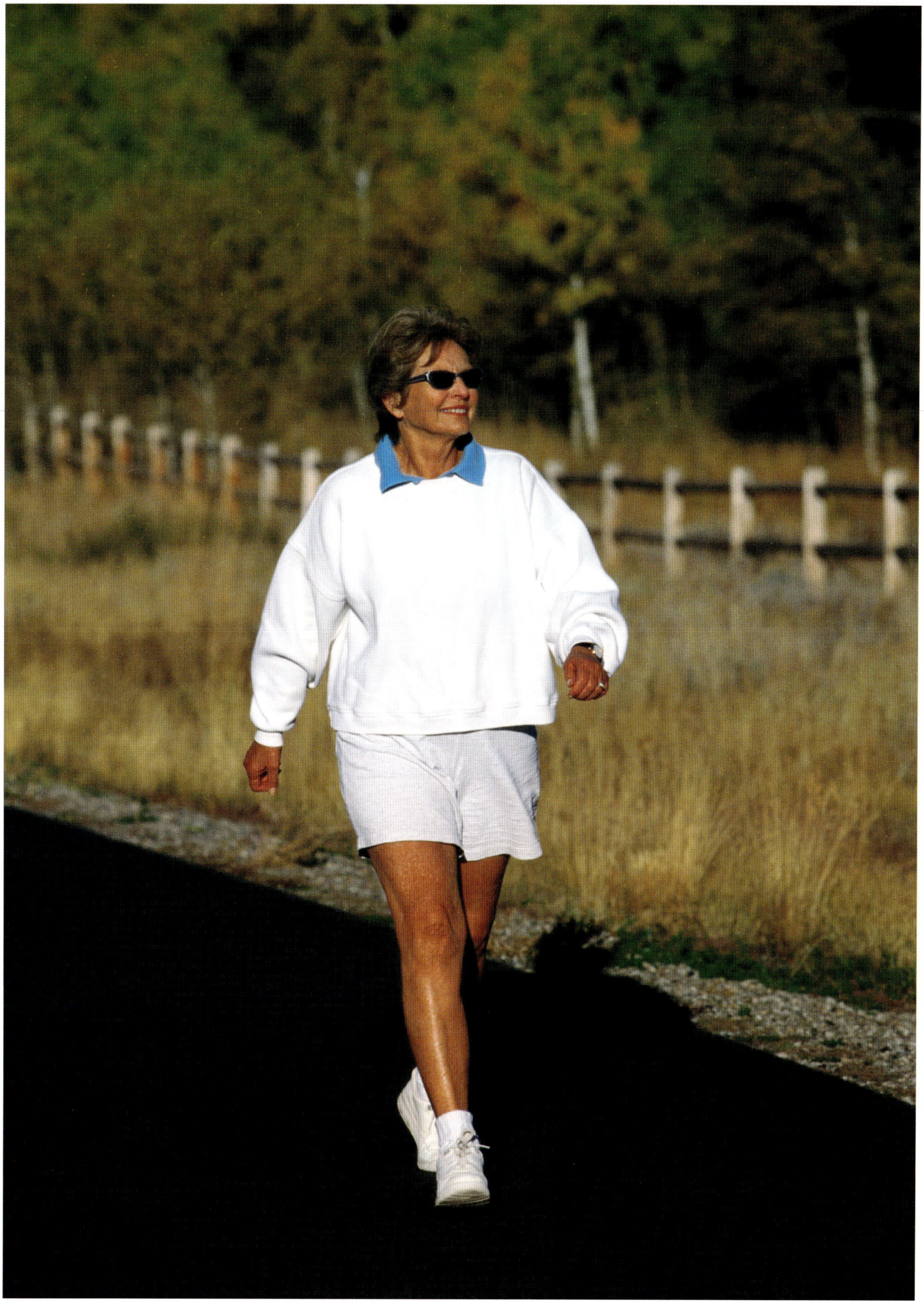

Abb. 8.6: Ein wichtiges Standbein der therapeutischen Maßnahmen ist das so genannte Gehtraining.

Diagnose: Schon die Krankengeschichte gibt dem Arzt erste Hinweise auf die Diagnose. Außerdem wird er bei der körperlichen Untersuchung besonders die Haut an den Beinen untersuchen.

Zur Sicherung der Diagnose führt der Arzt folgende Untersuchungen durch:

- Der Pulsschlag an gewissen Punkten der Beine wird gemessen; er ist schwach oder kaum tastbar.
- Mit einem Stethoskop kann der Arzt über der verengten Stelle eventuell ein Strömungsgeräusch hören.
- Der Blutdruck an Armen und Beinen wird gemessen und verglichen. Ist er an den Beinen niedriger, weist dies auf eine Gefäßverengung an den Beinarterien hin.
- Gehtest: Der Patient geht auf einem Laufband mit standardisierter Geschwindigkeit und Steigung. Die Strecke bis zum Auftreten von Schmerzen wird gemessen.

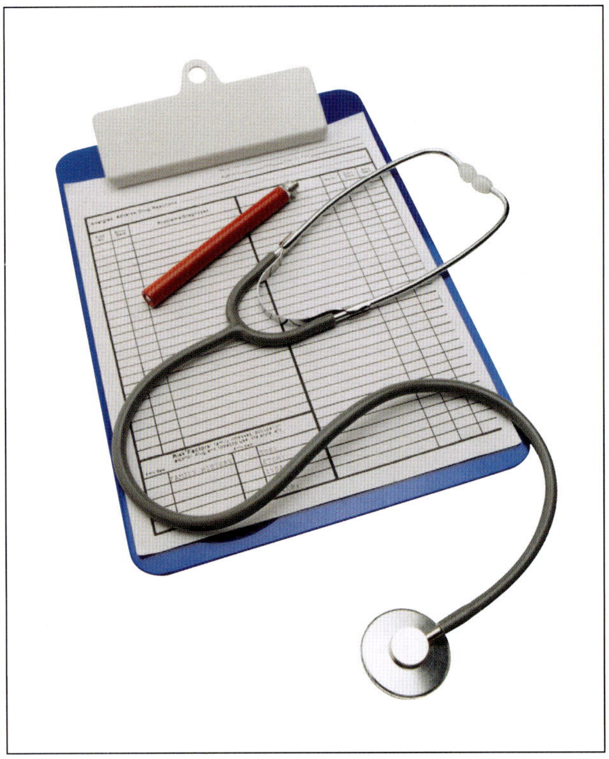

Abb. 8.7: Bei der körperlichen Untersuchung bieten sich dem Arzt mehrere Möglichkeiten, eine PAVK zu diagnostizieren.

- Mithilfe des Ultraschalls (Farb-Doppler-Sonographie) kann der veränderte Blutfluss über der Verengung sichtbar gemacht werden.
- Mithilfe von Kontrastmitteln werden die Arterien im Becken und in den Beinen dargestellt (Angiographie: mit Strahlen digitale Subtraktionsangiographie, ohne Strahlen MR-Angiographie, Kernspin).
- Zusätzlich wird der Arzt auch die Halsgefäße und das Herz untersuchen, um Verengungen der Gefäße in diesem Bereich rechtzeitig zu erkennen.

Therapie: Die Basistherapie der PAVK ist die Bekämpfung der Ursachen. Genau wie bei der Arteriosklerose ist die Vermeidung bzw. das Ausschalten der Risikofaktoren die wichtigste und beste Therapie. Zusätzlich können Medikamente zum Einsatz kommen, die die Fließfähigkeit des Blutes verbessern.

Eine weitere wichtige Therapie ist das Gehtraining. Dabei wird die Strecke ermittelt, die der Patient ohne Schmerzen zurücklegen kann. Es kommt nun darauf an, 75 Prozent dieser Strecke mehrfach pro Tag zu gehen. Dadurch wird der Körper angeregt, Umgehungskreisläufe zu bilden.

Die weiteren Maßnahmen richten sich nach dem Stadium der Erkrankung.

Folgende Maßnahmen stehen zur Auswahl:

- Bei Gefäßverengungen über wenige Millimeter und bei Gefäßverschlüssen kann die Engstelle aufgedehnt oder der Verschluss geöffnet werden. Dies geschieht mithilfe eines Ballonkatheters. Um eine Wiederverengung, zum Beispiel der Beckenarterien, zu vermeiden, muss eventuell eine Gefäßstütze (ein so genannter Stent) implantiert werden. Diese Maßnahmen werden in Gefäßzentren von interventionellen Radiologen oder Gefäßchirurgen durchgeführt.
- Bei Gefäßveränderungen, die weitere Strecken betreffen, kommt eine Bypassoperation

an den Beingefäßen in Frage. Dabei werden entweder eine Vene oder eine Kunststoffprothese als Umleitung für das verengte Gefäß eingesetzt. Auch dies wird in Gefäßzentren durchgeführt.

- Ist eine operative Wiederherstellung der Durchblutung nicht möglich, können bestimmte Medikamente über die Vene gegeben werden, die zu einer Erweiterung der Gefäße führen.

Prognose: Die Prognose hängt in erster Linie davon ab, ob es gelingt, die auslösenden Faktoren (also die Risikofaktoren) zu behandeln. Nur so kann ein weiteres Fortschreiten der Erkrankung verhindert werden.

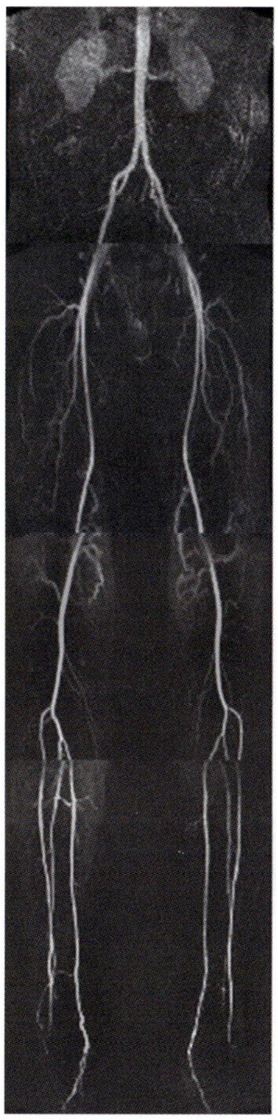

Abb. 8.8: Gefäßdarstellung (Angiographie) der Bauchschlagader sowie der Becken-Bein-Arterien in der Kernspintomographie (MRT) zum Ausschluss einer Enge oder eines Verschlusses arterieller Gefäße als Ursache einer „Schaufensterkrankheit"

Die Karotisstenose

Auf jeder Halsseite befindet sich eine große Halsschlagader (*Arteria carotis communis*).

Die *Arteria communis* gabelt sich in zwei Hauptäste:

- die innere Kopfschlagader (*Arteria carotis interna*) und
- die äußere Kopfschlagader (*Arteria carotis externa*).

Während über die innere Kopfschlagader Sauerstoff und Nährstoffe mit dem Blut in das Gehirn transportiert werden, versorgt die äußere Kopfschlagader das Gesicht mit Blut und Sauerstoff.

Ist eine Halsschlagader verengt, liegt eine so genannte Karotisstenose vor.

Ursachen und Folgerisiken

Die Gründe für Durchblutungsstörungen sind vielfältig:

- An der Stelle, wo sich die Halsschlagader in die beiden Kopfarterien gabelt, gibt es Turbulenzen im Blutstrom. Dadurch kommt es leicht zu arteriosklerotischen Veränderungen der Gefäßwand (Kalkablagerungen). Die Folge ist eine gestörte Hirndurchblutung.
- Des Weiteren können Blutgerinnsel aus der verkalkten Halsschlagaderwand in das Gehirn verschleppt werden: Es kommt zum Schlaganfall.
- Eine Änderung im Verlauf der Halsschlagader, zum Beispiel durch Schlängelung, Schlingenbildung oder Knickbildung (Kinking), führt ebenfalls zu Durchblutungsstörungen im Gehirn.

Die Symptome

Zunächst verläuft eine frühe Karotisstenose beschwerdefrei. Erst eine mittel- bis hochgradige Verengung der Halsschlagader, die schon längere Zeit besteht, kann zu den folgenden Symptomen führen:

- vorübergehende oder bleibende Lähmungen und Gefühlsstörungen,
- Durchblutungsstörungen der Augen mit Sehstörungen,
- Sprachstörungen,
- wiederholte Schwindelanfälle und
- gegebenenfalls eine Beeinträchtigung der Hirnleistung, die sich zum Beispiel in einem zunehmenden Gedächtnisverlust äußert.

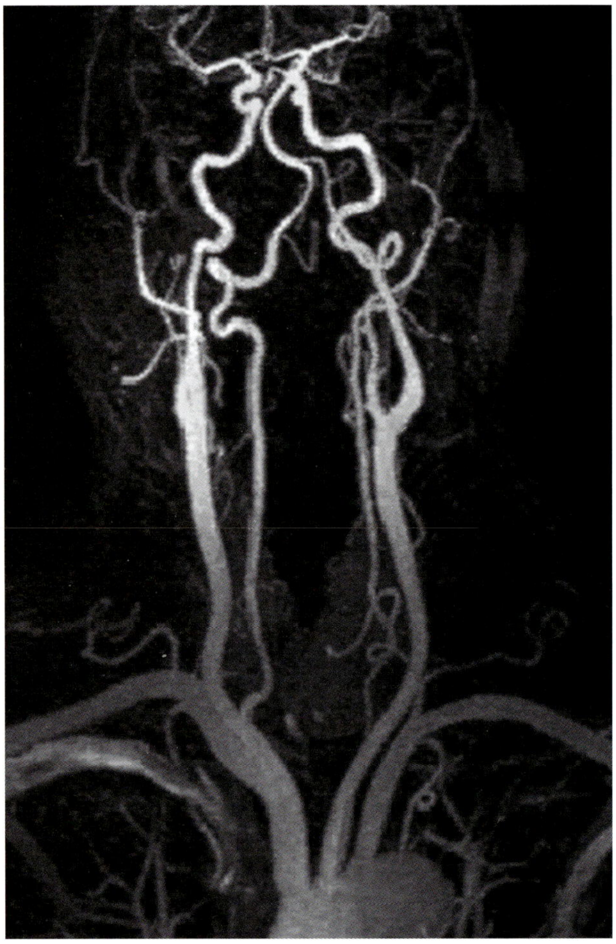

Abb. 8.9: Gefäßdarstellung (Angiographie) der Kopf- und Halsgefäße mit Darstellung der Hirnbasisarterien mittels Kernspintomographie (MRT). Die Aufnahmezeit für diese Messung beträgt nur 18 Sekunden!

Die Therapie

Wenn möglich, sollte eine Karotisstenose operiert werden. Eine Operation ist vor allem für Patienten zu empfehlen, bei denen eine deutliche Verengung der Schlagader bereits zu kurzfristigen oder bleibenden Durchblutungsstörungen des Gehirns mit nachfolgenden Lähmungserscheinungen, beispielsweise zur Lähmung eines Armes, geführt hat (klinisches Stadium II und III der Halsschlagaderverengung).

Häufigkeit

Etwa 3 Prozent der älteren Bevölkerung in Deutschland haben eine ***Karotisstenose****, wobei bei ihnen die Halsschlagader deutlich verengt ist. Bei circa 80.000 bis 90.000 Patienten verursachen die Erkrankungen der hirnversorgenden Arterien Durchblutungsstörungen im Gehirn, die Beschwerden machen.*

Durch die operative Beseitigung der Halsschlagaderverengung kann das Risiko für einen weiteren Schlaganfall vermindert werden.

Bei mehr als 70 Prozent der Patienten ist die Halsschlagader deutlich verengt, ohne dass es zu Beschwerden kommt (klinisches Stadium I). Große Studien haben gezeigt, dass bei diesen Patienten die Schlaganfallhäufigkeit durch eine Operation ebenfalls gesenkt werden konnte.

Manchmal ist eine Operation bei den Patienten zu erwägen, die Kalkablagerungen in einer gering verengten Halsschlagader mit Plaques und einer so genannten Gefäßwandnische (Ulkus) haben. Blutplättchen (Thrombozyten), die sich am Ulkus ablagern, stellen eine Emboliegefahr dar: Sie können mit dem Blutstrom ins Gehirn verschleppt werden.

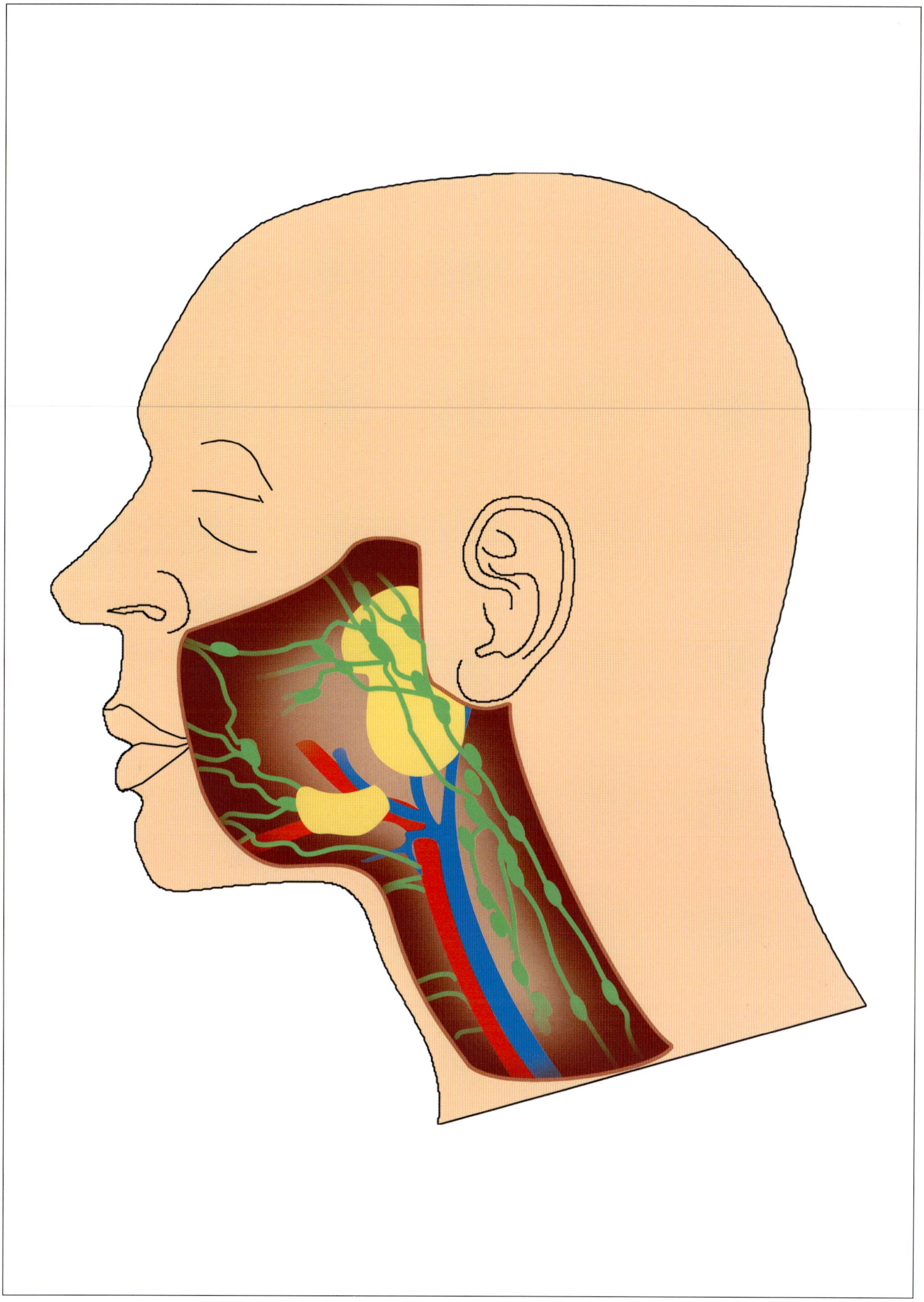

Abb. 8.10: Anatomie der Halsgefäße

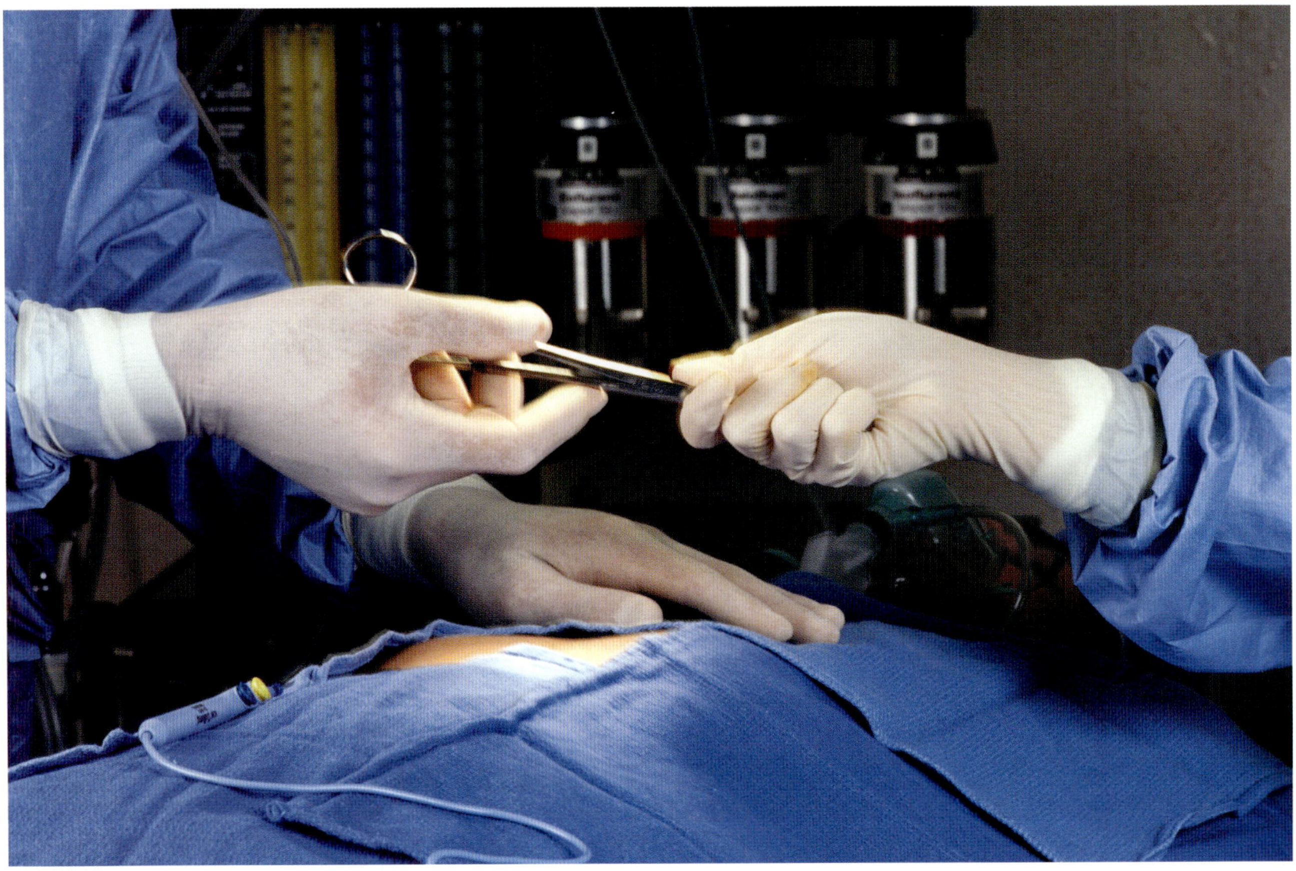

Abb. 8.11: Oft ist eine Operation die Therapie der Wahl, in einigen Fällen ist sie jedoch nicht angezeigt.

Länger bestehende (chronische) gering- bis mittelgradige Karotisstenosen können zu chronischen Gehirndurchblutungsstörungen führen. Obwohl es nicht eindeutig geklärt ist, dass chronische Gehirndurchblutungsstörungen die Hirnleistung durch Abnahme der Hirnsubstanz und zunehmenden Gedächtnisverlust beeinträchtigen, können diese Halsschlagaderverengungen ebenfalls operativ angegangen werden.

Die Entscheidung zur Operation der verengten Halsschlagader wird in der Regel durch den behandelnden Gefäßchirurgen in enger Kooperation mit dem Hausarzt und im Gefäßzentrum mit dem Röntgenarzt (Radiologen), dem Nervenarzt (Neurologen) und dem Kardiologen getroffen.

Die **Operation** einer verengten Halsschlagader erfolgt in der Regel in Vollnarkose, ist aber auch in örtlicher Betäubung möglich. Hierbei wird die verengte Halsschlagader über einen schrägen Halsschnitt freigelegt und der verengte Gefäßabschnitt wieder eröffnet.

Es werden zwei unterschiedliche Techniken angewandt.

- Bei der offenen Ausschälplastik wird die *Arteria carotis interna* längs eröffnet und der verengte Bezirk ausgeschält. Der Verschluss erfolgt dann durch das Einnähen eines Venen- oder Kunststoffstreifens.

- Bei der Eversionsausschälung wird die *Arteria carotis interna* am Abgang abgesetzt und die äußere Haut des Gefäßes herausgestülpt, sodass der Kalkzylinder entfernt werden kann. Anschließend wird das Gefäß wieder an seinem ursprünglichen Abgang eingenäht.

Neben der chirurgischen Therapie gibt es auch die Möglichkeit, die Halsschlagaderverengung mit einer Ballondilatation zu beheben. Der Einsatz dieses Verfahrens sollte jedoch nur bei speziellen Indikationen (Rezidiv-Stenosen, ausgedehnte Halsweichteilbestrahlung) angewendet werden. Außerdem befindet sich diese Methode noch in klinischer Erprobung und sollte nur von mit dieser Methode erfahrenen Radiologen, Kardiologen oder Gefäßchirurgen in Gefäßzentren durchgeführt werden.

Gegenanzeigen

Lassen sich bei einem Patienten, der einen frischen Schlaganfall aufgrund einer Karotisstenose erlitten hat, Erweichungen im Gehirn auf dem Computertomogramm (Schichtaufnahme) nachweisen, sollte eine operative Korrektur der Halsschlagadern erst nach Ausheilung und Stabilisierung der Erweichung im Gehirn vorgenommen werden. Dies erfolgt in der Regel ca. vier bis acht Wochen nach dem akuten Ereignis. Eine Hirnblutung kann bei plötzlichem Blutdruckanstieg auftreten. Es kommt zur Ruptur einer Hirnarterie – oft bei vorbestehendem Hochdruck, Arteriosklerose oder einer krankhaften Ausweitung der Hirngefäße (Aneurysma). Ungefähr 80 Prozent der Hirnmassenblutungen verlaufen tödlich.

In der Nachsorge nach einer Operation kommen verschiedene Maßnahmen zur Anwendung:

- Die **medikamentöse Therapie**: Um einer Emboliegefahr vorzubeugen, sollte der Patient nach einer Halsschlagaderoperation über eine lange Zeit einen so genannten Thrombozytenaggregationshemmer (zum Beispiel Acetylsalicylsäure) konsequent einnehmen.
- Die **Kontrolluntersuchungen**: Die Ausbildung einer erneuten Verengung der Halsschlagader oder aber einer Verengung der Halsschlagader auf der Gegenseite lässt sich nach der Operation durch ambulante Kontrolluntersuchungen in der Klinik, in der operiert wurde, oder durch einen spezialisierten Gefäßarzt (Angiologen) mithilfe der Farb-Doppler-Sonographie frühzeitig erkennen.

Diese Untersuchungen sollten im ersten Jahr nach der Operation alle drei Monate, anschließend einmal jährlich durchgeführt werden.

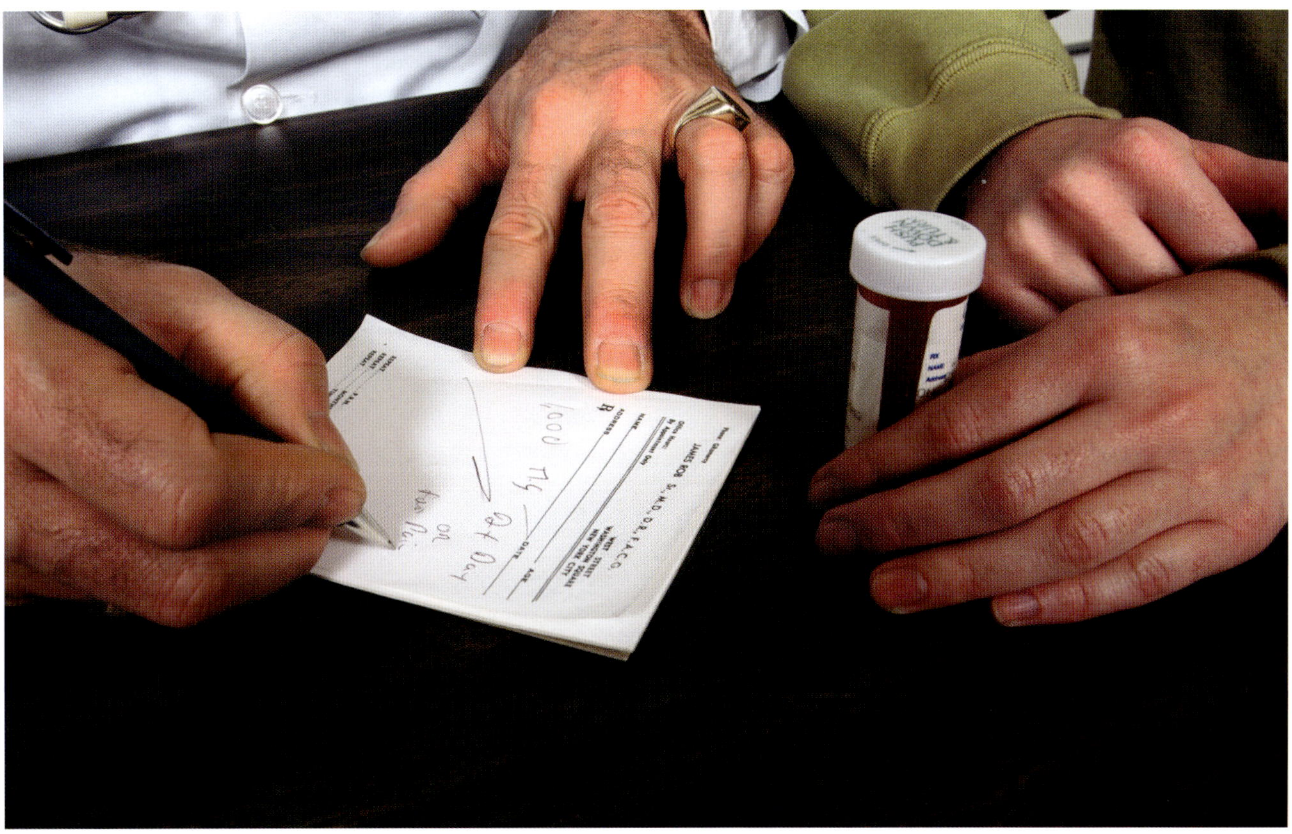

Abb. 8.12: Nach einer Halsschlagaderoperation sollte der Patient konsequent gerinnungshemmende Medikamente einnehmen.

Die Risikofaktoren

Unbeeinflussbare Risikofaktoren

Beeinflussbare Risikofaktoren

- *Risikofaktor Alkohol*
- *Risikofaktor Bewegungsmangel*
- *Risikofaktor Bluthochdruck*
- *Risikofaktor Cholesterin*
- *Risikofaktor Diabetes*
- *Risikofaktor Rauchen*
- *Risikofaktor Stress*
- *Risikofaktor Übergewicht*

Weitere Risikofaktoren

Eine Vielzahl von Risikofaktoren führt zur Entwicklung von Herz- und Gefäßerkrankungen. Da Herz-Gefäßerkrankungen, die infolge einer Arteriosklerose auftreten, bei uns in Deutschland an der Spitze der Todesursachen stehen, ist die Kenntnis ihrer Entstehung und Verhütung für alle Patienten von größter Bedeutung.
Im Folgenden ist daher vor allem von den Risikofaktoren die Rede, die von jedem Patienten selbst beeinflusst werden können.

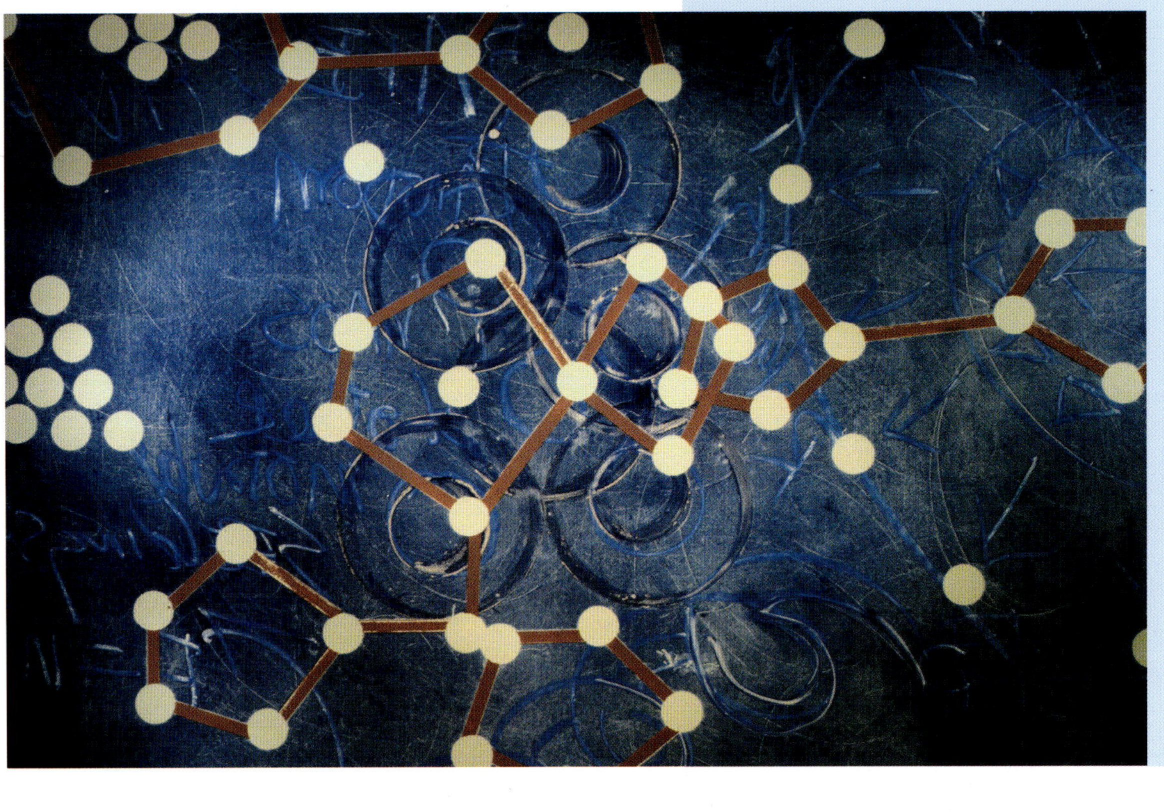

Woran kann der Einzelne sein Risiko für eine Gefäßerkrankung erkennen? Bluthochdruck, Fettstoffwechselstörungen, Zuckerkrankheit (Diabetes), Vorhofflimmern, Rauchen, Alkohol, Fehlernährung und Übergewicht, Bewegungsmangel, familiäre Veranlagung, Alter und Stress sind die Hauptauslöser von Gefäßerkrankungen.

Wer einen oder gar mehrere dieser Faktoren aufweist, sollte unbedingt versuchen, diese Risiken einzuschränken und beispielsweise auf Rauchen und Alkohol zu verzichten.

Unbeeinflussbare Risikofaktoren

Selbstverständlich gibt es auch Risikofaktoren, die nicht beeinflussbar sind. Zu ihnen zählen:

- ein **Herzinfarkt** oder eine fortgeschrittene Arteriosklerose bei engen Familienangehörigen und
- zunehmendes **Alter** (die Hälfte der Betroffenen ist über 65 Jahre alt).
- **Männer** haben wegen der geschlechtstypischen Hormone ein höheres Risiko als Frauen. Das Risiko bei Frauen gleicht sich jedoch an, wenn sich nach der Menopause die Östrogenproduktion verringert.

Genetische Einflüsse

In Studien konnten starke genetische Einflüsse auf die Entwicklung der koronaren Herzerkrankung und des Herzinfarktes nachgewiesen werden. Die Identifikation von „Herzinfarktgenen" könnte einen erheblichen Beitrag zur Effizienzsteigerung in der Gesundheitsvorsorge leisten, da präventive Maßnahmen gezielt und kosteneffizient hauptsächlich bei Hochrisikopersonen eingesetzt würden.

Beeinflussbare Risikofaktoren

Risikofaktor Alkohol

Mehrere Studien haben einen günstigen Einfluss von geringem bis moderatem Alkoholkonsum auf die Gefäße und das Herz nachgewiesen. Dabei scheint die Art des alkoholischen Getränks (Wein, Bier oder Ähnliches) eine untergeordnete Rolle zu spielen. So konnte in der von der WHO (Weltgesundheitsorganisation) unterstützten MONICA-Studie (1984–1992) festgestellt werden, dass bei Männern die Sterblichkeit infolge von Herzkranzgefäßerkrankungen (koronare Herzerkrankung und Herzinfarkt) durch die tägliche Aufnahme von bis zu 20 Gramm Alkohol (1–2 alkoholische Drinks) um 50 Prozent im Vergleich zu Nicht-Trinkern verringert wurde.

Diese Studienergebnisse gelten aber nur für Männer ab 40 Jahren und Frauen nach den Wechseljahren, die keine Grunderkrankungen, wie zum Beispiel Bluthochdruck oder Herzrhythmusstörungen, haben. Die Wissenschaftler nehmen an, dass Alkohol das Blut fließfähiger („dünner") macht und dadurch das Herz schützt.

Andere Studien bestätigen diesen „herzschützenden" (kardioprotektiven) Effekt von Alkohol jedoch eher nicht. Außerdem bergen diese Studien die Gefahr einer Alkoholabhängigkeit: Denn in der Regel wird mehr als die medizinisch vertretbare Alkoholmenge konsumiert.

Herzrhythmusstörungen und Schlaganfall durch Rauschtrinken: Forschungsergebnisse belegen einen sehr schädlichen Einfluss des Rauschtrinkens (vereinzeltes Trinken großer Mengen alkoholischer Getränke) auf das Herz-Kreislauf-System. Dieses so genannte Rauschtrinken lässt den Alkoholpegel im Blut plötzlich ansteigen, sodass es unter anderem zum Schlaganfall und gefährlichen Herzrhythmusstörungen mit Todesfolge kommen kann.

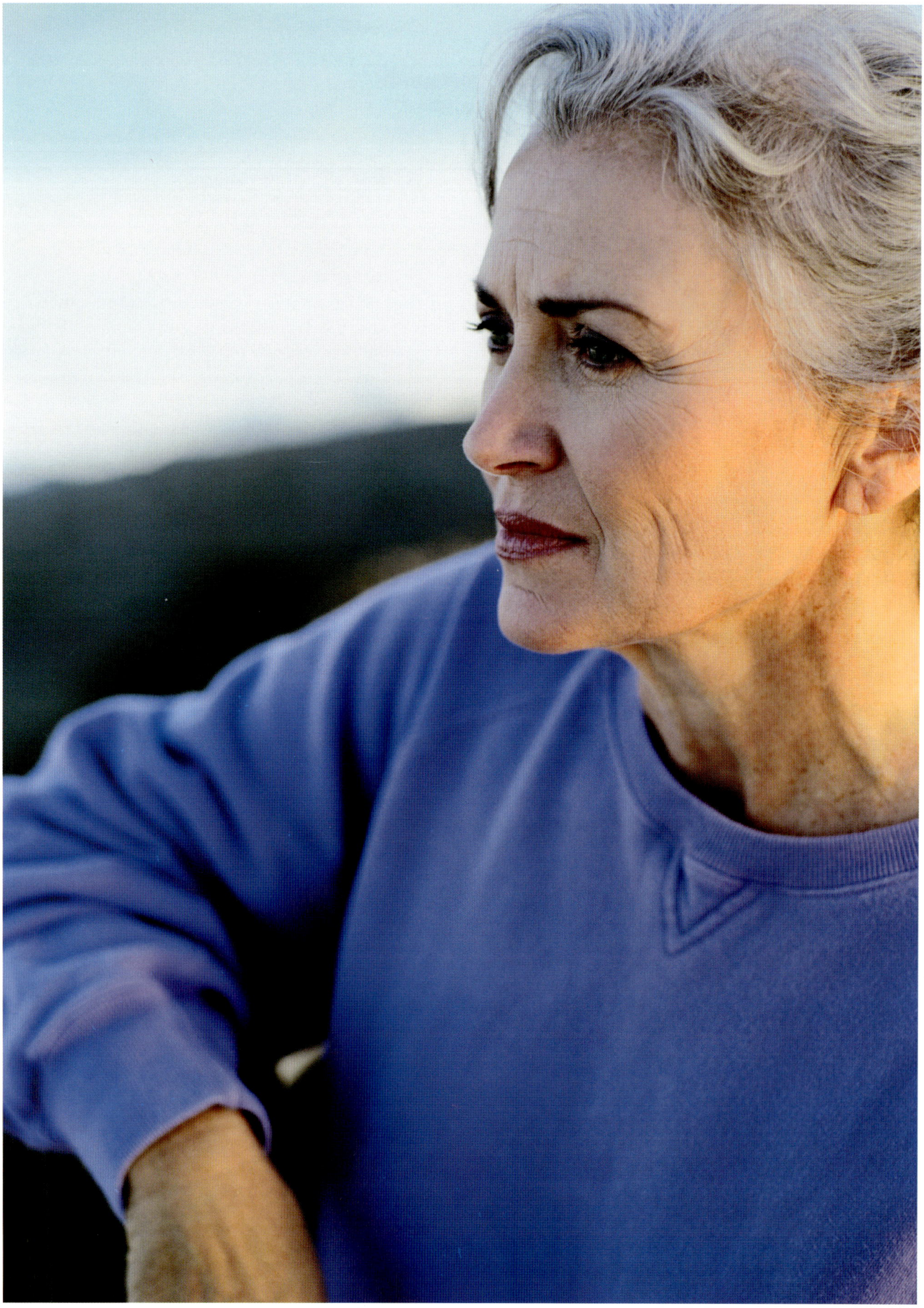

Abb. 9.1: Frauen haben nach der Menopause ein ebenso hohes Risiko für eine Gefäßerkrankung wie Männer.

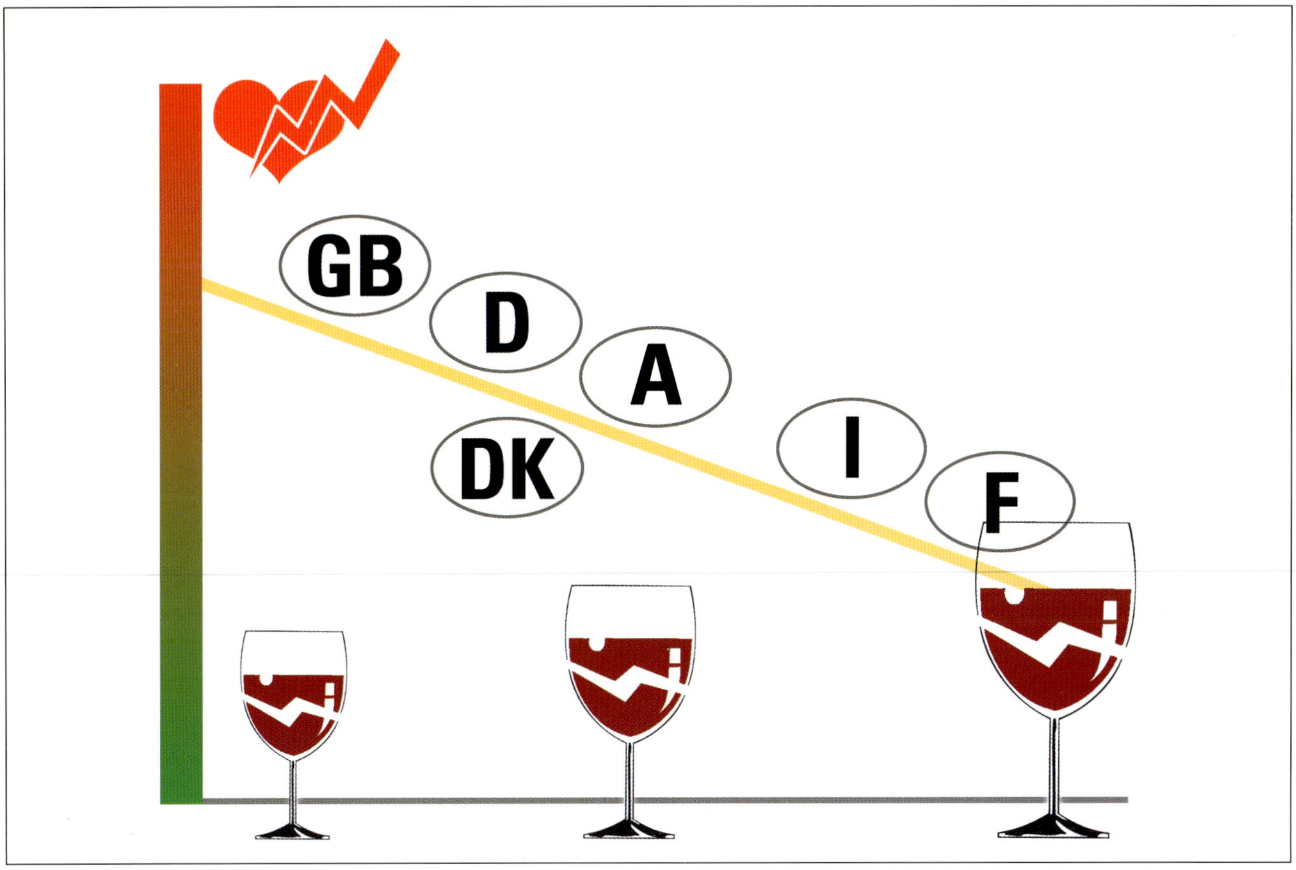

Abb. 9.2: Weinkonsum und Herzinfarktrate im Ländervergleich

Bluthochdruck durch Alkohol: Sowohl einmaliger wie auch regelmäßiger Alkoholgenuss führt zu einem Anstieg des Blutdrucks, der dosisabhängig ist.

Der blutdrucksteigernde Effekt hängt dabei von der Ausgangsblutdrucklage des Konsumenten ab, aber primär nicht von Begleitfaktoren wie zum Beispiel Körpergewicht, Kaffeegenuss oder Rauchen.

Der akute Blutdruckanstieg führt unter anderem zu:

- einer Erhöhung der Herzfrequenz sowie
- einer Erhöhung des Herzzeitvolumens (Blutvolumen, das pro Minute ausgeworfen wird).

Das Risiko eines Bluthochdrucks (Hypertonie) mit Blutdruckwerten über 160/95 mmHg ist gegenüber Nicht-Trinkern doppelt so hoch, wenn täglich mehr als 30 Gramm Alkohol konsumiert werden: Das Risiko eines grenzwertigen Bluthochdrucks (leichter Blutdruckanstieg) steigt im Vergleich zu Nicht-Trinkern sogar um das 3- bis 4-fache.

Die Wissenschaftler schätzen, dass 7 bis 11 Prozent aller Hypertonien durch Alkohol hervorgerufen werden. Demnach wird der regelmäßige Genuss von mehr als 30 Gramm Alkohol täglich nach dem Übergewicht als zweitwichtigster Risikofaktor für einen nicht vererbten Bluthochdruck angesehen.

Risikofaktor Bewegungsmangel

Wissenschaftlich ist eindeutig erwiesen, dass Bewegungsmangel die Entstehung von Herz-Kreislauf-Erkrankungen fördert. Bewegungsmangel bewirkt, dass die Arterienwand ihre Elastizität verliert und sie weniger Sauerstoff erhält. Die Entstehung einer Arteriosklerose

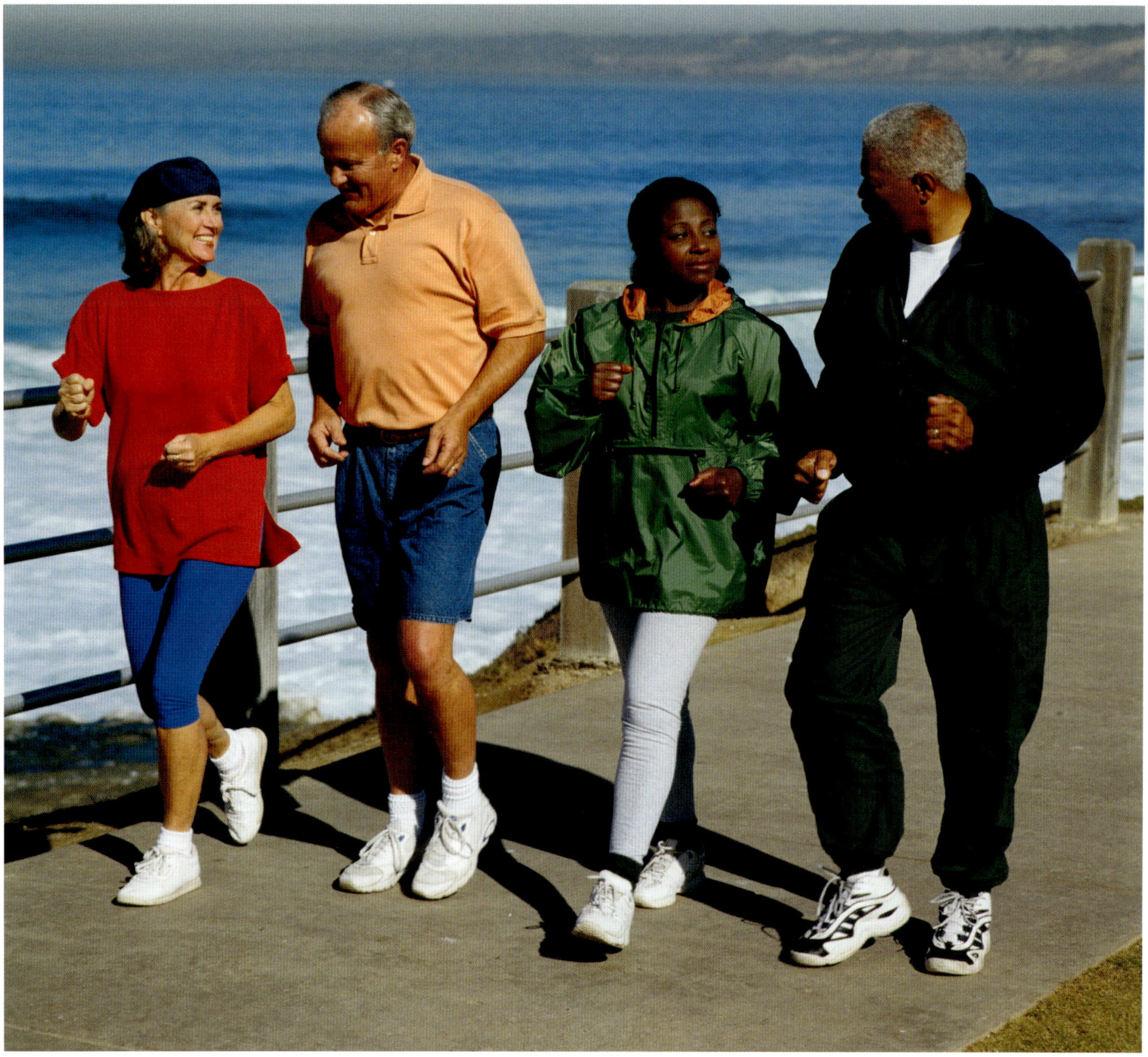

Abb. 9.3: Regelmäßige Bewegung ist nicht nur für Menschen, die bereits einen Herzinfarkt erlitten haben, wichtig.

wird begünstigt bzw. schreitet schneller fort. Wie bereits erwähnt steigt durch die Arteriosklerose unter anderem das Risiko für

- eine koronare Herzkrankheit (KHK),
- einen arteriellen Bluthochdruck (Hypertonie),
- eine periphere arterielle Verschlusskrankheit und
- deren oft tödlich endende Folgeerkrankungen (Schlaganfall, Herzinfarkt, Herzschwäche etc.).

Ausreichend bewegen

Patienten, die bereits einen Herzinfarkt hatten, und Patienten mit hohem Blutdruck wird ein Ausdauertraining mit mittlerer Belastungsintensität empfohlen. Wichtig dabei ist, dass das Training regelmäßig und über einen längeren Zeitraum durchgeführt wird. 2-mal pro Woche 20–30 Minuten sind schon ausreichend. Geeignete Sportarten sind: zügiges Gehen, Joggen, Fahrradfahren und Schwimmen.

Risikofaktor Bluthochdruck

Der größte Feind der Blutgefäße ist ein hoher Blutdruck. Bei einem gesunden Menschen pumpen das Herz und die Gefäße den Blutstrom in die Organe des Körpers und gewährleisten dabei durch ständigen Ausgleich den optimalen Versorgungsdruck. Werden die Blutgefäße durch Ablagerungen verengt oder starr, ist die Versorgung der verschiedenen Regionen des Körpers nicht mehr optimal. Das Herz versucht dann, die Engpässe durch eine stärkere Pumparbeit auszugleichen. Ein Teufelskreis, denn dadurch steigt die Blutdruckbelastung weiter an. Für den Einzelnen ist erhöhter Blutdruck zunächst kaum wahrnehmbar.

Daher wird er oft erst erkannt, wenn die Gefäße bereits geschädigt sind und sich Anzeichen für eine Herz-Kreislauf-Erkrankung bemerkbar machen. Man schätzt, dass nur etwa die Hälfte aller Betroffenen von ihrer Erkrankung weiß und dass sich von diesen wiederum nur die Hälfte behandeln lässt, weil ein erhöhter Blutdruck oft als eine Bagatellerkrankung ohne weitere Konsequenzen betrachtet wird. Doch dies ist ein fataler Irrtum. Ein erhöhter Blutdruck ist in jedem Fall behandlungsbedürftig. Schließlich drohen Schlaganfall und Herzinfarkt als potenzielle Folgen der Erkrankung. Deshalb sollte jeder seinen Blutdruck regelmäßig kontrollieren, zum Beispiel in der Apotheke oder mit einem Selbstmessgerät.

Man unterscheidet zwei Arten von Bluthochdruck:

- den primären oder essenziellen (ohne erkennbare Ursache): bei etwa 80 Prozent;
- den sekundären, der durch Krankheiten wie Nieren-, Herz-, Gefäßerkrankungen, Hormonstörungen etc. bedingt wird.

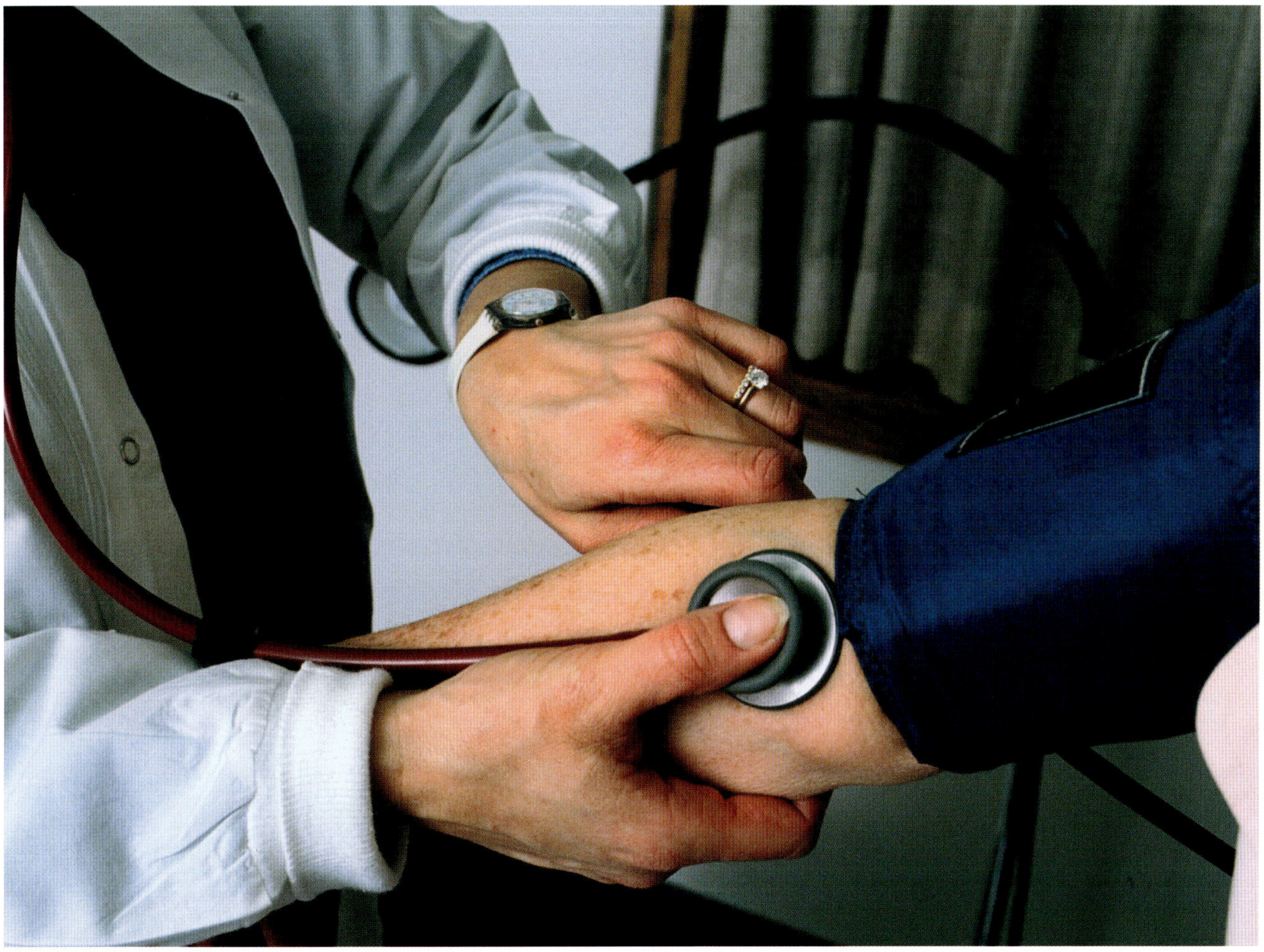

Abb. 9.4: Bluthochdruck schädigt die Gefäße und ist keine Bagatellerkrankung.

Auch spielen Ernährungsweise, Stress und bestimmte Medikamente eine Rolle. Übergewicht begünstigt die Bluthochdruckentstehung. Der essenzielle Bluthochdruck besteht oft schon lange, bevor er sich durch Krankheitszeichen bemerkbar macht. Symptome treten meistens erst auf, wenn schwerwiegende Gesundheitsschäden bestehen.

Dabei handelt es sich meist um die folgenden Symptome:

- Kopfschmerzen,
- Schwindel,
- Ohrensausen,
- Herzklopfen,
- Angstgefühle,
- ein rotes Gesicht,
- Schlafstörungen etc.

Solche Beschwerden lassen auf einen Bluthochdruck schließen. Spätschäden sind die Arterienverkalkung großer und kleiner Gefäße im Herz-(Kranzgefäße), Hirn-, Nierenbereich sowie der Gliedmaßen und ihre Komplikationen.

Den Schweregrad der Bluthochdruckkrankheit kann man unter anderem durch Augenhintergrunduntersuchungen der sich dort befindlichen kleinen Gefäße und ihrer krankhaften Veränderungen feststellen.

Die Heilungschance des Bluthochdrucks ist um so besser, je früher man ihn erkennt und je eher man etwas dagegen unternimmt. Wer übergewichtig ist, sollte vor allem sein Gewicht (unter ärztlicher Kontrolle) reduzieren. Salzarme Kost, richtige Ernährung und Änderungen im Tagesablauf, Stressabbau und Ruhephasen sind für die Blutdruckeinstellung von großer Bedeutung.

Lassen sich die Blutdruckwerte durch diese Maßnahmen allein nicht senken, ist eine medikamentöse Behandlung notwendig.

Risikofaktor Cholesterin

Cholesterin ist ein Nahrungsfett, das der Körper in bestimmten Mengen zur Aufrechterhaltung verschiedener Körperfunktionen – insbesondere in der Leber – selbst herstellt. Es wird durch tierische Nahrung zugeführt. Es lässt sich unterscheiden in „gutes“ HDL-Cholesterin (verhindert Gefäßverkalkung) und „schlechtes“ LDL-Cholesterin (verursacht Gefäßverkalkung). Das Risiko für eine Herz-Kreislauf-Erkrankung wird beim Cholesterin durch die Anteile dieser Blutfette beeinflusst. Wichtig ist dabei das Verhältnis von LDL-Cholesterin zu HDL-Cholesterin. Übersteigt der LDL- den HDL-Wert um das Dreifache, so steigt das Risiko für eine Herz- und Gefäßerkrankung an, ab dem Fünffachen besteht ein sehr hohes Risiko für eine Gefäßverkalkung. Ein hoher HDL-Cholesteringehalt ist vorteilhaft. Je höher die LDL-Konzentration, desto höher ist das Risiko, an Arteriosklerose und ihren Folgen zu erkranken.

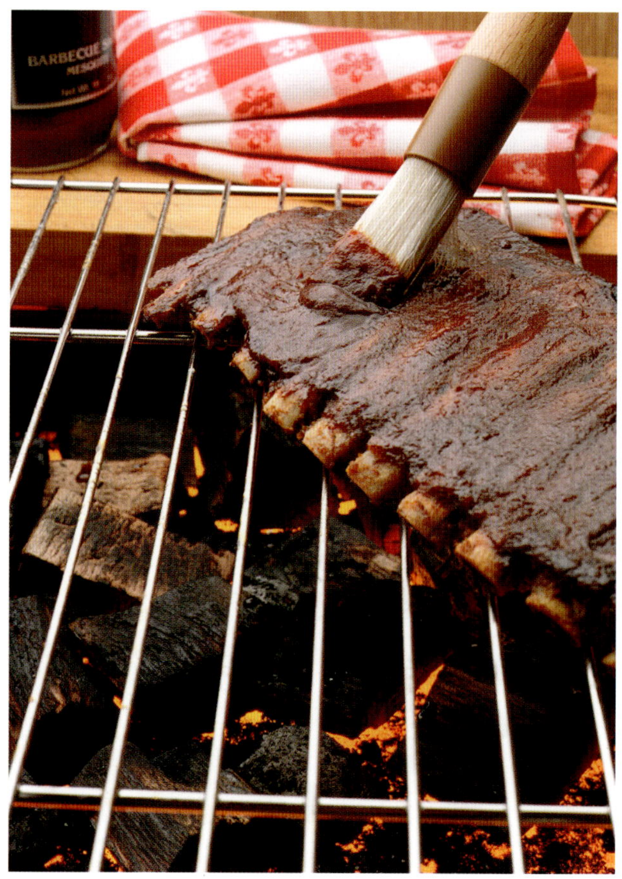

Abb. 9.5: Cholesterin wird dem Körper vor allem durch tierische Nahrung zugeführt.

Bei Patienten, die bereits einen Herzinfarkt hatten, muss der LDL-Cholesterinwert drastisch gesenkt werden.

Die Hypercholesterinämie, das heißt die Erhöhung des Cholesterins im Blut, ist eine Fettstoffwechselstörung, die die folgenden Ursachen haben kann:

- Sie kann ererbt sein.
- Sie kann als Begleiterscheinung verschiedener Krankheiten wie Diabetes mellitus (auch Übergewicht), Nieren-, Leber-, Bauchspeicheldrüsenerkrankungen, Überfunktion der Schilddrüse vorkommen.
- Sie tritt vor allem durch einseitige, cholesterin- und fettreiche Überernährung auf.

Wohlstandsfett

Menschen in Industrienationen und so genannten „Wohlstandsgesellschaften", deren Ernährung zu fettreich ist, haben viel häufiger erhöhte Blutfettwerte; in Deutschland sind es mindestens 10–20 Prozent der Bevölkerung mit steigender Tendenz.

Risikofaktor Diabetes

40-jährige Diabetiker und 50-jährige Diabetikerinnen haben dasselbe Herzinfarktrisiko wie 70-jährige Nicht-Diabetiker. Nach den Wechseljahren wendet sich die Risikolast zu Ungunsten der Frauen, da ihr Hormonschutz wegfällt: Die Herzinfarktrate der Diabetikerinnen liegt um das Sechsfache über der bei nicht diabetischen Frauen, die Infarktrate der Männer um das Vierfache höher als bei ihren gesunden Geschlechtsgenossen.

Die Gründe: Risikofaktoren wie Übergewicht, Bluthochdruck, Fettstoffwechselstörungen, Rauchen, die über kurz oder lang zur Gefäßverkalkung führen, wirken sich bei Menschen mit erblicher Diabetes-Veranlagung besonders verheerend aus: Die Arteriosklerose beschleunigt sich, Gefäßschäden an Augen, Nieren, Beinen und dem Herzen sind die Folge.

Bei einem unbehandelten oder schlecht eingestellten Patienten, der trotz Behandlung hohe Blutzuckerwerte aufweist, ist eine Leistungsminderung zu beobachten sowie eine Verkürzung der Lebensdauer zu erwarten.

Bei Diabetes mellitus in der Familie sind ärztliche Kontrolluntersuchungen der Blutzuckerwerte und eine gesunde Lebensführung mit Vermeidung eines Übergewichts schon in jungen Jahren wichtig.

Vorsicht!

Ein wichtiger Risikofaktor beim Diabetiker ist auch, dass er gegenüber Schmerzen unempfindlicher ist. So kann er mögliche Warnsignale eines Herzinfarktes oft nicht rechtzeitig erkennen.

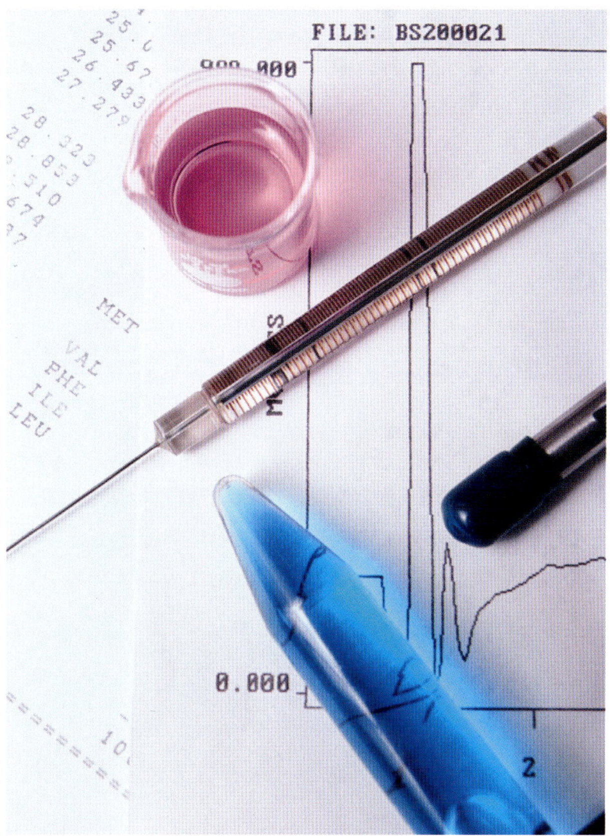

Abb. 9.6: Liegt eine Zuckerkrankheit vor, sind regelmäßige Kontrollen beim Spezialisten besonders wichtig.

Risikofaktor Rauchen

Tabak enthält eine Menge von Schadstoffen, beispielsweise das Pflanzengift Nikotin.

Es ist für die abhängigkeitsauslösende Wirkung des Tabaks verantwortlich und kann, mit anderen Risikofaktoren gemeinsam, zu Herz- und Gefäßerkrankungen und deren Folgeerscheinungen wie Herzinfarkt, Schlaganfall und Durchblutungsstörungen in den Beinen (Raucherbeine) führen. Auch Magen-Darm-Erkrankungen werden durch Nikotin beeinflusst.

Gase und Dämpfe mit reizender Wirkung, z. B. Formaldehyd und Ammoniak, lösen Raucherhusten aus.

Durch Kohlenmonoxid kann es zu einer schleichenden Kohlenmonoxidvergiftung mit vermindertem Sauerstoffgehalt im Blut kommen. Dadurch entsteht eine Leistungsminderung, die sich bei Herzkranken besonders stark bemerkbar macht.

Freie Radikale befinden sich außer im Tabak auch in der Luft und in der Nahrung oder entstehen im Körper selbst. Sie sind sehr reaktionsfreudig, verbinden sich mit körpereigenen Fetten, Eiweißen sowie gentragenden Kernsäuren und schädigen diese Substanzen. Durch die Oxidation des LDL-Cholesterins, das sich in oxidierter Form an Arterienwände lagert, trägt Tabak zur Arteriosklerose bei. Durch die Genschädigung kann Krebs entstehen.

Von krebserregenden Stoffen ist vor allem Teer im Tabak enthalten. Er löst verschiedene Krebsformen, z. B. Mund-, Kehlkopf- und Lungenkrebs, aus. Bei Rauchern kann es nach Jahrzehnten zur Krebsmanifestation kommen.

Dies sind ausreichende Gründe, das Rauchen sofort und vollständig aufzugeben. Denn je mehr Zigaretten geraucht werden, umso größer ist das Risiko, einen Herzinfarkt oder ein Bronchialkarzinom zu bekommen.

Dies trifft für jedes Alter und für jedes Geschlecht zu. Allerdings wirkt sich das Rauchen bei Frauen viermal schädlicher aus als bei Männern. Vor allem die Kombination Pille und Rauchen ist insbesondere nach dem 35. Lebensjahr ein wichtiger Risikofaktor.

Risikofaktor Stress

Stress kann in Notsituationen lebensrettend sein, auf Dauer aber kann er unsere Gesundheit gefährden. In Situationen, in denen eine erhöhte Reaktionsbereitschaft und eine hohe Leistungsfähigkeit gefordert sind, stellt sich der Organismus auf diese Anforderungen ein. Bei entsprechender Reizung werden die Hormone Adrenalin und Noradrenalin aus dem Nebennierenmark an das Blut abgegeben.

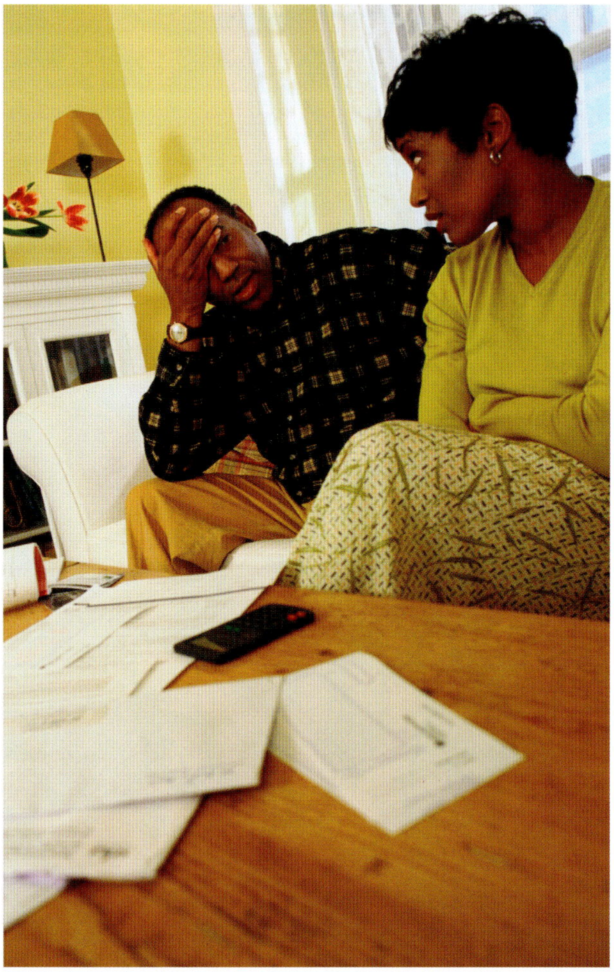

Abb. 9.7: Stress ist ein wichtiger Risikofaktor, daher ist es wichtig, sich und seinem Körper regelmäßig Ruhephasen zu gönnen.

Diese Hormone bewirken, dass dem Körper in kurzer Zeit schnell Energie zur Verfügung gestellt werden kann: Hierfür werden freie Fettsäuren aus dem Fettgewebe sowie Glukose, Milchsäure (Laktat) und Glykogen aus anderen Geweben mobilisiert.

Stress in Notsituationen: Je größer die Not bzw. die Stress-Situation (Sauerstoffmangel, Blutdruckabfall, starke emotionale und körperliche Belastungen, Schmerzen, Blutverlust, Hitze, Kälte), um so mehr Adrenalin schüttet der Körper aus, und dies bewirkt unter anderem:

- eine Erweiterung der Skelettmuskelgefäße,
- eine Erweiterung der Herzmuskelgefäße,
- einen Anstieg des Blutdrucks,
- ein beschleunigtes Schlagen des Herzens,
- eine erhöhte Pumptätigkeit des Herzens,
- eine Erweiterung der Bronchien und
- eine Mobilisierung der als Glykogen und Fett gespeicherten Energie.

Gesundheitliche Risiken durch Dauerstress: Heutzutage treten die lebensbedrohlichen Stress-Situationen (z. B. Angriff des Bären und Flucht vor dem Verfolger) in den Hintergrund und die alltäglichen Stress-Situationen des modernen Lebens, wie zum Beispiel Lärm, Aufregung, Überbelastung am Arbeitsplatz, in den Vordergrund. Dieser „Dauerstress" führt dazu, dass das freigesetzte Glykogen und Fett nicht verbraucht wird.

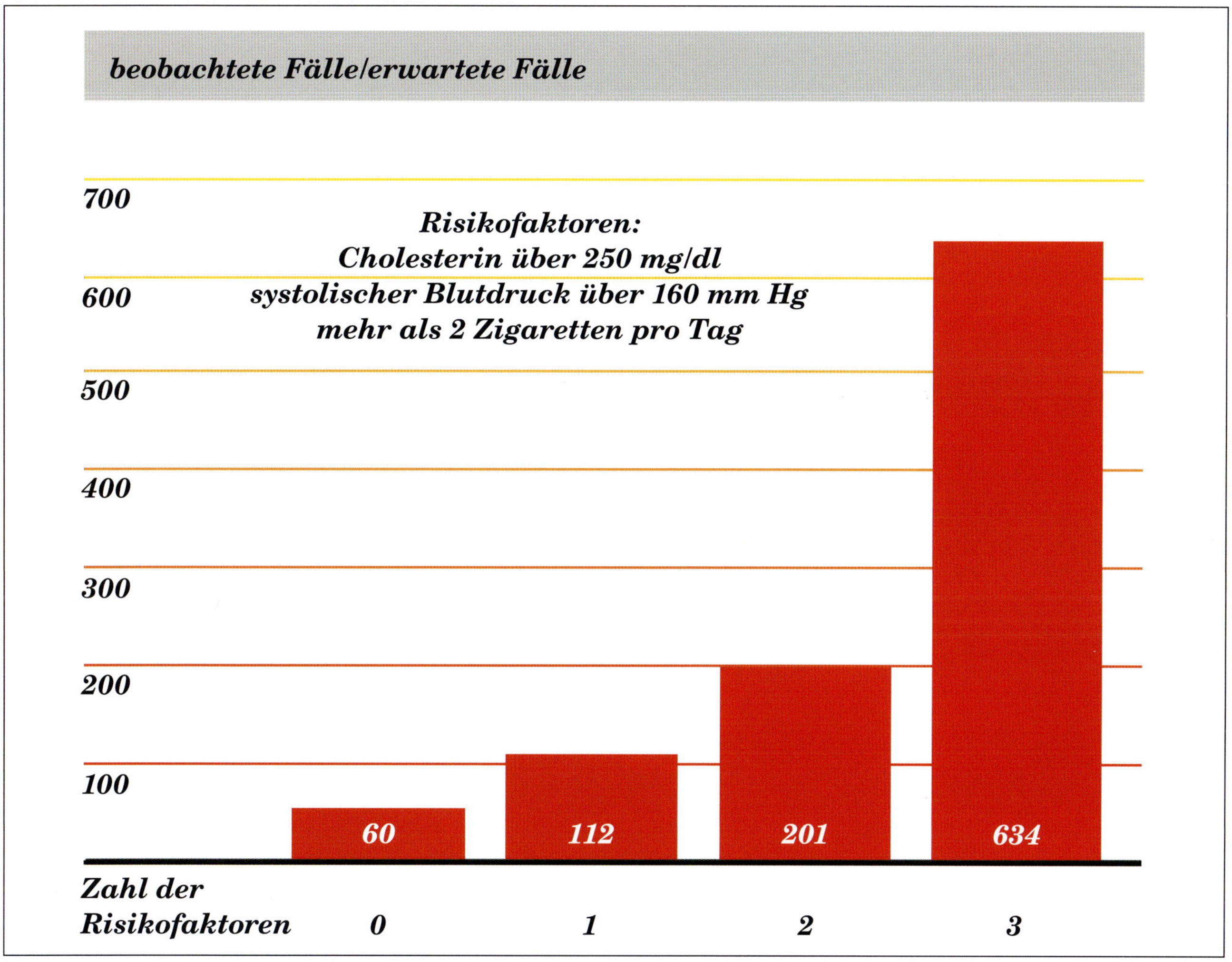

Abb. 9.8: Ausschlaggebend für das Risiko ist vor allem die Zahl der verschiedenen Risikofaktoren, die auf den Einzelnen zutrifft.

Der alltägliche „Dauerstress“ kann folgende Auswirkungen auf unseren Körper haben:

- Eine im gesamten Körper auftretende (generalisierte) Arteriosklerose mit koronarer Herzkrankheit (KHK),
- arterieller Bluthochdruck (Hypertonie),
- eine periphere arterielle Verschlusskrankheit (PAVK),
- eine Halsschlagaderverengung und deren
- oft tödlich endende Folgeerkrankungen (Schlaganfall, Herzinfarkt, Herzschwäche, usw.).

Risikofaktor Übergewicht

Übergewicht ist ein besonders gefährlicher Risikofaktor für Erkrankungen des Herz-Kreislauf-Systems. Es gibt verschiedene Methoden, das Körpergewicht zu berechnen.

Seit einigen Jahren wird das Körpergewicht immer häufiger nach dem Body-Mass-Index (BMI) bewertet, der sich für Menschen ab dem 16. Lebensjahr anwenden lässt:

Körpergewicht in Kilogramm geteilt durch Körpergröße in Metern im Quadrat. Die errechneten Werte lassen sich den BMI-Graden Normalgewicht, Übergewicht (Grad I), Fettsucht

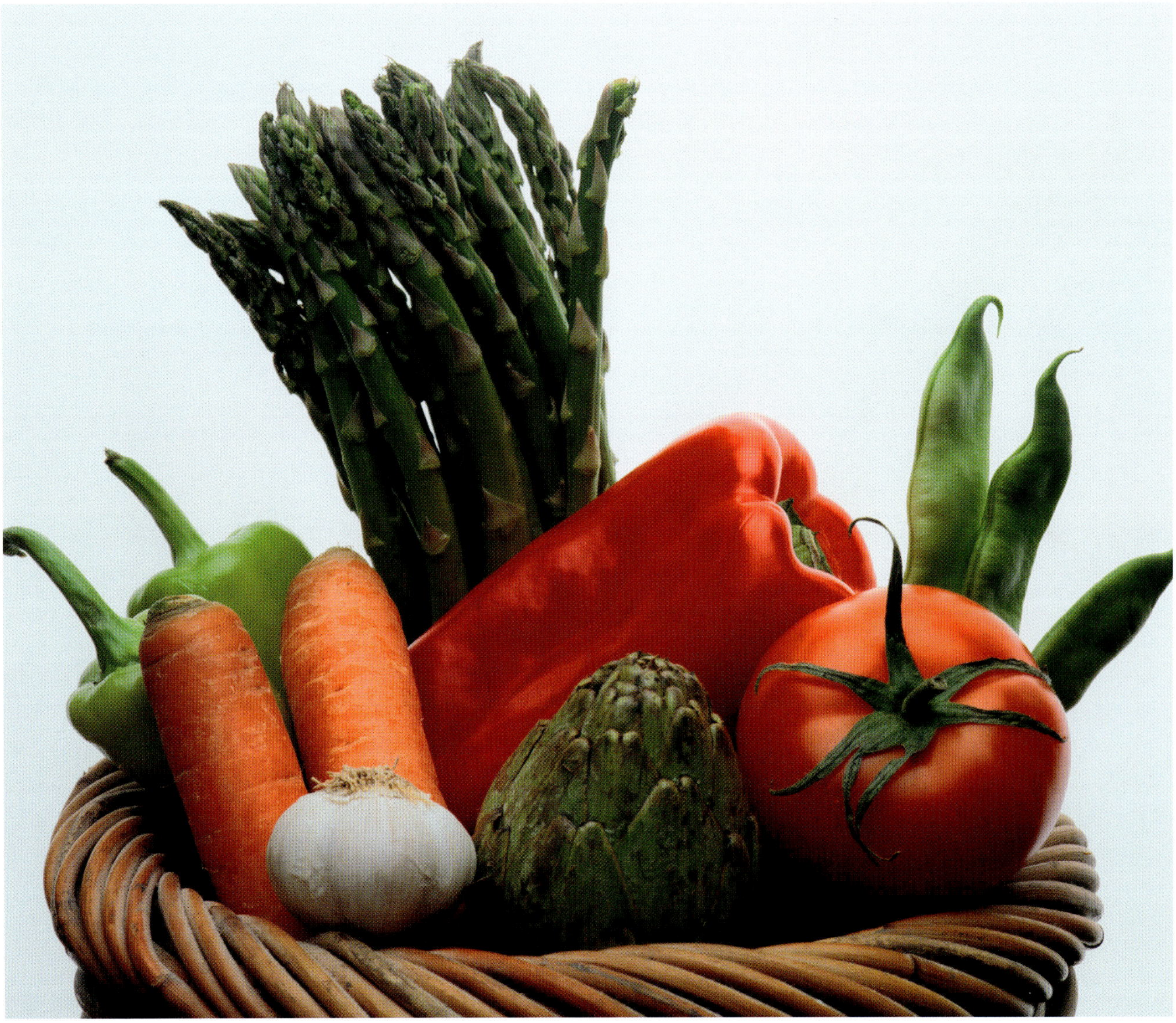

Abb. 9.9: Eine Ernährungsumstellung auf vitaminreiche, pflanzliche Kost ist oft hilfreich, bei starkem Übergewicht alleine aber nicht ausreichend.

Broca-Formel	
Normalgewicht	Körpergröße in cm minus 100
Idealgewicht	Normalgewicht minus 10 Prozent bei Männern
	Normalgewicht minus 15 Prozent bei Frauen
Übergewicht	Normalgewicht plus 10 Prozent
Soll-Gewicht	Normalgewicht plus/minus 10 Prozent bei Männern
	Normalgewicht plus 10 Prozent/minus 15 Prozent bei Frauen

(Adipositas, Grad II) und schwere Adipositas (Grad III) zuordnen:

- **Übergewicht (Grad I)** kann bereits zu einem Bluthochdruck führen.
- **Adipositas vom Grad II und III** stellt ein besonders hohes Risiko für eine koronare Herzerkrankung (KHK), einen Herzinfarkt und eine Herzinsuffizienz dar.
- **Stammfettsucht** ist beim Mann vorwiegend durch eine Fettverteilung im Bauchbereich und bei der Frau in Oberschenkeln und Po gekennzeichnet. Die Fettverteilung im Bauchbereich ist besonders risikoreich für Herz und Kreislauf. Sie ist Ursache für eine starke Erhöhung der Triglyzeride im Blut und eine stärkere Absenkung des „nützlichen“ Cholesterins. Dadurch kann es zur Entstehung einer koronaren Herzkrankheit (KHK) und eines Herzinfarktes kommen.

Für den Laien einfacher ist die **Broca-Formel** (siehe Tabelle). Übergewicht beginnt, wenn das Normalgewicht um 10 Prozent und mehr überstiegen wird. Zu einem Risikofaktor wird das Übergewicht, wenn das Normalgewicht bei Männern um 20 Prozent und bei Frauen um 30 Prozent überschritten wird. Übergewicht verringert die Lebenserwartung besonders dann, wenn es mit anderen Risikofaktoren vergesellschaftet ist. Es kann Risikofaktoren wie Bluthochdruck, Zuckerkrankheit, erhöhte Blutfette und Gicht begünstigen und zur Entstehung von Arterienverkalkung (Arteriosklerose), Herzinfarkt, Schlaganfall, Gallensteinen, Krampfadern, Gelenkverschleiß (Arthrose) beitragen. Um diesen Risikofaktor zu beseitigen, sind eine Umstellung der Ess- und Trinkgewohnheiten sowie ausreichende Bewegung notwendig. Dies allein genügt oft bei einer richtigen Fettsucht (Adipositas) nicht. Deshalb sollte unbedingt der Arzt zu Rate gezogen werden. Sind andere Ursachen als Überernährung für die Adipositas verantwortlich, wie etwa Hormonstörungen oder Wasseransammlungen (Ödeme) bei verschiedenen Organschäden, müssen diese Grundkrankheiten behandelt werden.

Weitere Risikofaktoren

Zwar sind die genannten Risikofaktoren, vor allem Bluthochdruck, erhöhte Cholesterinwerte und Nikotin, die wahren Klassiker unter den Risikofaktoren, doch wurden auch neue entdeckt, die für Erkrankungen des Herzens und der Gefäße verantwortlich sein können.

Triglyzeride erhöhen als weiteres Lipid zusätzlich das Risiko für eine Herz- und Ge-

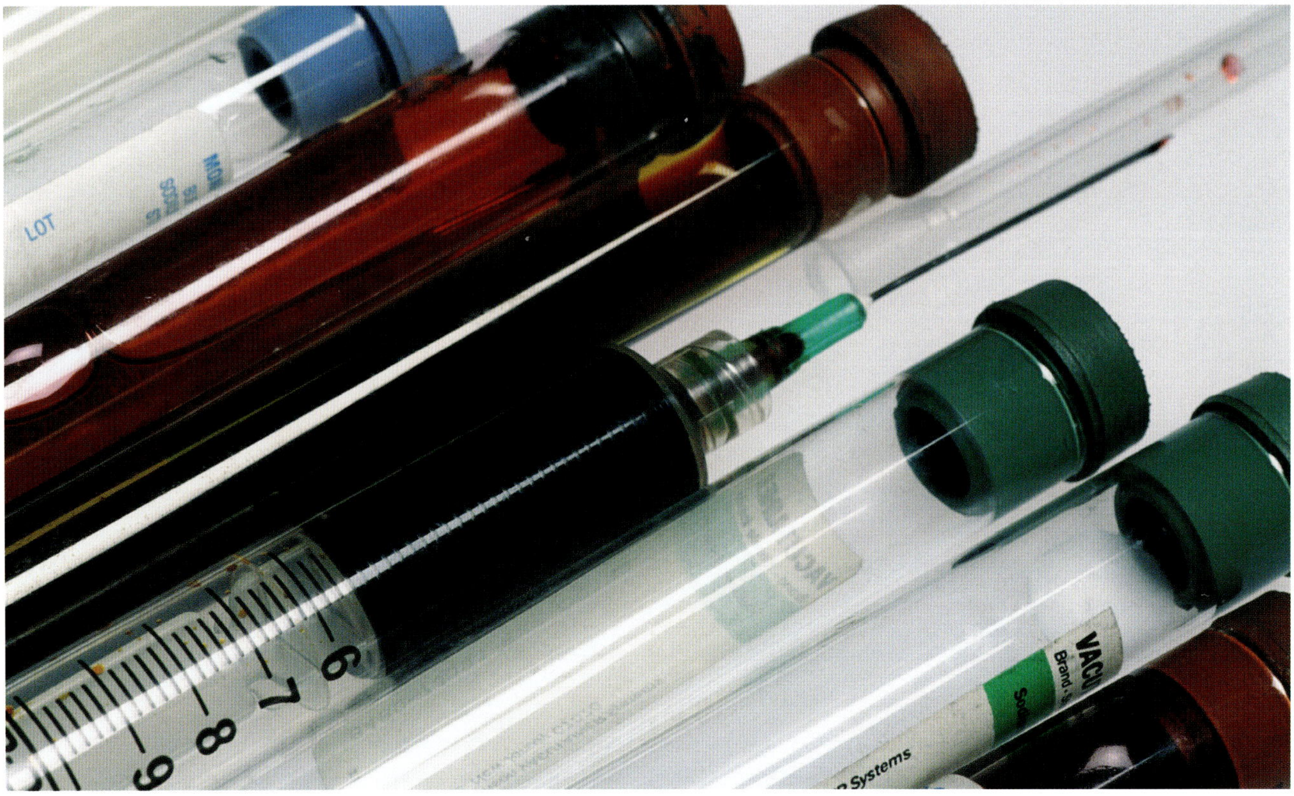

Abb. 9.10: Eine Blutuntersuchung kann den Kontakt mit dem Erreger Chlamydia pneumoniae nachweisen.

fäßerkrankung, wenn das LDL-Cholesterin ebenfalls erhöht ist. Hohe Blutfettspiegel und Bluthochdruck führen in den meisten Fällen nicht zu Symptomen. Man spürt nicht, dass etwas nicht in Ordnung ist, man hat kein Krankheitsgefühl.

Homocystein fördert nicht nur die Bildung des LDL-Cholesterins, sondern soll die Gefäßwand auch direkt selbst schädigen. Ein erhöhter Homocysteinspiegel ist neben Übergewicht oder zu hohen Fett- und Cholesterinwerten im Blut ein eigenständiger Risikofaktor für die koronare Herzkrankheit. Denn bei gesunden Menschen ist Homocystein nur in geringen Mengen im Blut enthalten. Dagegen ist die Homocysteinkonzentration bei jedem vierten Menschen erhöht, der an einem Herzinfarkt, Schlaganfall oder an der peripheren arteriellen Verschlusskrankheit erkrankt ist.

Chlamydia pneumoniae: Nach neueren Untersuchungen hat man festgestellt, dass auch Bakterieninfektionen zur Arteriosklerose führen können. Es handelt sich um Erreger namens *Chlamydia pneumoniae*. Eine Blutuntersuchung kann den Kontakt des Organismus mit diesen Bakterien aufdecken. In diesem Fall ist eine Antibiotikabehandlung das Mittel der Wahl.

Touristen-Klasse-Syndrom („Holzklasse"-Syndrom)

Vermehrt gibt es Meldungen über erlittene Thrombosen nach Langstreckenflügen. Ursachen sind vor allem

- *zu langes und eingeengtes Sitzen, aber auch*
- *das Trinken von alkoholischen Getränken oder Kaffee und*
- *eine zu geringe Flüssigkeitsaufnahme.*

Durch diese Risikofaktoren kann es zu einem Blutstau in den Venen kommen. Dieser kann zur Entwicklung einer Thrombose führen, wenn eine Vene mit einem Blutpfropf verschlossen wird. Nach Verlassen des Flugzeugs kann sich dieses Blutgerinnsel durch die plötzliche Bewegung lösen und zu einer Lungenembolie mit möglicher Todesfolge führen.

Die Prävention von Herz- und Gefäßerkrankungen

Primär- und Sekundärprävention

Das sollten Sie tun!

Um sich vor einem Herzinfarkt zu schützen, raten Vorsorgemediziner, die Ernährung umzustellen, regelmäßig Sport zu betreiben und das Rauchen aufzugeben. Bei der Ernährung ist besonders auf die Reduktion der Zufuhr von gesättigten Fettsäuren zu achten. Durch den vermehrten Konsum von Fisch, mageren Fleisch- und Wurstwaren sowie fettreduzierter Milchprodukte, kann dieses Ziel am besten erreicht werden.

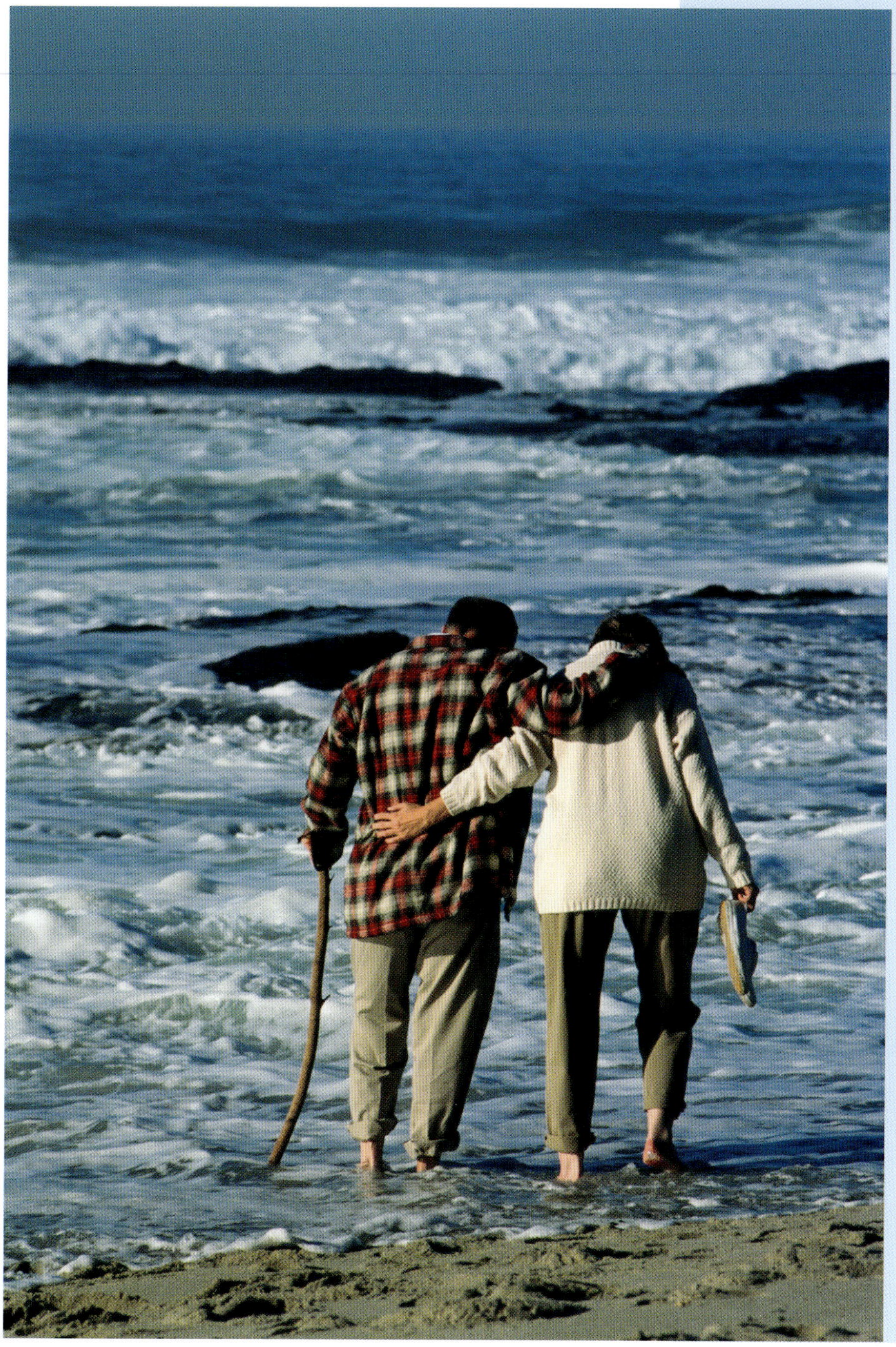

Die Prävention (Vorbeugung) von Herz- und Gefäßerkrankungen ist eine Behandlung der Risikofaktoren. Hierbei unterscheidet man, wie bereits im vorhergehenden Kapitel ausführlich erwähnt, beeinflussbare Risikofaktoren, wie beispielsweise eine Fettstoffwechselstörung oder das Rauchen, von nicht beeinflussbaren Risikofaktoren, wie etwa das Alter, eine familiär-genetische Belastung, das männliche Geschlecht oder die Menopause.

Unter den beeinflussbaren Risikofaktoren werden Risikofaktoren erster und zweiter Ordnung unterschieden.

Risikofaktoren erster Ordnung:

- Fettstoffwechselstörung: Gesamt- und LDL-Cholesterin erhöht, HDL-Cholesterin erniedrigt, Triglyzeride erhöht
- Bluthochdruck
- Diabetes mellitus
- Metabolisches Syndrom: zusätzlich zu den drei oben genannten assoziierten Erkrankungen Stammfettsucht, Insulinresistenz und Hyperinsulinämie
- Zigarettenrauchen (bei der gleichzeitiger Einnahme von östrogenhaltigen Ovulationshemmern wird dieses Risiko potenziert)

Risikofaktoren zweiter Ordnung:

- Erhöhung des Lipoprotein(a)
- Hyperfibrinogenämie
- Homocysteinämie
- Antiphospholipidantikörper
- genetisch bedingte t-PA-Defekte
- Bewegungsmangel
- psycho-soziale Risikofaktoren (negativer Stress, niedriger sozialer Status etc.)

Sind zwei Risikofaktoren erster Ordnung vorhanden, ist das Infarktrisiko im Vergleich zu einem Menschen ohne Risikofaktor vierfach erhöht. Beim Vorliegen von drei Risikofaktoren erster Ordnung ist das Risiko bereits verzehnfacht.

Grundsätzlich unterscheidet man zwei Arten von „Prophylaxe“:

- die **Primärprävention** und
- die **Sekundärprävention**.

Primär- und Sekundärprävention

Die Sekundärprävention kommt dann zum Tragen, wenn ein Gefäßereignis, wie zum Beispiel ein Herzinfarkt oder ein Schlaganfall, bereits stattgefunden hat. Die meisten Erkenntnisse, die in großen weltweiten Studien ans Tageslicht kamen, betreffen die Sekundärprävention. Der Grund hierfür ist, dass die Patientengruppe der bereits Erkrankten statistisch besser erfasst ist, für Therapiemaßnahmen motivierter ist und es vor dem Hintergrund eines eventuellen zweiten, möglicherweise tödlichen Gefäßereignisses leichter ist, sie in den großen Studien zu überwachen und zu therapieren. Es ist jedoch naheliegend, dass die Erkenntnisse zur Sekundärprävention auch für die Primärprävention gelten. Die bedeutsamen Risikofaktoren der Arteriosklerose sind seit der Framingham-Studie bekannt.

Bei der Primärprävention sollten Risikofaktoren behandelt und ausgeschaltet werden, wenn zum Beispiel das Herzinfarktrisiko deutlich erhöht ist. Dies kann man beispielsweise mit Hilfe des PROCAM-Risk-Calculators (www.chd-taskforce.com) testen. Bei einem Risiko von 5 Prozent / 10 Jahre und höher sollte interveniert werden. Derzeit wird die Frage untersucht, ob die Arteriosklerose auch einen entzündlich-infektiösen Ursprung hat (persistierende Chlamydia-pneumoniae-Infektion?). Grundsätzlich wirken die nachfolgend genannten Maßnahmen wahrscheinlich sowohl in der Primärprävention als auch in der Sekundärprävention.

Primärprävention (Verhinderung von Gefäßerkrankungen):

- In der Primärprävention vermindert sich das Herzinfarktrisiko bereits um 50 Prozent durch anstrengendes Walken (1 Stunde pro Woche!).
- Fett- und cholesterinarme, faserreiche Ernährung, „mediterrane" Ernährung mit Bevorzugung von Salat, Früchten und Gemüse, Olivenöl, Seefisch. Folsäure, Vitamin B_{12} und B_6 können erhöhte Homocystein-Spiegel senken.
- Das Herzinfarktrisiko wird gesenkt durch mäßigen Rotweinkonsum (15 g Alk. täglich).
- Die Einnahme der antioxidativen Vitamine C und E: Auch wenn in den bisher durchgeführten Studien die Ergebnisse zum Teil noch widersprüchlich sind, spricht doch einiges für die positiven prophylaktischen Effekte. Die Dosisfindung ist jedoch noch nicht abgeschlossen.

Sekundärprävention (Verhinderung des Fortschreitens einer arteriosklerotischen Gefäßerkrankung, zum Beispiel bei vorhandener koronarer Herzerkrankung):

- Rauchverbot,
- optimale Einstellung einer bestehenden Fettstoffwechselstörung, eines Diabetes und einer Hypertonie,
- Gewichtsnormalisierung,
- Abbau von negativem Stress,
- körperliches Training, zum Beispiel in Koronar- und Gefäßsportgruppen etc.,
- die Einnahme von ASS (und anderen Thrombozytenaggregationshemmern).

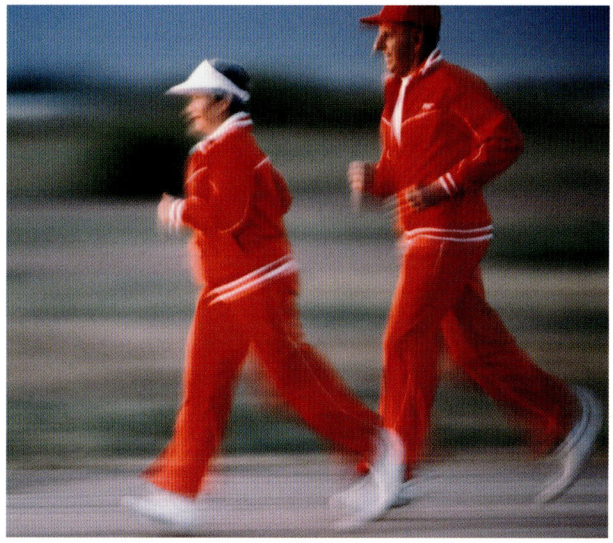

Abb. 10.1: Senken Sie Ihr Risiko einer Gefäßerkrankung durch regelmäßige Bewegung.

ASS

Acetylsalicylsäure, zum Beispiel Aspirin, hat eine erwiesene Wirksamkeit in der primären und sekundären Prävention kardio-vaskulärer Ereignisse. Die US Preventive Services Task Force hat nach Auswertung umfangreicher Studien festgestellt, dass die regelmäßige Einnahme von ASS das Risiko für ein kardiovaskuläres Ereignis reduziert und empfiehlt die prophylaktische Einnahme von ASS bei Patienten mit hohem kardio-vaskulärem Risiko, insbesondere wenn ein 5-Jahres-Risiko von 3 Prozent und höher vorliegt. Den ausgewerteten Studiendaten zufolge sind niedrige ASS-Dosierungen von 50–100 mg täglich ebenso effektiv wie höhere Dosen. Das Risiko für Blutungen aus dem Magen-Darm-Trakt steigt jedoch unter ASS-Einnahme an.

Ganz besonders soll bei der Sekundärprävention die Bedeutung von so genannten „Blutfettsenkern" vom Typ der Cholesterinsyntheseenzym-Hemmer hervorgehoben werden. Ein guter Beleg für deren Wirksamkeit sind die Ergebnisse der so genannten Herz-Schutz-Studie (heart protection study), die auf dem größten Herzkongress der Welt (Kongress 2001 der American Heart Association) vorgestellt wurde. In dieser Studie wurden mehr als 20.000 Patienten erfasst.

Durch die Einnahme eines so genannten CSE-Hemmers über die Dauer von fünf Jahren konnte das Risiko für einen Herzinfarkt oder einen Schlaganfall um etwa 25 Prozent vermindert werden.

Das sollten Sie tun!

Im Interesse Ihrer Gesundheit und Ihres Lebens wollen wir an dieser Stelle noch einmal wiederholen, was jeder von uns vorbeugend tun könnte, um das Risiko einer Herz- und Gefäßerkrankung deutlich zu senken:

- Wenn Sie rauchen: Geben Sie es sofort auf!
- Halten Sie sich an eine ausgewogene Ernährung mit viel frischem Obst, rohem Gemüse, mit Vollkornprodukten: Essen Sie nicht viel und nicht zu fett. Ziehen Sie Fisch dem Fleisch vor (so genannte „Mittelmeerdiät“).
- Lassen Sie regelmäßig Ihre Cholesterinwerte beim Arzt messen. Ernähren Sie sich cholesterinbewusst. Zu viel Cholesterin fördert Arteriosklerose und Infarktgefahr.
- Lassen Sie regelmäßig den Blutdruck messen.
- Achten Sie auf körperliche Bewegung. Treiben Sie – ohne Übertreibung – Freizeitsport: schwimmen, wandern, Fahrradfahren, Gymnastik. Fahren Sie nicht jeden Schritt mit dem Auto. Gehen Sie zu Fuß, steigen Sie Treppen hoch und verzichten Sie auf den Lift. Wer sich zweimal die Woche 20 Minuten bewegt, kann sein Herzinfarktrisiko beachtlich senken.
- Wer an Diabetes leidet, muss auf eine optimale, vorbildliche Versorgung mit Insulin achten. Allein eine Diabetesdiät senkt bereits das Infarktrisiko.

Sie sollten sich immer vor Augen halten: Die Summe der Risikofaktoren ist besonders verhängnisvoll. Zu hohe Cholesterinwerte, Bluthochdruck, üppiges Essen und Rauchen gemeinsam lassen das Infarktrisiko auf das Zehnfache emporschnellen.

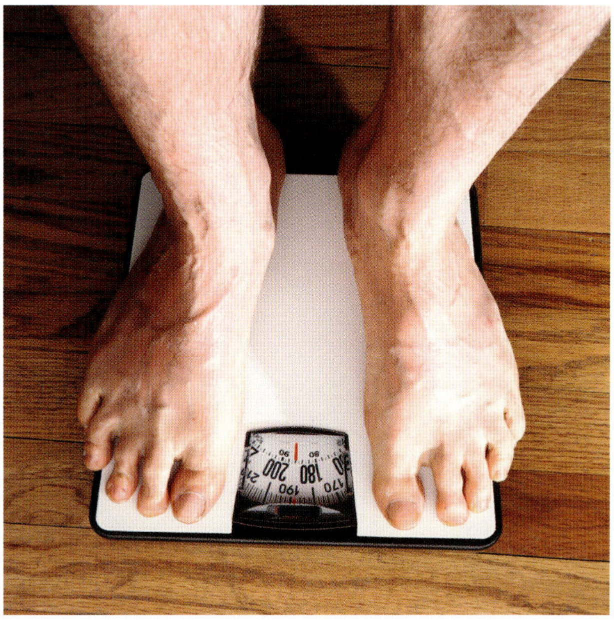

Abb. 10.2: Eine deutliche Gewichtsreduktion ist bei übergewichtigen Patienten, die bereits von einer Gefäßerkrankung betroffen sind, unerlässlich.

Anhang I: Fragen an den Arzt Ihres Vertrauens

Kennen Sie das auch? Viele Fragen schwirren einem durch den Kopf; hier liest und da hört man was und denkt: Das muss ich unbedingt meinen Arzt fragen. Dann ist er da, der Arztbesuch. Hektik, Stress, volles Wartezimmer – es bleibt nur Zeit für ein kurzes Gespräch. Kaum sind Sie wieder draußen, da fallen sie Ihnen wieder ein, die doch nicht gestellten Fragen.

Unser Tipp: Nutzen Sie unsere Fragebögen zur Vorbereitung auf das Arztgespräch. Machen Sie sich für Ihren nächsten Arzttermin Ihre eigenen Notizen und nehmen Sie sie mit zum Arzt!

Wählen Sie aus unserem Themenspektrum aus, welche Punkte speziell auf Sie zutreffen und Ihnen im Augenblick wichtig sind.

Ihre Fragen zum Thema Herzinfarkt

- Ist es möglich, dass ich früher schon einmal einen Herzinfarkt durchgemacht und gar nicht bemerkt habe? Kann man das in meinem EKG ablesen?
- In meiner Familie sind schon einige Angehörige an Herzinfarkt gestorben. Ist das erblich?
- Wenn wir befürchten, dass mein Ehepartner einen Herzinfarkt hat, kann ich ihn dann selbst in die Klinik fahren?
- Habe ich nach einem Herzinfarkt Anspruch auf eine ambulante oder stationäre Rehabilitation?
- Kann ich nach durchgemachtem Herzinfarkt wieder normal arbeiten?
- Wie kann ich einem Herzinfarkt selbst vorbeugen?
- Bei meinen Herzschmerzen bekomme ich immer Angstzustände. Kann ich dagegen etwas tun?
- Ich habe nicht nur Schmerzen im Brustkorb, sondern auch im Arm, in der Schulter, im Rücken, im Unterkiefer. Habe ich einen Herzinfarkt erlitten? Bin ich gefährdet?
- Wann kann ich meinem gewohnten Alltag und Berufsleben nach meinem Herzinfarkt wieder nachgehen?
- Gibt es Tätigkeiten, die ich vorübergehend oder dauerhaft nach meinem Herzinfarkt vermeiden sollte?

Ihre Fragen zum Thema Bluthochdruck

- Wie hoch ist mein Blutdruck? Wie hoch war er bei den letzten Kontrollen?
- Welche Ursachen kann es für meinen hohen Blutdruck geben?
- Soll ich meinen Blutdruck zu Hause messen? Wenn ja, wie oft?
- Bei uns in der Familie kommt Bluthochdruck häufig vor. Wie groß ist mein Risiko und das meiner Kinder?
- Wann soll ich die Medikamente einnehmen? Vor, nach oder zum Essen?
- Mit welchen Nebenwirkungen sollte ich rechnen? Und bei welchen Beschwerden sollte ich besser wieder zum Arzt kommen?
- Bestehen Wechselwirkungen zwischen meinen Medikamenten gegen den zu hohen Blutdruck und anderen Medikamenten?
- Ist es schlimm, wenn ich mal eine Tablette vergesse?
- Wie wäre mein Idealgewicht? Und wie kann ich es erreichen?

- Wie sieht es mit Rauchen und Alkohol aus?

Ihre Fragen zum Thema Herzrhythmusstörungen

- Wenn ich aufgeregt bin oder mich angestrengt habe, schlägt mein Herz so ungleichmäßig. Ist das bedenklich?
- Wenn ich ruhig im Bett liege, spüre ich alle paar Minuten Extraschläge meines Herzens. Muss ich zum Kardiologen?
- Ich habe oft Schwindel oder Luftnot. Können Herzrhythmusstörungen dahinter stecken?
- Welche Untersuchungen sind notwendig, um meinen unregelmäßigen Pulsschlag abzuklären?
- Ist bei meinen Herzrhythmusstörungen eine medikamentöse Therapie notwendig?
- In welchem Fall brauche ich einen Herzschrittmacher?
- Sollte ich bei meinen Herzrhythmusstörungen Medikamente einnehmen, die das Blut dünnflüssiger machen?
- Senken die Herzrhythmusstörungen meine Lebenserwartung?
- Hängen meine Herzrhythmusstörungen eventuell mit einer Erkrankung der Herzkranzgefäße zusammen?
- Sollte ich bei meinen Herzrhythmusstörungen meinen Blutdruck regelmäßig kontrollieren?

Ihre Fragen zum Thema Herzinsuffizienz

- Ich komme schneller aus der Puste, abends habe ich dicke Fußknöchel und muss nachts oft Wasser lassen, obwohl ich tagsüber nicht übermäßig viel trinke. Was kann der Grund dafür sein?
- Kann ich mit meinem schwachen Herzen Sport treiben?
- Wie schwer ist meine Herzinsuffizienz? Muss ich operiert werden?
- Muss ich eine Herztransplantation haben?
- Wie viel darf ich bei meiner Herzinsuffizienz tagsüber trinken? Weniger als 2–3 Liter am Tag?
- Sie haben mir ein Diuretikum bei meiner Herzinsuffizienz verordnet. Wie kann ich die Elektrolyte, die durch dieses Medikament ausgeschwemmt werden, ersetzen? Durch die Nahrung oder anders?
- Sie haben mir ein Diuretikum bei meiner Herzinsuffizienz verordnet. Können die durch die Ausschwemmung fehlenden Elektrolyte Schaden in meinem Körper anrichten?
- Mein Beruf ist z. T. mit starken körperlichen Anstrengungen verbunden. Welche Tätigkeiten muss ich einschränken bzw. unterlassen?
- Muss ich eine bestimmte Diät bei meiner Herzinsuffizienz einhalten?
- Ich esse gerne gesalzene Kost. Muss ich bei meiner Herzinsuffizienz darauf verzichten?

Ihre Fragen zum Thema koronare Herzkrankheit

- Ich habe nicht nur Schmerzen im Brustkorb, sondern auch im Arm, in der Schulter, im Rücken, im Unterkiefer. Kann das mit Angina pectoris (Gefühl von Herzenge bei einer koronaren Herzkrankheit) zusammenhängen?

- Bei meinen Herzschmerzen bekomme ich immer Angstzustände. Kann ich dagegen etwas tun?

- Mein Partner leidet an Angina pectoris bzw. einer koronaren Herzkrankheit. In welchen Fällen sollte ich einen Arzt rufen?

- Wie kann ich einer koronaren Herzkrankheit (KHK) selbst vorbeugen?

- Kann ich bei meiner koronaren Herzkrankheit (KHK) auch Herzrhytmusstörungen bekommen?

- In welcher Situation muss ich einen Arzt verständigen? Welche Beschwerden und Vorboten sind als kritisch zu bewerten?

- Gibt es Tätigkeiten, die ich bei meiner koronaren Herzkrankheit vorübergehend oder dauerhaft vermeiden sollte?

- Wie schwer ist meine Krankheit?

- Wie sieht es mit körperlicher Bewegung und Sport aus? Was würde mir gut tun, was darf ich nicht tun?

- Steht jetzt oder später irgendeine Operation an?

Anhang II: Die Behandlung von Gefäß- und Herzpatienten in Kompetenzzentren

Inzwischen hat es sich landesweit herumgesprochen, dass es sich empfiehlt, die Systemerkrankung Arteriosklerose interdisziplinär in Gefäß- und/oder Herzzentren zu behandeln. Am Beispiel des seit 15 Jahren bestehenden Zentrums für Gefäß- und Herzerkrankungen am Krankenhaus Porz am Rhein, an dem die Autoren dieses Buches tätig sind, soll aufgezeigt werden, welche Synergieeffekte für den Patienten zu erreichen sind und wie die Behandlungsabläufe verbessert und beschleunigt werden.

Zentrum für Gefäß- und Herzerkrankungen

Die Philosophie unseres Zentrums:

- Der Patient steht im Mittelpunkt unseres Handelns.
- Nicht in der Konkurrenz, sondern in der Kooperation von Ärzten liegen die Vorteile für den Patienten.
- Alle diagnostisch-therapeutischen Disziplinen am Hause – **alles unter einem Dach**.
- Patientenorientierte und patientenzentrierte Behandlung einer Systemerkrankung – **kurze Wege, der Arzt kommt zum Patienten**.
- Fachübergreifende Funktions- und Behandlungsbereiche – **Spezialisten arbeiten zusammen**.
- Spezialwissen der verschiedenen Fächer, hohe Fallzahlen und wenige Komplikationen sowie optimiertes Lernen des ärztlichen Nachwuchses **fördern die Qualität**.

Seit 15 Jahren arbeitet in diesem Zentrum ein Team von Spezialisten in den sieben Abteilungen Chirurgie/Gefäßchirurgie (Prof. Dr. S. Horsch), Kardiologie, Diabetologie und Schlaganfallbehandlung (Prof. Dr. V. Hossmann), Diagnostische und Interventionelle Radiologie (Prof. Dr. D. Beyer, Prof. Dr. F.-J. Roth), Nephrologie und Dialyse (CA Dr. H.-J. Baust), Anästhesie (Prof. Dr. M. Abel), Kardio-MR/CT Köln/Bonn (Prof. Dr. D. Beyer) und AmKaRe Porz (Dr. M. D. Gysan, Dr. R. Heinzler, ambulante angiologische Gefäßrehabilitation im Gesundheitszentrum) mit der neurologischen Doppelpraxis Dr. C. Beil und Dr. Raida zusammen.

Gefäßchirurgie und überregionale Gefäßambulanz

(Chefarzt Prof. Dr. med. S. Horsch)

Die Abteilung verfügt über 90 Betten, einschließlich einer chirurgischen Intensivstation und hat auf dem neuesten wissenschaftlichen Stand folgendes Spektrum:

- alle arteriellen und venösen Eingriffe der Gefäßchirurgie: Carotischirurgie, Rekonstruktion der übrigen supraaortalen Gefäßäste, Aneurysmachirurgie einschließlich endovaskulärer Prothesen-Implantation, periphere Bypässe bis zum Unterschenkel, extraanatomische In-situ-Bypass-Verfahren, alle Verfahren zum Teil kombiniert mit der röntgengesteuerten Ballondilatation. Krampfader-(Varizen-)Chirurgie auch unter kosmetischen Aspekten sowie Thrombektomie inkl. Shunt bei tiefer Venenthrombose.

  Die Abteilung versorgt die Dialysezentren Köln mit Dialyseshunts bei Nierenversagen.

- Behandlung schwerer Durchblutungsstörungen insbesondere auch bei Diabetes mit medikamentöser Therapie und Implantation von Neurostimulatoren.

- Mitbetreuung der ambulanten angiologischen Gefäßrehabilitation (AmKaRe) im Gesundheitszentrum.

Kardiologie/Diabetologie/Schlaganfallbehandlung

(Chefarzt Prof. Dr. med. V. Hossmann)

Die kardiologische Abteilung verfügt über 42 Betten. In der Kardiologie werden durchgeführt:

- diagnostische Herzkatheter und koronare Eingriffe (Ballondilatationen, Stents)
- intravaskulärer Ultraschall, Echokardiographie
- Behandlung des akuten Herzinfarkts mit 24-Stunden-Dienst
- Schrittmacherimplantation, Implantation von Defribilatoren
- Diabetologie, zertifiziert nach DDG
- Kooperation mit der diabetischen Schwerpunktpraxis Dr. Steffen am Hause
- diabetische Fuß-Ambulanz
- Diabetes-Schulung, ambulant und stationär
- enge Kooperation mit der niedergelassenen Kardiologischen Großpraxis Dr. Gysan, Dr. Heinzler, Dr. May in Köln-Poll
- die Innere Medizin betreut zusammen mit der neurologischen Doppelpraxis Dr. Beil, Dr. Raida unsere Schlaganfallpatienten in der akuten Phase in unserer Schlaganfall-Überwachungseinheit auf der Intensivstation sowie in der Weiterbehandlung auf der Normalstation. Die Integration aller für den Schlaganfall relevanten Fachbereiche (Neurologie, Kardiologie, Gefäßchirurgie, Radiologie und Innere Medizin) unter einem Dach sichert die Rundum-Versorgung unserer Patienten.

Nephrologie, Kuratorium für Heimdialyse

(Chefarzt Dr. med. H.-J. Baust)

Die Abteilung hat 20 Betten und arbeitet eng mit dem am Krankenhaus angegliederten Kuratorium für Heimdialyse zusammen.

- 50 Prozent aller Dialyse-Patienten in Deutschland sind Diabetiker, daher besteht eine enge Kooperation mit der Diabetologie am und im Krankenhaus Porz.
- enge Kooperation mit der Gefäßchirurgie für Dialyseshunts und der Interventionellen Radiologie für die Ballondilatation von Dialyseshunts etc.

Institut für Diagnostische und Interventionelle Radiologie

(Chefarzt Prof. Dr. med. D. Beyer)

In enger Absprache mit den anderen Kliniken und Abteilungen des Zentrums, aber auch vielen niedergelassenen Ärzten führt das Radiologische Institut alle diagnostischen Maßnahmen durch, um Gefäßerkrankungen zu diagnostizieren, mit zu behandeln und zu kontrollieren:

- Sonographie und Farb-Dopplersonographie aller Organe und Gefäße
- intravenöse und intraarterielle Röntgenangiographie aller Gefäßprovinzen
- in Kooperation mit Kardio-MR-CT Köln/Bonn am modernsten und schnellsten Computertomographen der Welt (Siemens Sensation) mit Angiographien (maximal 40 Zeilen pro Sekunde) aller Gefäßprovinzen, insbesondere im Kopf-Hals-Bereich, im Hirn und

am Herzen (CT-Koronarangiographie als möglicher Ersatz für einen Herzkatheter)

- die so genannte Kernspin-Gefäßuntersuchung (MR-Angiographie) aller Gefäßprovinzen
- in Zusammenarbeit mit Prof. Dr. F.-J. Roth (vormals Chefarzt der Aggertal-Klinik für Gefäßerkrankungen in Engelskirchen) werden von erfahrenen radiologischen Fachärzten minimalinvasive Gefäßeingriffe durchgeführt (Ballondilatationen, Stent-Implantationen, Lyse-Behandlungen).

Anästhesie und Schmerztherapie

(Chefarzt Dr. med. M. Abel)

Die Abteilung für Anästhesie versorgt alle Patienten mit operativen Eingriffen anästhesiologisch und in Kooperation mit der Chirurgie und der Inneren Medizin auch intensivmedizinisch. Der Patient wird mit modernster Technik während der Narkose überwacht.

Intensivstation

Die interdisziplinär geleitete Intensivstation (20 Betten) verfügt über eine moderne technische Ausrüstung, um Kreislauf, Herz- und Hirnfunktionen zu kontrollieren und alle zeitgemäßen intensivmedizinischen Therapieverfahren durchzuführen.

Kardio-MR-CT Köln/Bonn – Zentrum für nicht-invasive kardiovaskuläre Diagnostik

Estmals in Deutschland ist es gelungen, mehr als 80 Kardiologen und Radiologen aus Klinik und Praxis in einem großen diagnostischen Team zusammenzuführen. Unser ambulantes Zentrum ist **das erste in Deutschland**, das fachübergreifend die Kombination von ultraschneller Volumen-Computertomographie und der schnellsten Kernspintomographie-Technik auf dem Weltmarkt nicht für die Forschung, sondern auch für die ambulante Diagnostik für Herzerkrankungen nutzt.

Das neue Mehrschicht-CT (Siemens Somatom Sensation) ist in der Lage, Kalkablagerungen in der Wand der Herzkranzgefäße abzubilden, sodass im Rahmen der Früherkennung Risikopatienten wie Diabetiker, Raucher, Familienmitglieder von Herzinfarkt-Patienten, Menschen mit deutlich erhöhtem Cholesterinspiegel und Übergewichtige untersucht werden können. Darüber hinaus können mit 40 Zeilen pro Sekunde die Herzkranzgefäße **ohne Herzkatheter** direkt dargestellt werden. Auch die Beurteilung der Durchgängigkeit von Bypass-Gefäßen in implantierten Stents ist möglich. Nach ca. 20 Sekunden Atemanhalten ist die Untersuchung für den Patienten schon beendet.

Die Kernspintomographie des Herzens und der Gefäße hat die Diagnostik überzeugend verbessert. Nicht nur, dass diese Untersuchung ohne Röntgenstrahlung und Katheter durchgeführt wird, sie bietet auch die Möglichkeit, das Herz „live“, während des Schlagens, wie im Film genau zu beobachten.

Mit modernster Software ist es heute möglich, im Zehntel-Sekunden-Bereich Bilder des Herzens zu erzeugen. So liefert die Kernspintomographie nicht nur Informationen über den Verlauf und die Durchgängigkeit von Gefäßen, von Herzkammern und Bypässen, sondern auch funktionelle Daten über Pumpstärke, Durchblutung, Vitalität und Reserven des Herzmuskels. Komplexe angeborene Herzfehlbildungen, Erkrankungen der Kopf-Hals-Gefäße, der Aorta sowie der Becken-Bein-Gefäße werden ebenfalls erkannt.

AmKaRe Köln-Porz – ambulante angiologische Gefäß-Rehabilitation im Gesundheitszentrum

Unter der Leitung rehabilitativ arbeitender Kardiologen und Angiologen (Dr. Gysan, Dr. Heinzler, Dr. May) findet im Anschluss an eine Gefäßoperation, medikamentöse Behandlung oder Gefäß-Ballon-Dehnung mit oder ohne Stent eine ambulante Behandlung an unserem neuen ambulanten Gefäß-Rehabilitationszentrum statt.

Das Programm beinhaltet Bewegungstherapie, Entspannungstraining, Vorträge und Gespräche zu Herz-Kreislauf-Erkrankungen, Risikofaktoren, medikamentöse Therapien, Lebensstilberatung, Training, Ernährungsberatung mit gemeinsamem Kochen, Raucherentwöhnung und psychologische Gruppen- und Einzelgespräche. Der Patient bleibt in seiner gewohnten Umgebung und kann die Inhalte der Rehabilitation direkt im Alltag umsetzen. Partner oder Familienangehörige können an Vorträgen und Schulungen teilnehmen. AmKaRe ist eine Belegabteilung der BFA Berlin und der LVA Rheinprovinz.

Nachwort

Nach „Schöne Zähne", „Allergien", „Gesunder Schlaf", „Gesunder Rücken", „Die weibliche Brust" und „Operation Schönheit" aus der Qualimedic-Edition erscheint nun dieser Band zu Herz- und Gefäßerkrankungen.

Die Qualimedic-Edition wird von der Qualimedic.com AG herausgegeben. Die Qualimedic.com AG ist ein in Köln ansässiges Arztunternehmen, das 1999 mit dem Ziel gegründet wurde, Patienten und Ärzte zu beraten und qualifizierte Gesundheitsinformationen in geeigneter Form zur Verfügung zu stellen, um die Entwicklung des mündigen Patienten zu fördern und hierdurch den Dialog zwischen Arzt und Patient zu verbessern und auf ein höheres Niveau zu stellen. Dies ist mit den Internetpräsenzen des Unternehmens www.qualimedic.de, www.gesundheitsberatung.de und www.herzberatung.de gelungen. Hier rufen mehr als 800.000 Besucher monatlich mehr als 17 Millionen Seiten auf, und es werden ca. 10.000 medizinische Fragen von ärztlichen Experten aus allen Fachgebieten beantwortet. Die Bücher der Qualimedic-Edition sollen die Internetauftritte begleiten und ergänzen.

Das Thema Prophylaxe steht bei der Qualimedic und auch im Berufsalltag des Co-Autors Dr. Ralf D. Fischbach ganz im Vordergrund. Die Verhinderung bzw. Vorbeugung manifester Herz- und Gefäßerkrankungen mit den bekannten Folgen ist auch ein bedeutsamer Baustein des vorliegenden Buches. Während seiner langjährigen oberärztlichen Tätigkeit in einem Kölner Akutkrankenhaus betreute Dr. Fischbach u. a. auch die Intensivstation des Hauses, um Gefäßkomplikationen zu verhindern und nicht erst dann zu intervenieren, wenn diese bereits eingetreten und häufig irreversibel sind.

Seinen „Berufstraum" konnte er sich nach seiner Niederlassung verwirklichen. Als niedergelassener Internist in Köln-Rodenkirchen beschäftigt er sich unter anderem mit individuellen Risiko-Analysen, wobei Dr. Fischbach seine Funktion als Berater des Patienten sieht.

Die Patienten werden aktiv in die Entscheidungsprozesse einbezogen, und entsprechend dem Risikoprofil werden Konsequenzen gezogen, welche medikamentöse und nicht medikamentöse Therapien beinhalten und oft mit einer Modifizierung des Lebensstils und schädlicher Lebensgewohnheiten verbunden sind.

Das Motto lautet: Mens sana in corpore sano. Ein gesunder Geist soll in einem gesunden Körper wohnen.

Register